MANUAL PRÁCTICO DE LA TERAPIA DE LAS ZONAS REFLEJAS DE LOS PIES

Hanne Marquardt

Manual práctico de la terapia de las zonas reflejas de los pies

EDICIONES URANO

Argentina - Chile - Colombia - España
México - Venezuela

Título original: *Praktisches Lehrbuch der Reflexzonentherapie am Fuss*
Editor original: Hippokrates Verlag, Stuttgart, 1993
Traducción: Ana Tortajada

Enric Granados, 113, pral. 1ª – 08008 Barcelona

ISBN: 84-7953-087-1
Depósito legal: B. 40.872-96

Fotocomposición: Alejo Torres G. – C/ de La Nau, 1 - 08003 Barcelona
Impreso por I.G. Puresa, S.A. – Girona, 139 - 08203 Sabadell (Barcelona)

Printed in Spain

Dedicado a mis hijos
y a mis nietos

Índice

I Principios básicos

II Práctica

III Particularidades y ámbitos de aplicación especiales

La efectividad de lo invisible en lo visible

Treinta radios convergen en el cubo de la rueda;
pero es de espacio en el que nada hay
del que depende su utilidad como tal rueda.

La arcilla amasada moldea las vasijas;
pero es su cavidad, en la que nada hay,
la que permite utilizarlas como vasijas.

Abrimos puertas y ventanas en las paredes de una casa,
pero sólo gracias al vacío de dichos espacios;
podemos utilizarla como tal casa.

De igual forma, nuestra vida halla beneficio en la materia,
pero sólo lo que es inmaterial le otorga sentido.

Lao-Tse

Prefacio a la primera edición española

Hace algunos años —más de una docena—, tuve el privilegio de aprender la Terapia de las Zonas Reflejas de los Pies con la señora Marquardt. Desde entonces, la he venido aplicando sin interrupción en mi consulta médica con enorme efectividad. No obstante, durante este periodo de tiempo he utilizado un buen puñado de técnicas terapéuticas encuadradas en la medicina biológica, algunas de ellas harto sofisticadas, lo cual no me ha restado ni un ápice de confianza en la Terapia de las Zonas Reflejas de los Pies.

Dos son las razones que me gustaría subrayar a propósito de mi fidelidad hacia dicha técnica. De un lado, la sencillez de su práctica; de otro, la eficacia de sus resultados, probada ésta en centenares de pacientes. Por consiguiente, considero que la Terapia de las Zonas Reflejas de los Pies no tiene nada que envidiar a otros procedimientos curativos más complejos y tecnificados. Es indudable que el contacto humano experimentado a través de las manos del terapeuta jamás podrá ser sustituido por máquina alguna.

El libro de la señora Marquardt que el lector tiene ante sí no es sino la profundización del anteriormente publicado por esta misma editorial.* Al contrario que en aquel, se ofrecen en el presente tratamientos específicos para casos clínicos concretos. Ello no significa, en modo alguno, que se haya soslayado el sesgo holístico propio de la Terapia de las Zonas Reflejas de los Pies; constata, antes bien, la experiencia tanto teórica como práctica adquirida por la autora a lo largo de las últimas décadas.

En tal sentido, no quisiera concluir estas palabras sin antes destacar como merece el esfuerzo investigador desplegado por la señora Marquardt y su escuela. Este libro contiene el fruto de su empeño. Por tal razón, constituye una herramienta de trabajo insustituible para todos aquellos terapeutas que utilizan la técnica.

Dra. Montserrat Noguera Fusellas
Escuela Española de la Terapia
de las Zonas Reflejas de los Pies
Montnegre 8-12, 1.º 2.ª

* Hanne Marquardt, *Terapia de las Zonas Reflejas de los Pies,* Ediciones Urano, Barcelona, 1986.

Prefacio

He aceptado con sumo gusto escribir el prefacio de este libro por dos motivos. En primer lugar, hace años que me dedico, como acupuntor, a los fenómenos relacionados con las proyecciones integrales del cuerpo humano, en el sentido de las zonas reflejas y las somatotopías. Por otro lado, hace ya mucho tiempo que conozco a Hanne Marquardt personalmente y he podido experimentar en mi propio cuerpo el profundo y convincente efecto de la terapia de las zonas reflejas de los pies.

En las últimas décadas se han ido descubriendo nuevos campos de proyección holográficos del organismo en áreas localizadas del cuerpo humano, como por ejemplo en la oreja, el cráneo, la nariz, la mano y la cavidad bucal. En todo el mundo, estos microsistemas son de enorme utilidad a un gran número de terapeutas a la hora de ejercer su profesión en beneficio de los pacientes. El tratamiento aplicado en el microsistema que representa el pie puede considerarse como el más antiguo, el de mayor difusión y, también, el más efectivo en la experiencia terapéutica de la reflexología; en ese sentido, no necesita ninguna recomendación más.

Sin embargo, la demostración científica del *modus operandi* todavía deja abiertos algunos interrogantes: los resultados terapéuticos obtenidos a diario, trabajando en ese microsistema, van más allá de lo que se podría deducir a partir de los mecanismos reflejos nerviosos conocidos.

Sin tener en cuenta su carácter fundamentalmente fenomenológico, los microsistemas no pueden ni comprenderse ni clasificarse. De acuerdo con su esencia y su función, los microsistemas son autorretratos del todo —del macrosistema—, y en cada caso de una manera muy individual y específica. Su importancia radica en las interrelaciones sistémicas que mantienen con el todo, y viceversa: formaciones reticulares del tipo de un circuito regulador, que tienen como objetivo la homeostasis y la armonización.

La física moderna empieza a orientarse con respecto a un universo holográfico (David Bohm). La investigación del caos y de los objetos fractales ofrece una visión en la ilimitada expansión de los sistemas no lineales, que en definitiva permite entrever una ordenada imagen del todo, que se repite constantemente. Procedente de China, el país originario de la acupuntura, llega a una nueva teoría, que explica de un modo embrional los fenómenos holográficos en plantas, animales y personas, y de la cual se derivan sorprendentes aplicaciones prácticas, tanto en la agricultura como en la medicina.

En este contexto encaja también la siguiente observación de Goethe: «Ningún fenómeno se explica en y por sí mismo; sólo abarcando juntos muchos de ellos, ordenándolos metódicamente, dan como resultado algo que pudiera ser válido como teoría». Más importante que el efecto acumulativo es el aspecto cualitativo, el cual lleva a la cohesión de todas las partes. Éstas garantizan el todo, ya que atesoran en sí mismas la información del conjunto. El mensaje de ese todo, ¿cómo podría ser otro que la totalidad a su vez?

El miedo a que la base de nuestra propia comprensión humana pudiera tambalearse como consecuencia del reconocimiento de analogías y autorreflejos, de vinculaciones no causales y finales, es fruto todavía de la vieja imagen material del mundo y del ser humano. Pero los tiempos avanzan, y pasarán sin dejar huella en nosotros si no tenemos el valor de reconocer y aceptar todo aquello que en nosotros mismos y en nuestro entorno se pone de manifiesto de diversas y distintas maneras.

Desde hace 35 años, Hanne Marquardt se dedica al tema de los pies. Su nombre va ligado de un modo inseparable a este método: con razón es considerada la persona que más ha contribuido a que la terapia de las zonas reflejas de los pies se propagara y aceptara más allá de las fronteras de Alemania, en los círculos médicos especializados, mediante el desarrollo de un modelo de clases estrechamente ligado a la práctica. En la actualidad, se atribuye a este método una probada eficacia en su aplicación terapéutica; no sólo Hanne Marquardt, sino también paralela y posteriormente a ella, innumerables terapeutas han comprobado, en su consulta diaria, cada una de las zonas y han visto confirmarse su eficacia en los propios pacientes. Este libro, absolutamente nuevo, escrito por Hanne Marquardt, abarca toda la obra profesional de su vida, en cuanto a experiencia y conocimientos consolidados.

El manejo de fenomenologías y analogías requiere una concepción clara y ordenada. Hanne Marquardt no sólo es una terapeuta dotada de intuición y sensibilidad, sino que destaca precisamente por la precisión de sus argumentos y la manera de exponerlos, por su objetividad y su exactitud. Dicha capacidad profesional le ha permitido hallar el modo de transmitir y enseñar el método exacto de la terapia de las zonas reflejas de los pies a no pocos alumnos y alumnas. Su carisma, sin embargo, no es sino el fruto de su dedicación a los seres humanos. Hanne Marquardt enseña a sus alumnos, con convincente naturalidad, que mediante el contacto y el tratamiento afectuoso de los pies, también puede aumentar y hacerse perceptible el respeto interior por el destino y la vida de cada paciente.

Las muchas indicaciones prácticas que Hanne Marquardt muestra acerca de cómo pueden los terapeutas acoger a sus pacientes, acompañándolos y conduciéndolos a través de situaciones dolorosas, confieren al presente texto un cariz singular, lo cual le convierte en algo más que un mero libro especializado.

Jochen Gleditsch

Prólogo

De entrada fue una cuestión de valor elegir para un libro terapéutico-profesional este tipo de estilo personal en cuanto al lenguaje y a la ejecución formal. Quiero manifestar mi agradecimiento a todos los que me han aconsejado y apoyado en mi decisión, y deseo que las experiencias que en él se recogen, fruto de décadas de vida y de práctica, sirvan de ayuda a muchas personas.

Como hilo conductor con el que quisiera acompañar al lector en su trabajo práctico, elegí la comprensión de las íntimas interrelaciones vitales —tal y como pueden percibirse y tratarse terapéuticamente en la TZR— en su expresión y desarrollo específico.

A pesar de lo fascinantes que puedan ser las reflexiones teóricas, las hipótesis y los modelos de trabajo encaminados a la justificación de la TZR, hay que tener en cuenta que en la práctica cotidiana, efectiva y «verdadera», tenemos siempre que vérnoslas con la persona en su totalidad, en su situación actual e individual (Viktor Frankl: La persona, considerada como un todo, escapa al método científico).

El libro está pensado

- para los **principiantes**, como una guía fiable en su trabajo práctico con los pacientes,
- para los que ya están **practicando** esta terapia, a fin de que puedan utilizarlo como libro de consulta y punto de comparación respecto de sus propias experiencias terapéuticas,
- para **ambos**, como un desafío que los lleve a verificar en la práctica diaria la validez y aplicabilidad de cualquier tipo de afirmaciones escritas, también las de las «grandes autoridades», al objeto de que sean capaces de desarrollar, en el tratamiento de cada caso individual, su propia diligencia y creatividad personal.

La experiencia me demuestra que en lo que se refiere a ámbitos aparentemente tan contradictorios como lo son la salud y la enfermedad, debemos tener mucho más en cuenta lo que tienen en común que aquello que los separa, ya que ambos son manifestaciones del mismo principio vital; están en constante flujo y mantienen entre sí una interrelación diferenciada y a muchos niveles. Precisamente en la actualidad nos enfrentamos, por un lado, al doble peligro de encasillar la enfermedad en conceptos preestablecidos e institucionalizar ese estado, y por otro, a contemplar la salud como una «mercancía» adquirible, a la que tuviéramos derecho sin tener que poner nada de nuestra parte.

Tal y como yo veo dichas interrelaciones, ni la enfermedad ni la salud existen en un sentido puramente abstracto. No es gracias a la **perfección**, como ideal inalcanzable, sino a través de la **integridad de las distintas partes** como el ser humano podrá aceptar también sus cargas, ya que lo hará de acuerdo a su propia personalidad y estando dispuesto a convivir con ellas. El punto principal reside en «la ruptura de estructuras mentales rígidas, ya que sólo así puede hacerse realidad el cambio» (Krishnamurti).

A pesar de que en este libro se ha dado preferencia al aspecto **terapéutico** de los pies, haremos bien en no perder de vista lo que podríamos llamar el «denominador común menor». Efectivamente, a cada persona se le han dado los pies para que pueda recorrer el camino de su vida, de forma personal.

Los pies lo acompañan a través de muchas situaciones y le sirven para expresar algunos de sus sentimientos más primarios:

- una expectativa alegre se pone de manifiesto en pasos rápidos,
- golpeando el suelo con los pies el ser humano da énfasis a su ira y a su enojo,
- con paso ligero se encamina a la meta deseada,
- a ritmo de baile expresa su alegría de vivir,
- la indecisión se hace visible en el paso dubitativo,
- la impaciencia lo hace apoyarse ahora en un pie, ahora en el otro,
- con mucho brío y entusiasmo se llevan a cabo grandes saltos.

Además, existen muchas relaciones rituales y religiosas con los pies, que hallan su expresión individual en distintas culturas. En el modelo de vida cristiana, el lavatorio de los pies está estrechamente ligado a profundas manifestaciones de fe, que de modo simbólico indican la importancia y el valor de que gozan los pies.

A pesar de la especialización terapéutica debemos mantener de modo consciente, en cada tratamiento, la visión global del amplio espectro de expresión que tienen los pies, para que podamos conservar la alegría en el trabajo terapéutico y la admiración por la gran variedad de la vida.

Hanne Marquardt

Königsfeld-Burgberg
Agosto 1993

I Principios básicos

1 Introducción

1.1 Mi encuentro con la terapia de las zonas reflejas de los pies (TZR) y su posterior desarrollo

En el verano de 1958, cuando oí hablar por primera vez de las zonas reflejas de los pies, tenía 25 años, era masajista y el mundo terapéutico se abría ante mí. Pero en aquellos años no había tantas posibilidades como ahora para informarse acerca de temas que quedaran fuera del ámbito de los tratamientos medicinales establecidos científicamente. Sin embargo, algunos métodos encontraban ya entonces un terreno abonado en el que poco a poco, y a pesar de la oposición a la que a menudo debían enfrentarse, podían echar raíces, como por ejemplo la acupuntura, la terapia neural, diversos tratamientos segmentales y de puntos neurálgicos y los masajes respiratorios. Probablemente fueron los precursores que posibilitaron la apertura hacia una base más amplia de métodos de orientación práctica, no convencionales, que tendría lugar en las décadas siguientes.

En aquella época me hallaba trabajando en un pequeño establecimiento termal en el sur de Alemania, y en la habitación de una paciente vi un folleto con el extraño título *Stories the feet can tell* (Lo que pueden contarnos los pies). Puesto que unos años atrás había realizado mi formación como enfermera en Inglaterra, fue sobre todo aquel título en inglés lo que despertó en mí el deseo de volver a leer un libro en aquella lengua que conocía. El idioma inglés me gustaba, pero fue el contenido del libro el que desencadenó en mí un gran desconcierto, ya que lo que su autora, Eunice Ingham, describía bajo ese título, sembró en mí dudas e inseguridad.

Como joven terapeuta, me resultó chocante descubrir que existían muchos puntos de vista con respecto a la terapia que entraban en absoluta contradicción con los conocimientos que yo tenía hasta ese momento. Lo que más me dio que pensar fue que buena parte de lo que allí se decía parecía confirmarse en su aplicación práctica, aunque estuviera descrito de un modo tan sencillo y natural.

En esa época tan estimulante también se despertó en mí, además del rechazo por los apriorismos racionales, la curiosidad terapéutica. Tomé en mis manos todos los pies que se ponían a mi alcance, ya fuesen los pies de pacientes, de amigos o conocidos; los masajeaba, los comparaba, presionaba distintos puntos del pie y observaba las reacciones. Una parte de mí seguía queriendo reducir al absurdo ese método importado de Estados Unidos, pero la otra parte empezaba a sorprenderse al comprobar cómo con métodos sencillos podía conseguirse un cambio en el estado de ánimo en pacientes de diversos grupos de edad y con las más distintas molestias. Reconocí, ya después de unas semanas, que los pies poseen una función clave, sin que yo supiera ni el cómo ni el porqué, y que a través de ellos se podían desencadenar efectos a distancia en toda la persona.

Poco tiempo después abrí una pequeña consulta de terapia manual y comprobé en casi todos los pacientes, a menudo sin que ellos supieran lo que pretendía, las zonas reflejas correspondientes a su enfermedad. El cambio de impresiones con algunos médicos que mantenían una actitud abierta ante este tipo de novedades me dio la base para trabajar a diario en el «caso que tuviera a mano» y acumular experiencia. A pesar de lo torpes que eran todavía mis pasos en aquel entonces, los resultados nos sorprendían una y otra vez, tanto a mis pacientes como a mí, y me animaron a dar forma a todo aquello.

Si en aquella época, los pacientes, amigos y conocidos no me hubieran otorgado su confianza y su buena disposición, no habría podido llevar a cabo el trabajo pionero de aquellos años. Sólo mucho después pude darme cuenta del alcance de estas primeras experiencias, gracias a las cuales, si bien de forma totalmente impremeditada, se puso la primera piedra para el desarrollo posterior del método.

Después de nueve años de comprobar por mi cuenta la TZR, en 1967 tuve oportunidad de conocer personalmente a Eunice Ingham, una masajista muy decidida y experimentada, que trabajó hasta edad muy avanzada. Por mediación suya tuve conocimiento de que, en las últimas décadas, la llamada «Reflexología» se fomentaba en Estados Unidos como *Do-it-Yourself-Methode* y que encontraba gran aceptación, pero que ya no poseía el nivel terapéutico que había alcanzado en la década de los años veinte gracias al médico William Fitzgerald.

Fruto de ese encuentro personal y de nuestro fructífero cambio de impresiones, surgió la idea de hacer accesible, mediante cursos destinados a especialistas interesados en el tema, la experiencia que había atesorado a lo largo de nueve años, a fin de reavivar en Europa su carácter terapéutico. En el primer curso fueron doce los colegas que estuvieron dispuestos a que les transmitiera mis conocimientos, no sin muchas reservas al principio. Sin embargo, aquel intento del todo aventurado de presentar estas sencillas y estimulantes interrelaciones en cursos de orientación práctica cosechó un gran éxito desde un principio, aunque no podía servirme de teoría alguna de carácter demostrativo o siquiera científica, y debía limitarme a la mera experimentación empírica.

La dedicación personal a un tema nuevo desempeñó un cierto papel, pero lo decisivo fue sobre todo que había llegado el momento oportuno para el método adecuado. La demanda de formación creció de año en año, y los resultados obtenidos con los pacientes hablaban por sí solos. Los terapeutas acudían con agrado a los cursos, probablemente porque los tratamientos técnicos aplicados mediante aparatos eran cada vez más cuestionados debido al distanciamiento a que obligaban respecto a los pacientes. Además, muchos de ellos querían recobrar el sentido más genuino de cualquier tratamiento, esto es, el contacto entre los seres humanos.

Después de doce años de una intensa actividad, tanto en lo que se refiere a los cursos como a la práctica diaria, empecé a descentralizar el trabajo. Con los años surgieron, tanto en Alemania como en el extranjero, una serie de centros de enseñanza filiales, en los que instructores e instructoras, todos ellos especialistas emprendedores y competentes, seguían impartiendo los conocimientos sobre la TZR. Los participantes en los cursos, a pesar de su comprensible escepticismo frente a lo desconocido, mostraban una actitud satisfactoriamente abierta, debido, entre otras cosas, a que el aprendizaje de estos métodos respondía a su entera y libre decisión. Se demostró que el famoso «primer paso» que se realiza activamente y por voluntad propia, despierta y estimula el interés por nuevos temas, de una manera sana.

En los ejercicios prácticos con los pies que los participantes en los cursos realizaban entre sí, la mayoría de ellos pudieron comprobar que el contacto es mucho más directo e íntimo de lo que se habían imaginado. De modo que durante los cursos, las terapeutas y los terapeutas solían persuadirse directamente por aquellos procesos tanto externos como internos que se desencadenan mediante el contacto, ya que una experiencia personal impresiona de un modo mucho más intenso que cualquier material didáctico teórico, por abundante que éste sea.

Para la inmensa mayoría, estos cursos les ofrecen la agradable oportunidad de retornar nuevamente a las características básicas de su profesión, que a veces quedan relegadas a un segundo plano a causa de la exagerada especialización y tecnificación:

- Experimentan de nuevo el significado original de lo que es tratar, comprender, dedicar, y se dan cuenta de que puede restablecerse una sana confianza básica en el orden de la vida y en sus múltiples formas de manifestación;

- Ven en la semejanza de formas existente entre el ser humano y el pie, que la totalidad y las partes están en una relación directa entre sí;

- Perciben algo del «secreto revelado» del ser humano y de sus pies y aprenden de nuevo a sorprenderse ante procesos que ciertamente pueden percibirse, pero que, sin embargo, no son comprensibles sólo de modo racional;

- Comprueban que el resultado del tratamiento es distinto cuando se hace algo en favor del ser humano en lugar de actuar en contra de su enfermedad o de sus síntomas;

- Trabajan con una mayor libertad y alegría interiores y pueden librarse con mayor facilidad de pensamientos unilaterales sobre el éxito, porque se dan cuenta de que no sólo ellos son responsables del resultado del tratamiento, sino que hay fuerzas en el ser humano y por encima de él que contribuyen de un modo decisivo.

Gracias a la TZR he llegado a valorar de nuevo aquellas cosas que externamente parecen sencillas y modestas. La dedicación a toda suerte de pies pertenecientes a las personas más diversas ha abierto ante mí un nuevo acceso a lo sencillo y lo ha mantenido vivo.

La orientación terapéutica en su vertiente práctica y la formación en la terapia de las zonas reflejas de los pies se ha convertido para mí en un modo de vida muy personal, que me ha proporcionado importantes experiencias, las cuales han llegado a configurarme totalmente. El encuentro regular con otras personas me ha demostrado que la vida nos ofrece siempre nuevas posibilidades, sorpresas y desafíos. Deseo de todo corazón reiterar mi agradecimiento a todos aquellos que directa o indirectamente han contribuido a que este libro pudiera ser escrito.

1.2 Historia de la terapia de las zonas reflejas de los pies

Probablemente la TZR siguió un camino parecido al de muchos otros métodos utilizados en la actualidad. Parece ser que también ella se ha desarrollado a partir de un profundo conocimiento de la humanidad en épocas de necesidad y en los círculos culturales adecuados para ello. Lo mismo es válido, por ejemplo, para la acupuntura, aunque en su caso pueden reconocerse, de un modo más claro que en el de la TZR, los primeros estadios de su desarrollo, ya que existen más documentos históricos.

La actividad terapéutica en los pies fue investigada en sus inicios, por primera vez, en torno al cambio del presente siglo, merced a la labor realizada por el médico estadounidense William Fitzgerald (1872-1942). Éste sabía que en América Central y América del Norte, los enfermos de distintas tribus indias habían sido tratados a través de los pies desde siempre. Sus principios curativos se habían conservado de un modo rudimentario, habiéndose transmitido oralmente en una expresión sencilla y gráfica. De acuerdo con el desarrollo cultural de las antiguas culturas indias, debía de tratarse de una sabiduría con más de un siglo de antigüedad. La importante valoración de los pies para la vida de cada persona, también cuando se ve asaltada por la enfermedad, a buen seguro respondía al sentir de un pueblo cuya estima por las leyes de la naturaleza era profunda.

Fitzgerald, juntamente con un grupo de médicos y terapeutas interesados en el tema, comprobó y sistematizó, durante años, los puntos de los pies y sus equivalencias. Por todo ello se le considera el fundador de la llamada *Zone Therapy* (terapia zonal). En 1917 publicó un libro, que llevaba el mismo título de la terapia, en el que describía sus experiencias.

En dicho volumen se encuentran por primera vez los bosquejos, dibujados a mano, de una división del cuerpo humano en diez zonas verticales que él designó como *Body Zones*, las cuales abarcan la totalidad del ser humano. Fitzgerald trató a sus pacientes utilizando dicha imagen reticular, en la que se incluían los pies, y descubrió dentro de las distintas zonas del cuerpo una serie de valiosas interrelaciones desde el punto de vista terapéutico.

Uno de sus más estrechos colaboradores, el también médico Georg Starr White, afirmó más adelante que alrededor de 1925 la terapia zonal constituía una de las formas más famosas de terapia en Estados Unidos. Fitzgerald instruyó a médicos, dentistas, quiroprácticos y ginecólogos, y publicó diversos informes acerca de sus experiencias y sus propuestas terapéuticas.

A principios de la década de los años treinta, la masajista estadounidense Eunice Ingham (1888-1974) entró en contacto con los principios de Fitzgerald y orientó su actividad terapéutica basándose en ellos. En el transcurso de varios años recopiló la información existente, sensiblemente ampliada merced a su propia experiencia, y desarrolló una técnica de tratamiento especial a la cual denominó *The Ingham Method of Compression Massage*. En 1938 apareció su primer compendio escrito, *Stories the feet can tell* (Lo que pueden contarnos los pies), al que pronto siguió el suplemento *Stories the feet have told* (Lo que nos han contado los pies).

Su trabajo, como aplicación práctica de la «Reflexología», encontró un público interesado, sobre todo en círculos legos. Sus dos libros se difundieron más allá de Estados Unidos, incluidos los países europeos, donde han sido utilizados hasta nuestros días por muchos grupos interesados en el tema de salud, como base del autotratamiento.

Partiendo de tales escritos, comprobé a lo largo de nueve años, en mi propia consulta, la efectividad y las múltiples posibilidades de la terapia en los pies. Ello me impulsó a seguir desarrollándola. Según mi experiencia, el potencial terapéutico de este método va más allá de la simple prevención de la salud, por lo que a partir de 1967, impartí cursos dirigidos exclusivamente a todas aquellas personas interesadas que procedían de las profesiones médico-terapéuticas.

Esta acotación del método permitió a la TZR, desde un principio, la posibilidad de ser utilizada en consultas dedicadas a terapias manuales, en hospitales y en centros de rehabilitación. En la actualidad forma parte, de un modo ampliamente extendido, de la oferta cotidiana de terapias incluidas en los métodos de tratamiento manuales.

En 1975 apareció mi primer libro *Reflexzonenarbeit am Fuss* (Terapia de las zonas reflejas de los pies), el cual suscitó un vivo interés y fue traducido a ocho idiomas. Publiqué tablas en color de las zonas reflejas, así como distintos folletos resumidos para pacientes y facultativos. A lo largo de los años han ido surgiendo centros de enseñanza filiales de nuestra escuela de terapia de las zonas reflejas de los pies en toda la geografía alemana, en los países del Benelux, en Gran Bretaña, Israel, Italia, Suiza y España.

En el encuentro anual de instructoras e instructores de TZR se realiza un intercambio, tanto de las distintas experiencias en la actividad docente como también de aquellas otras de cariz terapéutico, y se trabaja sobre ellas. Tras largos procesos de comprobación, los nuevos hallazgos, fruto de la experiencia, se introducen como novedades en todos los centros de enseñanza delegados y se incorporan a la actividad docente.

Desde hace ocho años me dedico, basándome en mis observaciones personales, al estudio de la equivalencia derecha-izquierda de las zonas reflejas de los pies. Los resultados de dichas comprobaciones, que son de utilidad práctica, se publican por primera vez en el presente libro.

La formación en la terapia de las zonas reflejas de los pies posee una orientación estándar internacional y consta en todos nuestros centros de enseñanza, de un modo unitario, de 100 horas. Se comprende como una formación adicional a una profesión médico-terapéutica, previamente adquirida.

Desearía que la herencia, que recibí hace décadas y que he transmitido hasta el día de hoy, guiara correctamente al mayor número posible de personas en su camino tanto interno como externo en la vida, y que su utilización se mantuviera siempre viva, cercana a la práctica y acorde a cada momento.

2 Aproximación práctica a la TZR

2.1 El ser humano como macrosistema reconocible en sus distintos microsistemas

Filósofos de todos los tiempos han descubierto, a partir de la observación de los procesos vitales, que la información de la *parte* está contenida en el *todo* y viceversa. También se conoce esto en la medicina, merced a la riqueza compositiva de la primera célula humana, la cual contiene en sí misma todas las posibilidades de diferenciación capaces de configurar el posterior desarrollo de órganos, tejidos y sistemas.

Tras una era dedicada a la metodología científica unilateral tanto de la medicina como de la terapia, en las últimas décadas el movimiento pendular ha vuelto a equilibrarse, si bien parcialmente. Esto sucede como resultado de la confirmación, o bien del redescubrimiento, de distintos procedimientos de la medicina complementaria, en los que se valoran antes que nada las relaciones funcionales-terapéuticas como un complemento necesario al pensamiento analítico hasta ahora valorado en exceso.

El concepto original de «zonas reflejas» ha experimentado una notable extensión gracias a la aparición y el rescate de diferentes métodos de diagnóstico y de terapia, que no son explicables sólo a través de la estructura anatómica y la función del sistema nervioso. En la actualidad, dicho concepto es aplicado en tanto que representación reflejada y reducida del *todo* en la *parte*. El concepto de «somatotopía», habitual en un principio para denominar el fenómeno de las proyecciones de todo el organismo, ha sido sustituido hoy por el concepto de «microsistema», aunque en realidad ambos son sinónimos.

Puesto que tampoco la TZR es verificable desde el punto de vista clínico o bien científico, elegí para suscitar la comprensión del método la aproximación mediante la analogía de formas. Su efectividad ha quedado demostrada en la práctica y a lo largo de los cursos, y es, además, fácil de comprobar topográficamente.

Llegar a tener una actitud abierta ante el pensamiento de la analogía (semejanza) presupone tomar en serio los rasgos fenomenológicos en su ambivalencia y deshacerse del pensamiento exclusivamente lineal-causal en el enjuiciamiento de los procesos vivos que tienen lugar en las personas.

La analogía de las formas, es decir, los perfiles anatómicos comparables dentro del cuerpo, incluso aunque estén muy distanciados entre sí, indican a menudo relaciones mutuas, internas y funcionales, ya que «el espíritu es el que da la forma» (Carl Huter). Se utilizan desde hace tiempo en diversas tendencias terapéuticas. La más conocida es la auriculoterapia de Nogier, que se basa en el hecho de que el pabellón auricular representa una forma análoga al estado embrionario del ser humano (19, 23).* Gleditsch, por su parte, ha escrito extensamente acerca de somatotopias probadas y demostradas (3, 13), y Mees señala un gran número de convincentes analogías de formas y sus interrelaciones terapéuticas (20). Pischinger, a su vez, parte de que los sistemas biológicos están reticulados, abiertos energéticamente, y sostiene que mantienen una interacción recíproca tanto entre sí como con respecto a su entorno (25).

Las investigaciones de este tipo vienen a confirmar mi aproximación al tema, ya que pueden servir también de base para la comprensión de los procesos funcionales dentro de la TZR.

Entre las cualidades necesarias para el ejercicio correcto de la TZR figuran:

- sólidos conocimientos médico-terapéuticos como base,
- actitud interior abierta, que permita comprobar la efectividad real de métodos novedosos, y
- algo de decisión, para elegir caminos no convencionales, a fin de que la mente, el corazón y la mano estén en consonancia a la hora de aplicar la terapia de los pies.

* Estos números remiten a la Bibliografía (pág. 215).

2.1.1 Analogía formal entre el ser humano y el pie

La figura 1 pone de manifiesto que existe una evidente semejanza entre la forma del pie y la de una persona sentada. La estructura básica trazada en la figura perfila en el pie, colocado hacia arriba, la imagen de una persona sentada, y viceversa: en el perfil de una persona sentada se ve representado el pie. En la correspondencia anatómica que se presenta a continuación se explica más detalladamente.

2.1.2 Correspondencia anatómica de las zonas reflejas (ZR) de los pies

En general, es válido afirmar que:

- Las ZR de la cara anterior de la persona se encuentran en el dorso del pie
(ventral en la persona = dorsal en el pie).

- Las ZR de la cara posterior se encuentran en las plantas de los pies
(dorsal en la persona = plantar en el pie).

En los planos horizontales son válidas las siguientes correspondencias:

- Las ZR de la cabeza y el cuello corresponden a los dedos de los pies.

- Las ZR del tórax y del epigastrio corresponden más o menos al área del metatarso.

- Las ZR del abdomen y la pelvis corresponden a los huesos del tarso, hasta los maléolos.

- Las ZR de las piernas corresponden a los extremos distales de la pierna.

La TZR que se practica y se enseña en la actualidad se basa en la aceptación de las interrelaciones, gráficamente representadas, entre los pies y la figura del ser humano sentado, tal y como se manifiesta en la semejanza de formas y como se demuestra eficazmente al emplearlas como base de trabajo.

Para ofrecer una orientación anatómica, las figuras 2 y 3 muestran las caras dorsales, plantares, mediales y laterales de los huesos de los pies.

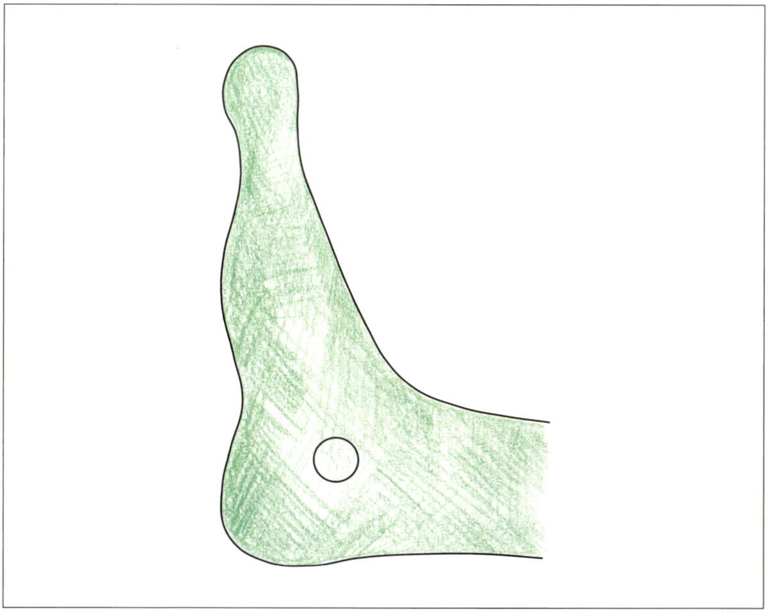

Figura **1** Perfil en la forma del pie de una persona sentada

Nomenclatura de los huesos del pie

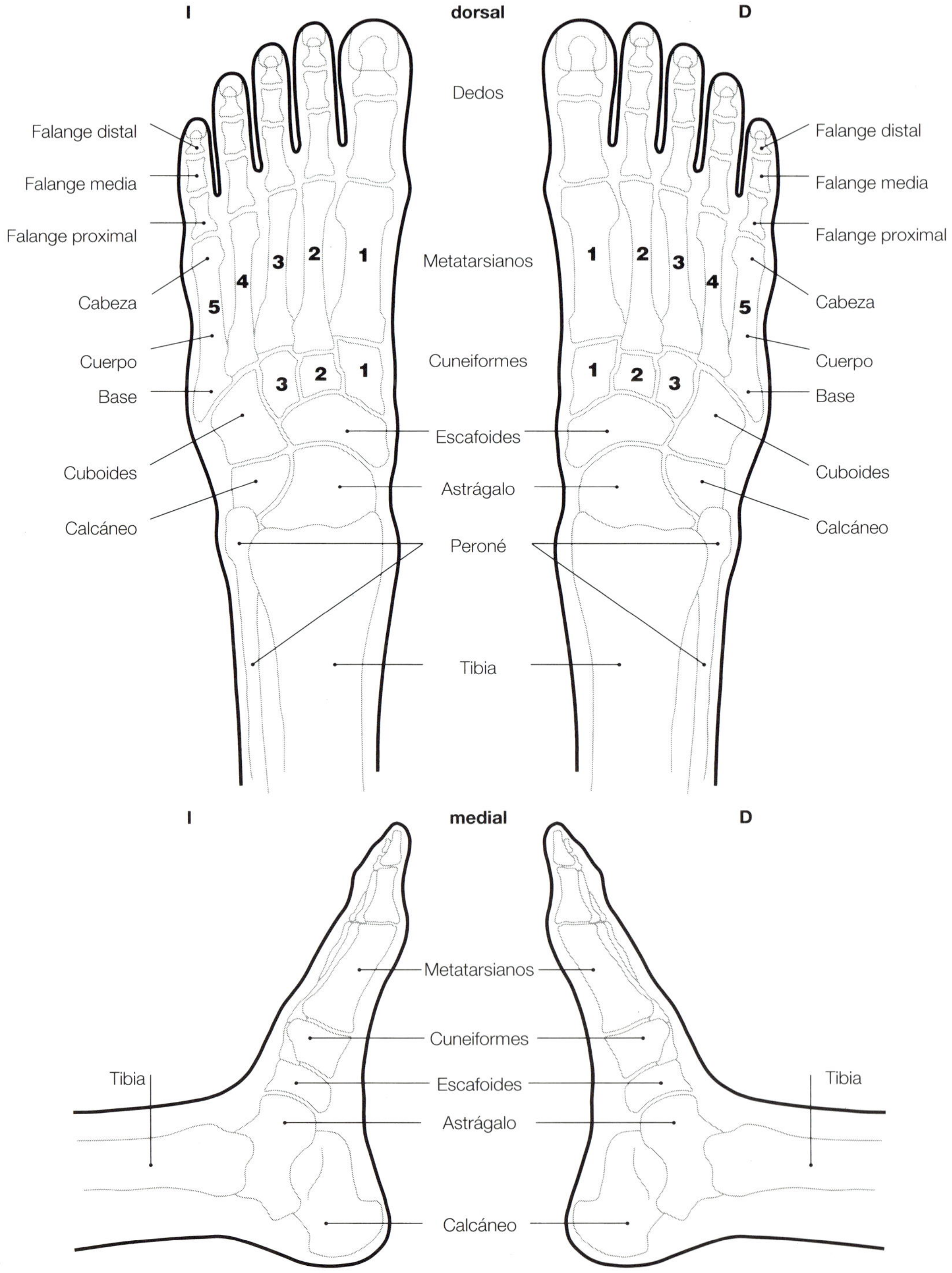

Figura **2**

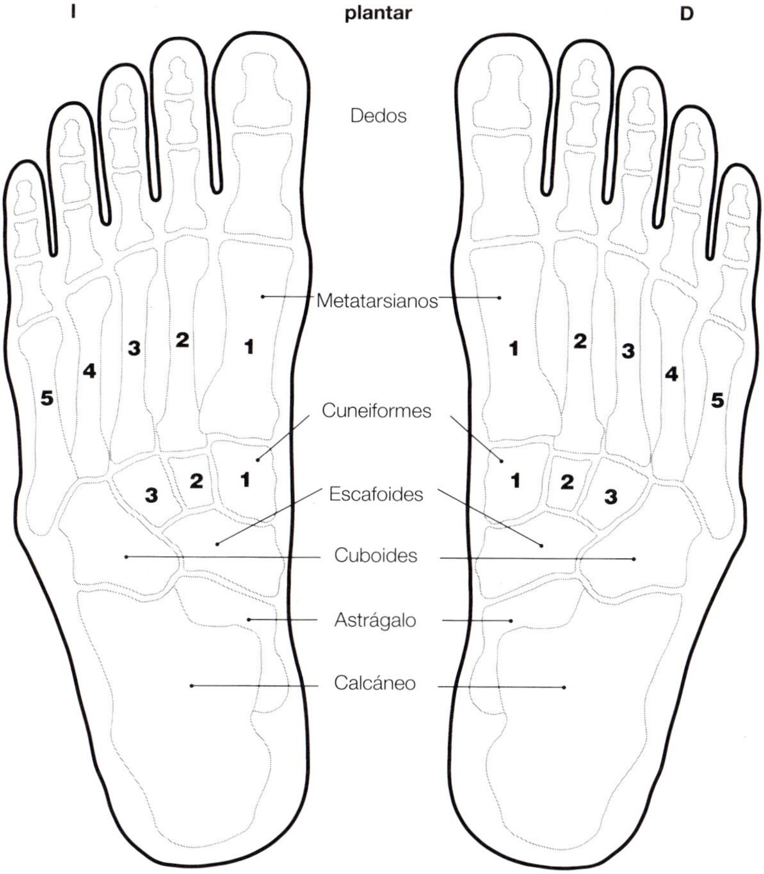
I
plantar
D
Dedos
Metatarsianos
1
2
3
4
5
Cuneiformes
1
2
3
Escafoides
Cuboides
Astrágalo
Calcáneo

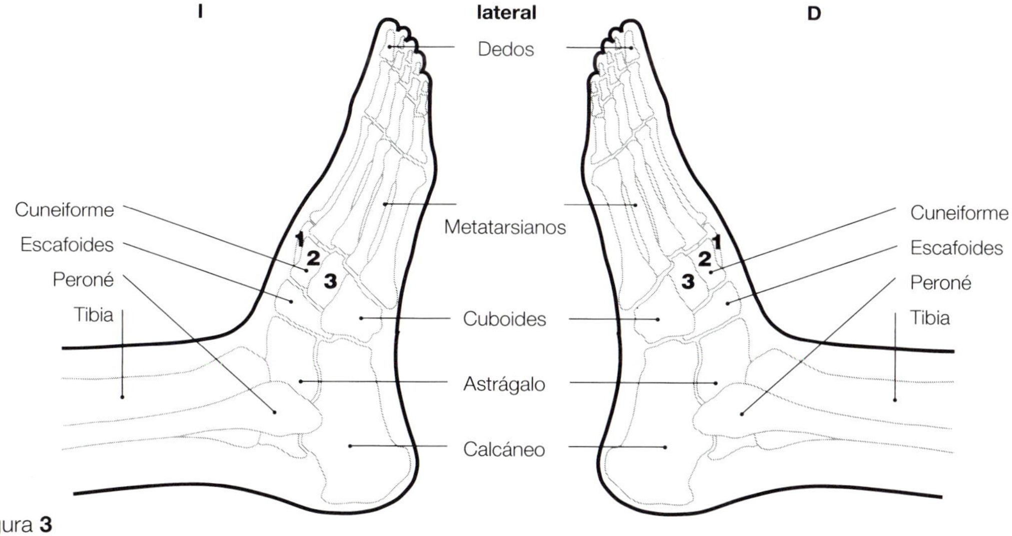
I
lateral
D
Dedos
Cuneiforme
Escafoides
Peroné
Tibia
Metatarsianos
1
2
3
Cuboides
Astrágalo
Calcáneo

Figura **3**

2.2 Imagen reticular de William Fitzgerald

Fitzgerald partía de un modelo de trabajo harto sencillo, que permitía dividir el cuerpo humano en diez secciones, dispuestas simétricamente de la cabeza a los pies, las llamadas zonas del cuerpo (véase figura 4).

2.2.1 División del cuerpo en diez zonas verticales

Las zonas longitudinales del cuerpo aparecen como campos verticales más o menos del mismo tamaño, de medial a lateral, colocadas una junto a otra desde la zona 1 a la 5. Fitzgerald descubrió así la forma por la cual podían señalarse en la figura reticular las relaciones entre la persona en su conjunto y los pies.

Cada una de las zonas verticales que pasan por un órgano, tejido o sistema del cuerpo, posee también en los pies la correspondiente zona refleja, en la misma trayectoria longitudinal y proporcionalmente reducida. Los siguientes ejemplos así lo corroboran:

- Los ojos se encuentran en las zonas longitudinales 2 y 3, y tienen en el pie, en los dedos 2 y 3, su correspondiente zona refleja.

- Las articulaciones de la cadera se encuentran en la zona longitudinal 4 y también se localizan en los pies en esta zona longitudinal, es decir, cerca del maléolo lateral.

Todos los órganos y articulaciones que aparecen por pares en el cuerpo (como, por ejemplo, los riñones, los oídos, la articulación del hombro) están representados tanto en el pie derecho como en el izquierdo.

Los órganos individuales, a su vez, poseen sus zonas reflejas en el pie del mismo lado que ocupan en el organismo (por ejemplo, el bazo, el apéndice, la vesícula biliar).

Los órganos que se hallan en el centro del cuerpo tienen su correspondiente zona refleja en la zona medial de ambos pies, al colocarlos uno junto a otro, en la correspondiente zona longitudinal en cada caso (por ejemplo, el corazón, el estómago, la vejiga).

2.2.2 División horizontal

Mediante tres líneas de orientación transversales se hizo posible una diferenciación horizontal, adicional a la división del cuerpo en diez zonas verticales:

- La primera línea transversal discurre, *in situ*, a derecha e izquierda del esternón, por encima de la clavícula, hasta la altura de los hombros, y delimita el área de la cabeza y el cuello.

  Esta línea, trasladada al pie, discurre a lo largo de las articulaciones metatarsofalángicas de los diez dedos e indica de esta manera que los dedos de los pies corresponden a la cabeza y al cuello.

- La segunda línea transversal se halla, *in situ*, más o menos en la línea de la cintura, y encuentra su correspondencia en los pies en la base de los huesos del metatarso, conocida como línea de la articulación de Lisfranc. Tanto en el cuerpo como en los pies, entre la primera y la segunda marca transversal se localizan los órganos del tórax y del epigastrio.

- Una tercera línea transversal marca, *in situ*, la delimitación del tronco con respecto a las extremidades inferiores. Dicha línea está representada en los pies por la línea que une el maléolo externo con el interno, correspondiente a la articulación del tobillo. En el espacio así delimitado se encuentran las ZR de los órganos abdominales y pelvianos.

Teniendo en cuenta la correspondencia recíproca existente entre el macrosistema que constituye la persona y el microsistema del pie, merced al entramado longitudinal y transversal, puede encontrarse con facilidad la localización o bien la proyección de cada uno de los órganos, de modo parecido a como se hallaría diseñado en un mosaico.

> La división figurada en campos lineales no debería contemplarse —ni en el cuerpo, ni en los pies— como una partición rígida, estrictamente delimitada, ya que en el sistema de flujo energético del ser humano, todos los procesos vitales están ligados entre sí de un modo conductor.

Zonas del cuerpo según W. Fitzgerald. Zonas transversales en el cuerpo y en los pies

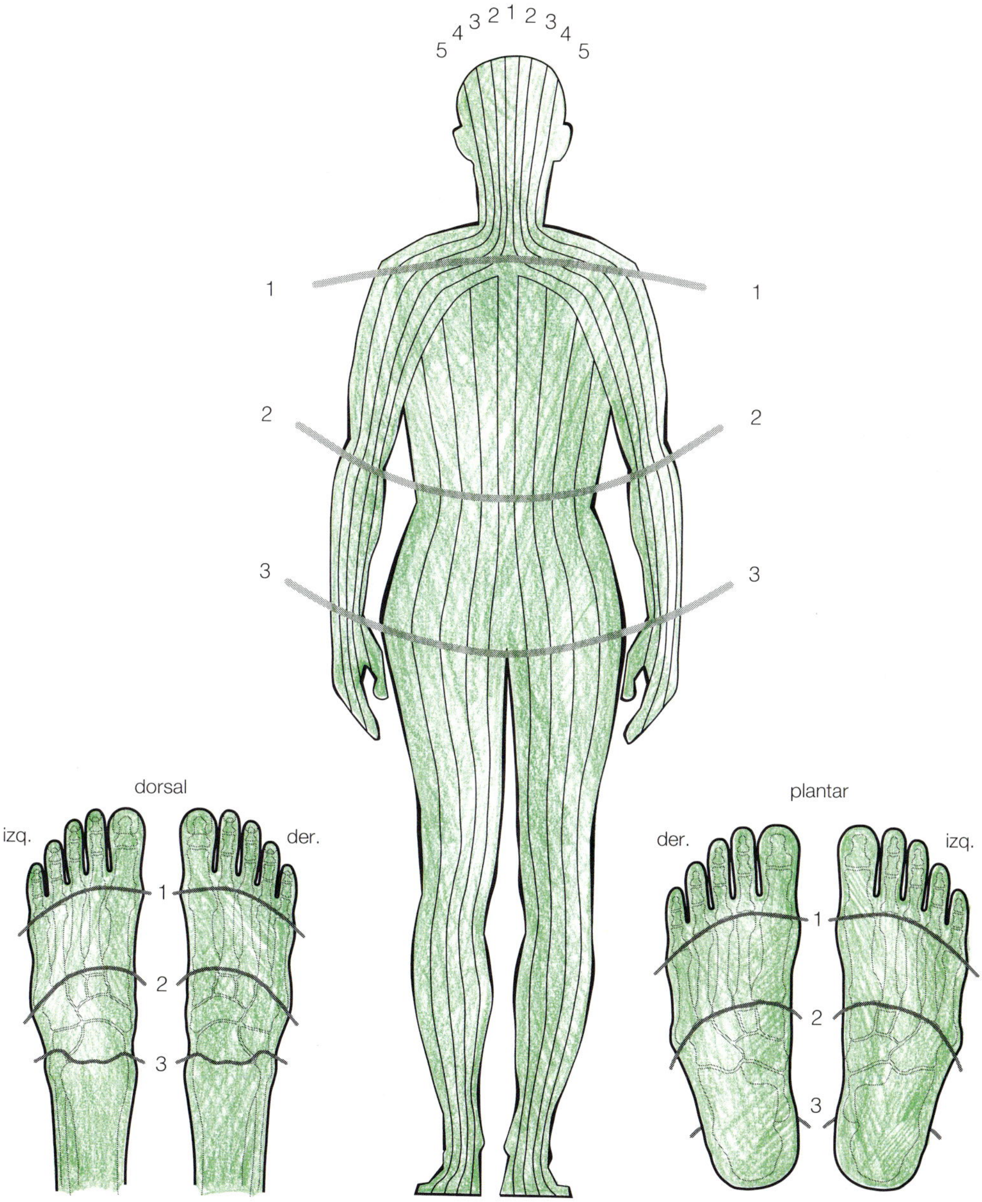

Figura **4**

Utilizo las zonas longitudinales y transversales, en sentido literal, como «líneas de ayuda», cuya función es permitir el paso del pensamiento abstracto —que se orienta de acuerdo a un modelo— a la contemplación individualizada y viva del ser humano.

2.3 Interrelación y equivalencia derecha-izquierda de las zonas reflejas de los pies

2.3.1 Principios básicos

Desde hace décadas había podido comprobar, también en mi consulta, la correspondencia entre la división del cuerpo en zonas, de Fitzgerald, y los pies, en el mismo lado del cuerpo. Pero contradiciendo esta regla, observé una y otra vez que en el caso de órganos, articulaciones y grupos musculares situados en ambos lados, aquella zona del pie correspondiente al lado que no presentaba síntomas, producía en la zona afectada una reacción igual, o incluso mayor, bajo el estímulo del tratamiento, que si se hubiese realizado en el otro pie.

Primero lo atribuí al principio de los efectos contralaterales que conocía de las terapias manuales (véanse págs. 177 y s.). Más adelante, mis observaciones acerca de la posible relación derecha-izquierda de las zonas afectadas sintomáticamente se vieron confirmadas por algunos médicos expertos en la práctica de la acupuntura y de la terapia neural.

Poco a poco, empecé a tratar a algunos pacientes sólo en el lado que, de acuerdo con la asignación de zonas hecha hasta aquellos momentos, correspondía al lado del cuerpo libre de molestias; es decir, trataba, por ejemplo, la zona del hombro en la fracción medial de la articulación metatarsofalángica del dedo pequeño del pie, sólo en el pie izquierdo, aunque la lesión estuviera localizada en el hombro derecho. La sensibilidad al dolor en los nuevos puntos elegidos se manifestó en distintos pacientes, si bien no de manera uniforme, pero los resultados fueron lo suficientemente llamativos como para seguir ocupándome de ello con intensidad.

En el período de tiempo que dediqué a la observación, pasé a examinar también las zonas reflejas de los órganos situados en un solo lado, y pude observar que, por ejemplo, en algunos pacientes, el punto correspondiente a la zona de la vesícula biliar en el pie derecho, respondía en el pie izquierdo con la misma o incluso con mayor intensidad. Curiosamente, más de una vez se solucionó un cólico biliar agudo de un modo espontáneo y definitivo, aplicando el tratamiento tan sólo en el pie izquierdo. Se puso así de manifiesto que la interrelación y equivalencia derecha-izquierda se daba con tanta frecuencia, que no pude rechazarla como algo meramente casual.

De un modo del todo inesperado al principio, las personas que participaban en los cursos desde hacía años respaldaron mis suposiciones, ya que acudieron a cursos posteriores con observaciones parecidas, en lo que se refiere al efecto de la interrelación y equivalencia derecha-izquierda. Ellas, a su vez, veían confirmadas sus observaciones al contrastarlas con mis experiencias terapéuticas en la consulta.

Estos fueron los motivos que me movieron a ampliar la hasta entonces comúnmente aceptada visión de Fitzgerald, en cuanto a la correspondencia de las zonas «en el mismo lado», con la teoría de la interrelación y equivalencia derecha-izquierda de las zonas.

Respecto a las representaciones gráficas de las zonas detalladas en el libro, se mantiene la distribución de Fitzgerald, es decir: la mitad derecha del cuerpo, en el pie derecho; en la representación global de todas las zonas (véanse figs. 19-23, págs. 62-66), añadí un segundo dibujo algo más pequeño con la conversión derecha-izquierda, información esta que se ha visto confirmada repetidamente en la práctica, es decir: la mitad derecha del cuerpo, en el pie izquierdo.

Deseo transmitir estas experiencias y observaciones a fin de que sirvan de estímulo para la ampliación de los principios terapéuticos dentro de la TZR. En modo alguno las entiendo como una restricción propia del principio dualista que afirma «o bien esto o bien lo otro».

2.3.2 Consejos prácticos para la toma de decisiones

Ya en el primer examen de diagnóstico debe tenerse en cuenta la puntualización derecha-izquierda como posible variación en el desarrollo del tratamiento; sobre todo, en las zonas reflejas correspondientes a la sintomatología (véase cap. 10, págs. 105 y ss.).

Cuando al ir a aplicar la terapia queramos determinar en qué lado se encuentra la zona dolorosa, comprobaremos brevemente al inicio de cada nueva sesión las zonas sintomáticas (v. cap. 10, págs. 105 y ss.) en ambos pies a la vez. Por lo general, obtendremos una de las siguientes tres respuestas, y la reacción del paciente nos indicará indefectiblemente el camino correcto hacia la zona afectada:

- La zona del pie del mismo lado es más sensible al dolor.

- La zona del pie contrario es más sensible.

- Ambos pies reaccionan igual, o bien con una diferencia mínima, tanto en la calidad como en la intensidad del dolor.

Es importante efectuar este examen en ambos pies a la vez, ya que si lo hacemos primero en uno y después en el otro, podrían haber aparecido efectos en el lado contrario que falsearían el resultado.

Las posibles variantes en el inicio de una sesión terapéutica no cambian nada, ya que siempre se abarcan todas las zonas del pie que necesitan terapia, independientemente de si se encuentran a la derecha o a la izquierda o qué denominación de las zonas señalan (v. cap. 10, págs. 105 y ss.).

2.3.3 Resumen

Quien desee familiarizarse de un modo sencillo con la interrelación y equivalencia derecha-izquierda de las zonas reflejas, puede observar sus propios pies, colocados el uno junto al otro, como si estuviera sentado frente a su propia figura, en tamaño reducido. Al hacerlo, se puede «ver» sin esfuerzo el lado izquierdo del cuerpo en el pie derecho y viceversa.

Desde hace mucho tiempo, doy por supuesto que la diferenciación un tanto rígida entre derecha e izquierda carece de la importancia que la mayoría de las veces le otorgamos.

> En todas las tendencias terapéuticas de carácter integral, el equilibrio y la relación de los contrarios —no sólo entre derecha e izquierda, sino también en lo que se refiere a arriba y abajo, atrás y delante, dentro y fuera— ocupan el lugar de privilegio del tratamiento.

3 El acceso terapéutico al pie, contacto y tratamiento

3.1 Principios básicos

A pesar de que sería posible aplicar la TZR con aparatos técnicos, me he decidido por el trabajo manual, ya que la necesidad de contacto físico entre las personas crece paralelamente a la tecnificación de las consultas. Muchas personas acusan la frialdad derivada de la carencia de dicho contacto. Sienten, la mayoría de las veces de modo inconsciente, que la naturaleza de un tratamiento, su más profunda esencia, está relacionada con el misterio vital del contacto. Al respecto escribió Saint-Exupéry: «Sólo se ve bien con el corazón; lo más importante es invisible para los ojos».

Todas y cada una de las formas manuales de terapia pueden ofrecer una rica vivencia de lo que son las relaciones humanas, ya que el hecho de «ser tocado» externamente y «sentirse tocado» interiormente están ligados y guardan entre sí un efecto recíproco.

Dicho de modo objetivo: mediante el contacto físico se crea un campo de tensión electromagnético que posee un carácter muy personal. Gracias al encuentro de dos «campos de fuerza abiertos» se tiende a una persistente homeostasis (mantenimiento de la función del sistema regulador en el cuerpo) (25). Por medio de dicho contacto físico se produce un estímulo en los receptores de las vías nerviosas sensitivas de los tejidos del pie.

3.2 Técnica del masaje

3.2.1 Tratamiento básico con el pulgar (figuras 5, 6 y 7)

La mano, en su calidad de instrumento sensible y personal, es la más adecuada para «comprender» el pie, si se emplea de acuerdo con su estructura anatómica. Por este motivo, aconsejo preferentemente el empleo del pulgar, ya que gracias a su particularidad y carácter dominante resulta más adecuado, sobre todo para los principiantes, a la hora de aplicar el estímulo terapéutico.

Los otros cuatro dedos están también en contacto con el pie, pero, al contrario que el pulgar, la mayoría de las veces poseen un papel pasivo cuando aquél actúa.

Dada la situación de oposición que el pulgar ocupa, sobre todo con respecto al índice, se forma entre ellos un amplio espacio abierto en forma de herradura o de «U», lo cual permite una enorme libertad de movimiento.

El tratamiento básico con el pulgar que se emplea en la actualidad ha sido desarrollado y comprobado en la práctica a lo largo de muchos años, a fin de otorgarle a la mano la mejor adecuación posible a la función que debe desempeñar.

> Dicho tratamiento terapéutico con el pulgar se caracteriza por un movimiento rítmico, ascendente y descendente, con el que la mano puede trabajar, sin excesivo esfuerzo y durante largo tiempo, ya que se emplea el principio dinámico del efecto de la fuerza y el impulso, con lo que se evita la presión mecánica.

El movimiento rítmico continúa actuando en los tejidos del pie y transmite, tanto a los pacientes como a los terapeutas, la experiencia de que los polos opuestos del movimiento y el reposo se unen para formar un todo armónico.

Cada movimiento consta de dos fases, de una duración aproximadamente igual.

3.2.1.1 Fase activa

Consta de los siguientes elementos:

○ El primero y más importante procede de una oscilación activa del brazo hacia delante, de modo parecido al inicio de la oscilación de un péndulo o de un columpio (¡no debe haber ningún movimiento adicional de la muñeca, de arriba abajo!).

○ El antebrazo, la muñeca y la mano se encuentran en una posición intermedia entre la supinación y la pronación y forman una línea horizontal natural. Gracias a la posición adoptada por el bra-

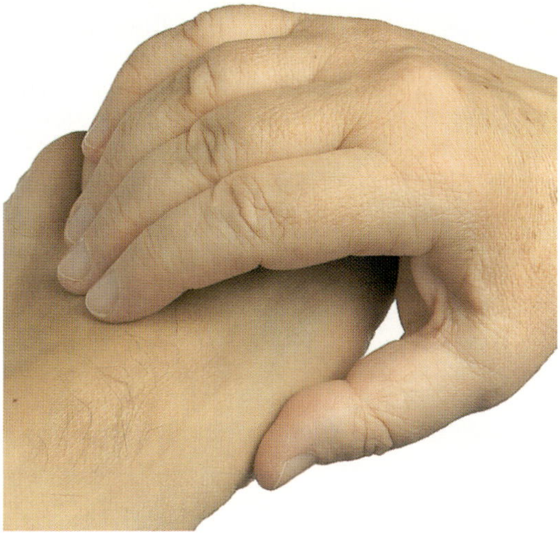

Figura **5** Movimientos del pulgar

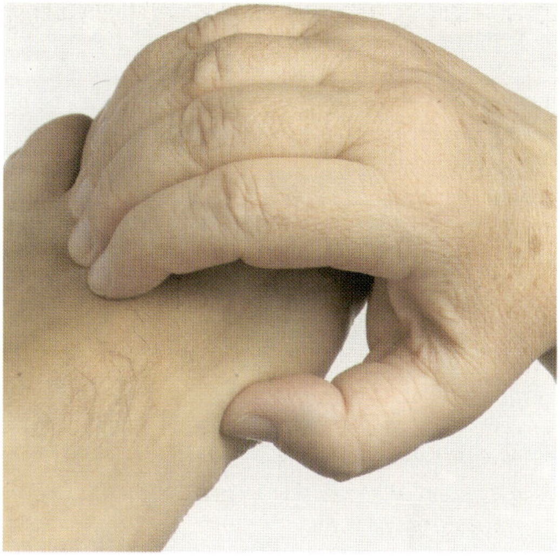

Figura **6a**

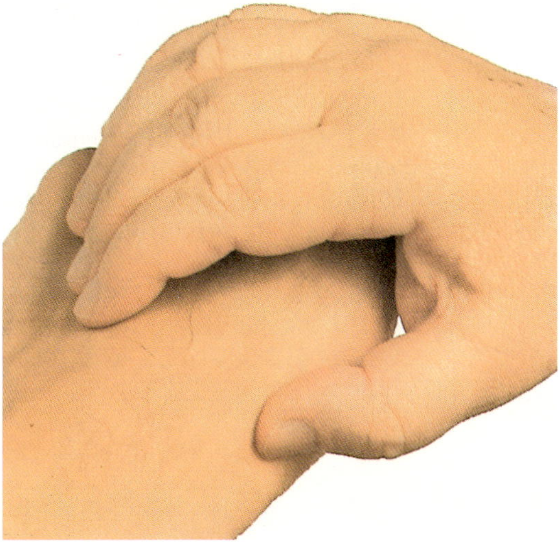

Figura **6b**

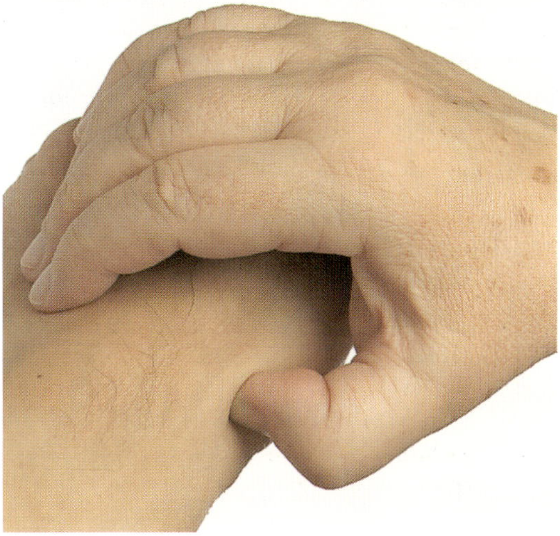

Figura **7**

zo y la mano, el pulgar queda en una ligera pronación natural y puede ser utilizado sin excesivo esfuerzo. Cuando la yema del pulgar, plana, relajada y sin ejercer presión, entra en contacto con los tejidos del pie, como consecuencia de la oscilación del brazo hacia delante, el extremo del pulgar se desliza ligeramente de un modo pasivo y se ve impulsado a iniciar una flexión. El tenar del pulgar (eminencia en la base del pulgar) está completamente relajado hasta este momento, y la yema del pulgar sigue como antes, sobre los tejidos del pie, con la misma suavidad que el peso de un sello sobre una carta.

○ Poco a poco, la mayoría de las veces a partir de un ángulo de unos 45°, la falange distal del pulgar asume activamente la dirección, y la flexión aumenta hasta alcanzar un ángulo de entre 80 y 90°. Al mismo tiempo, aumenta también de modo progresivo la tensión muscular en el tenar, y la falange distal del pulgar se dirige en perpendicular a la profundidad de los tejidos.

○ El pulgar se encuentra ahora en su máxima flexión y en una tensión semejante a la del arquero cuando concentra todas sus fuerzas momentos antes de soltar la flecha. Este es el instante en que se desencadena el impulso terapéutico.

3.2.1.2 Fase pasiva

Al aflojarse de forma espontánea la tensión en el tenar y en la parte delantera de la yema del pulgar, el brazo oscila pasivamente hacia atrás y la mano regresa a su posición inicial neutral. Otra vez, la yema del pulgar descansa con suavidad sobre los tejidos del pie y los dedos lo sostienen desde el otro lado.

Una nueva oscilación activa del brazo hacia delante indica el inicio del siguiente movimiento, con sus dos fases, prosiguiendo el mismo proceso anterior. Mediante la concatenación de las fases de tensión sostenida y pausas de relajación, se origina un ritmo ondulante, gracias a cuyo movimiento, la terapia avanza por los tejidos del pie, milímetro a milímetro, sin excesivo esfuerzo, casi como quien no hace nada.

3.2.2 Tratamiento básico con el índice (figuras 8 y 9)

La mayoría de las veces es más práctico, e incluso más cómodo para la mano, emplear el índice en la parte dorsal del pie. También en este caso se trabaja rítmicamente y con dinamismo; pero es ahora el pulgar, en la cara opuesta del pie, el que ofrece un apoyo pasivo.

Sin embargo, en esta ocasión el ritmo de oscilación no se manifiesta en el movimiento pendular de todo el brazo, como sucedía en el tratamiento básico con el pulgar, sino que se traduce en un movimiento ascendente-descendente de la muñeca, de forma similar a la fluctuación de un puente colgante cuando alguien lo cruza.

3.2.2.1 Fase activa

Posee la siguiente estructura:

○ El movimiento comienza con una flexión dorsal de la mano.

○ Toda la yema del índice descansa suavemente sobre los tejidos y sin presionar. El pulgar descansa, entre tanto, en la otra cara del pie.

○ La muñeca oscila con levedad desde su posición de partida y, como consecuencia, el índice se arquea espontáneamente un poco más.

○ Mientras la falange distal va trasladando despacio su superficie de contacto con el pie a la yema del dedo, ésta adopta de modo creciente el impulso activo. Ello permite a la punta de la yema penetrar perpendicularmente, y con una intensidad cada vez mayor, en la profundidad de los tejidos, al objeto de desencadenar allí el estímulo terapéutico.

3.2.2.2 Fase pasiva

De modo parecido a como sucede en el tratamiento básico con el pulgar, se afloja a continuación la tensión creada; el índice regresa pasivamente a su posición de partida y la muñeca oscila con suavidad para recuperar la flexión dorsal, a fin de iniciar desde allí un nuevo movimiento.

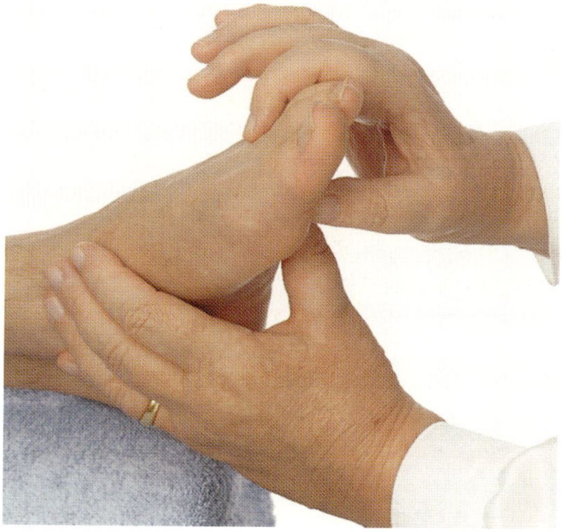

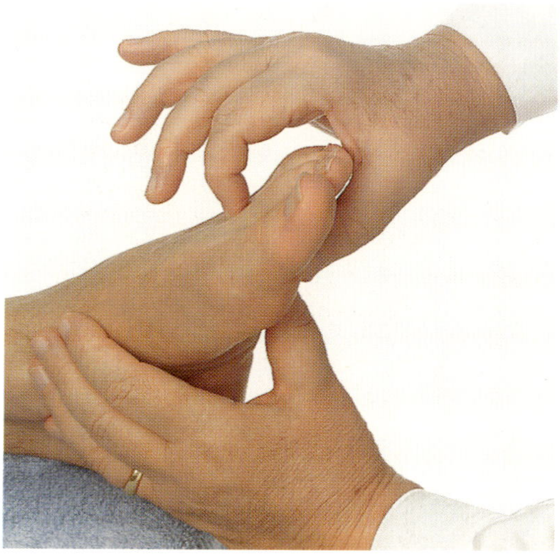

Figuras **8** y **9** Tratamiento básico con el índice en sus fases de movimiento

La siguiente puntualización es válida para todo tipo de uñas:

La flexión, tanto en el caso del tratamiento básico con el pulgar como en el del tratamiento básico con el índice, encuentra su límite allí donde la irritación provocada por la uña, a peas de haberla recortado y limado con antelación, es percibida por el paciente como molesta.

3.2.3 **Pases alternos de presión** (figuras 10 y 11)

Su nombre se debe al modo en que se ejecuta este movimiento:

○ Ambas manos, alternándose, recorren con suavidad, pero también con decisión, supuestas trayectorias en los tejidos, con las yemas planas de uno o dos dedos. Antes de que una mano haya terminado el movimiento, empieza la otra, de tal suerte que se establece una circulación fluida y constante.

○ La duración de cada pase dependerá del estado de los tejidos del pie: si se percibe un aglutinamiento o congestión de los mismos, se abreviarán los pases; si, por el contrario, su tensión es normal, podrán alargarse.

○ Los pulgares sostienen siempre el pie desde el lado opuesto en el que actúan los dedos, y de esta manera lo mantienen en su posición. Si los pases alternos son ejecutados por el pulgar, son los otros dedos los que sostienen el pie.

Tal forma de proceder se aplica preferentemente en las zonas correspondientes a los tejidos linfáticos, para evitar en ellas cualquier tipo de estímulo puntual demasiado intenso: sobre todo en las zonas de los conductos linfáticos laterales del cuello (límite lateral de la falange proximal del dedo gordo) y en las zonas de los muslos a ambos lados del tendón de Aquiles.

3.2.4 **Exprimir** (figura 12)

Este movimiento, mediante el cual los tejidos son literalmente exprimidos, se aplica sobre todo en los espacios interdigitales, ya que es la mejor manera de conseguir una buena irrigación sanguínea en dichas zonas:

○ Las yemas del pulgar y del índice sostienen, desde una posición plantar y dorsal, los pliegues de tejido que aparecen entre los dedos de los pies y los exprimen, en dirección distal, hasta que ambas yemas se tocan.

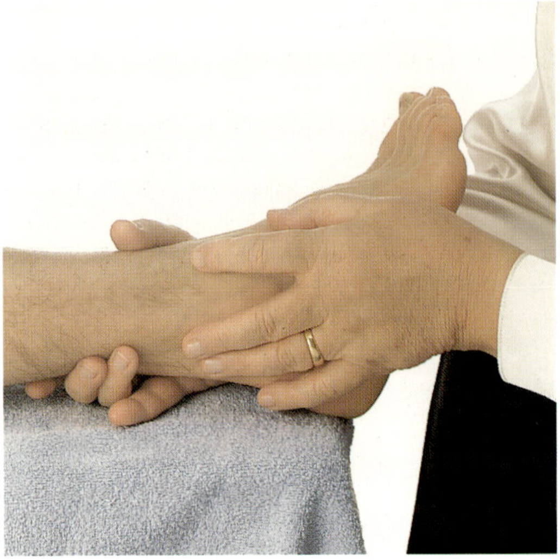

Figura **10** Pases alternos de presión con las yemas de los dedos 3 y 4

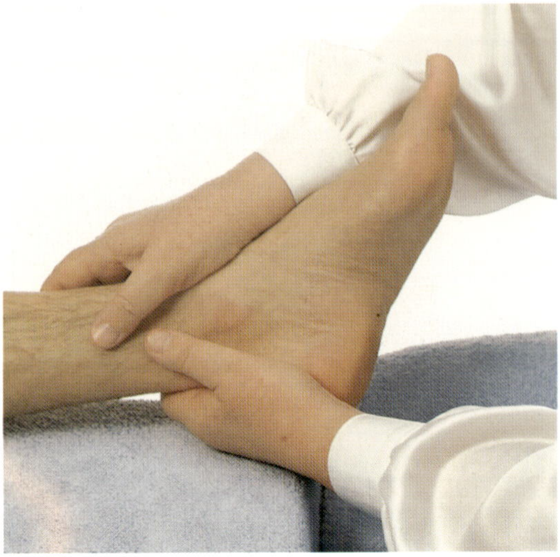

Figura **11** Pases alternos con el pulgar

○ Mientras realiza esta operación, la mano que trabaja describe un ligero arqueamiento en su movimiento hacia la planta y/o hacia el dorso del pie.

○ La intensidad del movimiento se mantendrá constante desde el principio al final, debiéndose adaptar en todo momento a la respiración del paciente (en la fase de inspiración se someterá a mayor esfuerzo). La otra mano sostiene el pie en una posición adecuada a la función y a la actividad.

3.2.5 Movimiento sedante

Su nombre indica a las claras la función de este movimiento:

Manteniendo una presión, firme pero tranquila, en la zona refleja afectada, se pretende sedar y reducir las molestias agudas que presenten los pacientes.

○ Su ejecución es parecida a la del tratamiento básico, bien con el pulgar, bien con el índice, visto con anterioridad. En la posición de máxima flexión e intensidad del pulgar o del índice, se mantendrá la tensión, en este caso, durante todo el tiempo que sea preciso, hasta que el paciente indique que el dolor local en la zona del pie ha remitido. A continuación, se seguirá aplicando puntualmente el movimiento, avanzando milímetro a milímetro.

Por lo general, el movimiento sedante se utiliza en tratamiento para estados agudos (véanse págs. 171 y ss.) y en el tratamiento de cicatrices (véanse págs. 195 y ss.). En el caso de un paciente con una situación inicial particularmente irritada, bastará a veces con sostener con suavidad el lugar afectado utilizando el movimiento sedante. La decisión respecto a la intensidad del movimiento dependerá, en cualquier caso, de la cuidadosa observación de la reacción vegetativa e instantánea del paciente (v. apartado 4.2, págs. 42 y ss.).

◙ Indicaciones prácticas

Las terapeutas y los terapeutas cuyas articulaciones metacarpofalángicas de los dedos y del pulgar sean débiles o bien hipermóviles, no sólo deberán deslizar la falange distal, en la fase activa del movimiento, hasta alcanzar un ángulo de 45°, sino que deberán intentar que éste llegue a los 90°, ya que sólo entonces se desencadenará el estímulo activo en los tejidos, con la falange distal del pulgar o del dedo en posición vertical.

Gracias a la cuidadosa utilización del efecto palanca, la articulación metacarpofalángica del

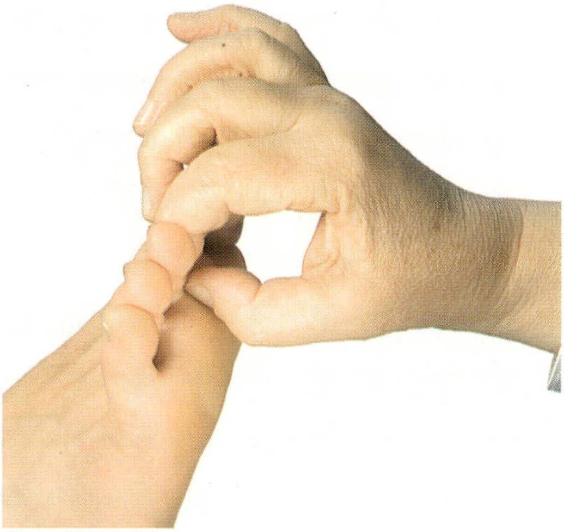

Figura **12** Movimiento mediante el cual se exprimen las membranas interdigitales

pulgar se ve exenta de aplicar un esfuerzo exagerado y permanece estable. En el caso del tratamiento básico con el pulgar, es particularmente importante que la muñeca no se doble hacia arriba, ya que al hacerlo aumentaría la inestabilidad del pulgar y le restaría eficacia.

En el caso de que las articulaciones del dedo índice estén debilitadas o sean hipermóviles, se optará por el deslizamiento de la yema del dedo, gracias a la oscilación de la muñeca. El arco de tensión derivado de tal operación concentra la fuerza en la yema de la falange distal y evita, de esta manera, que se doblen las articulaciones. Recordemos al Guillermo Tell de Schiller: «El arco sólo muestra su fuerza cuando está tenso».

Sirvan las siguientes palabras de estímulo: A menudo, un contacto delicado, llevado a cabo con determinación e implicación interior, es más efectivo para conseguir un cambio en la tonicidad de los tejidos del pie, que tomarlo con rudeza y aplicarle una presión exagerada.

3.2.6 Normas para la aplicación de los movimientos

3.2.6.1 Dirección del movimiento

Gracias al movimiento oscilatorio derivado de todo trabajo rítmico, se produce un «avance» espontáneo en la dirección del tratamiento, sea cual sea la posición de partida del pulgar o del dedo. Cuanto más natural resulte la manera en que las manos tomen los pies del paciente, mayor será la espontaneidad con que ellas podrán actuar

- de distal a proximal, o viceversa, o
- de medial a lateral, o viceversa.

Puesto que no todo el mundo posee esta naturalidad y se requiere cierto tiempo, paciencia y práctica hasta que podamos fiarnos de la sensibilidad de las puntas de nuestros dedos, en las representaciones detalladas de todas y cada una de las zonas (v. págs. 68 y s.) se proponen algunas direcciones de trabajo que pueden resultar muy eficaces. Dichas direcciones aparecen indicadas mediante flechas.

En el caso de pacientes muy sensibles, no sólo debemos determinar la dirección de trabajo en función del empleo más económico de nuestras manos, sino también en función de su cuadro clínico y de su sintomatología.

Un caso concreto tratado en mi consulta

Hace años, se presentó en mi consulta un paciente de 75 años, muy sensible, con ligeras molestias propias de una angina de pecho, y un fuerte resfriado, a quien cada vez le resultaba más difícil la expectoración de las mucosidades del tracto respiratorio. Al efectuar el primer reconocimiento (v. pág. 100), me llamaron la atención, además de las zonas del corazón y del aparato respiratorio, las fuertes alteraciones halladas en el tracto digestivo, en las zonas del estómago y del intestino, en la región inguinal y en la parte inferior de la columna vertebral.

Para facilitarle la expectoración y el desprendimiento de las mucosidades de la zona de los bronquios, trabajé tonificando dichas zonas bronquiales, aplicando los movimientos de proximal a distal, es decir, de «abajo» hacia «arriba», en dirección a la zona de la cavidad nasofaríngea.

Tras tan sólo un par de movimientos, el paciente se incorporó con brusquedad y evidenció náuseas y signos claros de estar a punto de vomitar. De un modo más intuitivo que racional, decidí cambiar la dirección del tratamiento y pasé a aplicar los movimientos de distal a proximal. Para sorpresa de ambos, las náuseas desaparecieron tan espontáneamente como se habían presentado. A continuación, el paciente me informó que desde hacía décadas padecía una hernia del hiato, pero que, dada la inestabilidad de su estado general, no quería operarse.

A causa de la proximidad anatómica de la tráquea, región de los bronquios y esófago, sus respectivas zonas reflejas se tratan, en algunos tramos, sobre el mismo punto. De entrada, no pude establecer diferenciación alguna en la elección de las zonas; sin embargo, la impresionante reacción del paciente me indicó cuál era el itinerario más idóneo a seguir en la aplicación de los movimientos.

Al ser interrogado, me confirmó la existencia de la famosa tríada de hernias: diafragmática, inguinal y umbilical. Tras algunas sesiones más, en las que incluí la tonificación de las zonas de las hernias, pude elegir con toda libertad el sentido de la aplicación de los movimientos en el área de las zonas del esófago o de la tráquea sin que se desencadenara reacción alguna, ya que la tensión tisular en torno al diafragma había mejorado notablemente.

3.2.6.2 Intensidad y ritmo del movimiento

El movimiento terapéutico puede variar, dependiendo de la capacidad de reacción del paciente en cada momento, tanto en lo que a su intensidad se refiere, como en el ritmo y la velocidad de trabajo.

De ello se deriva una amplia escala de variaciones y posibilidades de aplicación del movimiento:

- La intensidad del movimiento varía
  de suave y tranquilizadora = sedante
  a firme y profunda = tonificante.

- El ritmo y la velocidad de trabajo varían
  de lento y mesurado = sedante
  a rápido e ininterrumpido = tonificante.

> La intensidad y el empleo de la fuerza en la aplicación de la terapia no puede establecerse de una manera teórica y válida para todos los pacientes, ya que personas distintas reaccionan de modo diferente al mismo estímulo. Debido a las cambiantes condiciones de vida tanto internas como externas, una misma persona, incluso, puede reaccionar de modo distinto en días diferentes.

Si al tener que decidir el ritmo y la intensidad del movimiento somos capaces de reconocer en cada momento la capacidad de reacción del paciente y la tomamos como base del tratamiento a aplicar, conseguiremos regular siempre la dosificación adecuada a cada situación durante la sesión (v. págs. 42 y ss.). La experiencia contribuirá, a buen seguro, a templar nuestra intuición práctica.

3.2.6.3 Duración del estímulo terapéutico

La duración del estímulo empleado puntualmente se orientará de acuerdo con el umbral de resistencia de cada paciente. Tiempo atrás —incluso cuando empezaba a dedicarme a las zonas reflejas, hace de eso más de treinta años—, podían aplicarse sobre un punto, en determinadas circunstancias, impulsos dolorosos de una duración cercana al minuto. Dada la actual sensibilidad de los pacientes, la mayoría de las veces bastan impulsos de tan sólo un segundo, repetidos en el mismo lugar a intervalos de dos minutos tantas veces como haga falta, para que la calidad de los tejidos de la zona en cuestión mejore ostensiblemente.

> La normalización de una zona cualquiera puede reconocerse del siguiente modo:
>
> - El lugar de correspondencia en el pie es menos doloroso.
> - Mejora el aporte sanguíneo a la zona.
> - El paciente muestra menos señales de sobrecarga vegetativa.

3.2.7 Ayudas para el aprendizaje

Puesto que la descripción teórica de un movimiento práctico es muy complicada, quisiera facilitar la comprensión de éste mediante algunas imágenes comparativas.

○ **El trampolín**: la tensión en los tejidos del pie es similar a la de, pongamos por caso, un trampolín sobre el que el pulgar pudiese saltar, como el «saltador real de trampolín» (fase activa) que es después catapultado hacia arriba (fase pasiva).

○ **La manguera de jardín**: la yema del pulgar colocada ligeramente en pronación, puede compararse al aspersor de una manguera de jardín. Al regar las plantas, no sólo debemos clavar el aspersor en la tierra del jardín, sino dejar que el agua fluya sin impedimentos; es decir, podemos liberarnos de la presión mecánica en la punta de la yema del pulgar y conseguir un buen trabajo de fluidez mediante la oscilación del brazo. Si la muñeca se mueve hacia arriba o hacia abajo, se forma un «pliegue en la manguera».

○ **La punta del lápiz**: la última articulación del pulgar dibuja un punto en la profundidad de los tejidos, al igual que un lápiz bien afilado lo hace sobre una hoja en blanco.

○ **Marea alta y marea baja**: si consideramos el pulgar como una ola, el tejido del pie sería la orilla sobre la que actúa la fase activa del movimiento, esto es, la pleamar, mientras que la fase pasiva sería la bajamar.

○ **El pedal del acelerador**: el ligero contacto del pie con el pedal del acelerador tiene su correspondencia en el inicio del movimiento. Si aumentamos paulatinamente la presión, estamos dando gas hasta alcanzar el máximo de sus posibilidades (fase activa). Cuando el pie abandona suavemente el pedal del gas, éste retorna a la posición de partida (fase pasiva).

○ **El globo**: la yema del pulgar está relajada y «vacía» al principio del movimiento. Cuando alcanza la flexión máxima, está «a punto de estallar», como si de un globo hinchado se tratara. La oscilación pasiva del retroceso, responde, por su parte, a la salida espontánea de aire del globo.

○ **El sello de goma**: para la correcta estampación de un sello, se coloca éste antes con precisión y se estampa posteriormente en el papel, para a continuación, sin emborronar la escritura, retirarlo con suavidad.

○ **La pelota**: un niño lanza con todas sus fuerzas la pelota contra la pared (fase activa) y al instante, debido a la resistencia que aquélla le opone, rebota (fase pasiva).

○ **El muelle**: un muelle es comprimido (fase activa); cuando es soltado recupera rápidamente su forma original (fase pasiva).

4 Características de las zonas afectadas, señales indicadoras del umbral de dosificación

4.1 Indicios de lesiones en las zonas reflejas

Cada persona posee zonas reflejas en el microsistema de sus pies. Cuando la persona está sana, dichas zonas se muestran tan poco afectadas como el resto de órganos sanos. Sin embargo, en el momento en que se producen alteraciones de carácter patológico estas zonas son reconocibles, a partir de evidentes muestras de dolor, de una cierta irritación vegetativa y de la exploración de palpación.

Exclamaciones de dolor

Muchos pacientes reaccionan al estímulo del tratamiento en una zona afectada con evidentes muestras de dolor —algunas de ellas verbales—, y hay que animarlos a que lo hagan sin ninguna timidez. Tales muestras ayudan, sobre todo a los principiantes, a no traspasar el umbral de dosificación al aplicar la terapia.

Irritaciones vegetativas

Desencadenadas por el tratamiento terapéutico, las irritaciones vegetativas indican la necesidad de aplicar un tratamiento cauteloso y bien dosificado en aquellas zonas del pie en las que aparecen las señales de alteración, aunque dichas zonas no sean siempre sensibles al dolor.

Exploración de palpación

Fruto de la atención que les prestemos durante la exploración de palpación, nuestras percepciones táctiles serán con el tiempo tan fiables, que reconoceremos las zonas anómalas por sus cambios de tonicidad y de temperatura, sin depender exclusivamente de las manifestaciones e indicaciones del paciente. Sin embargo, esto requiere experiencia y práctica.

4.2 Señales indicadoras del umbral de dosificación

Cualquier forma de terapia manual supone un encuentro muy personal entre dos seres. Tanto la persona que imparte la terapia como la que la recibe poseen su propio modo de acceder a un método de tratamiento y lo abordan de forma diferente.

Una adecuada dosificación es particularmente importante para el resultado del tratamiento. Presupone que el terapeuta, o la terapeuta, posee una viva capacidad de observación y un alto grado de comprensión, para poder apreciar con exactitud los cambios habidos en el estado de salud del paciente. Éste, por su parte, merced a sus reacciones ante el tratamiento, proporciona indicaciones precisas para establecer el umbral de dosificación necesario en cada momento.

> En el caso de los pacientes de hoy en día, a menudo más sensibles y más fácilmente irritables, su capacidad de reacción vegetativa momentánea determina el grado de dosificación de una manera más fiable que el dolor desencadenado en la zona refleja.

Señales de carácter vegetativo

Las señales de carácter vegetativo más frecuentes, que indican que se ha alcanzado el umbral de dosificación durante el tratamiento, son:

● Sudoración persistente de las manos, de aparición rápida y abundante.

● Formación de sudor en determinadas zonas del cuerpo, por ejemplo, en el segmento o dermatoma, o en todo el cuerpo.

● Modificaciones claras, drásticas y espontáneas en:

– la frecuencia del pulso, tendente la mayoría de las veces a la taquicardia,
– el color del rostro, muy pálido o bien muy enrojecido,
– la temperatura del cuerpo: demasiado caliente o, por el contrario, demasiado frío, temblores que se mantienen durante cierto rato y con «piel de gallina»,

– la salivación, que disminuye la mayoría de las veces,
– el ritmo de la respiración, demasiado superficial y rápida, llegando a veces también a ser entrecortada,

- Mareos, causados por el estómago o la circulación sanguínea.

- Inesperadas reacciones anímicas, por ejemplo, señales de desasosiego, confusión y miedo, llanto sin motivo aparente.

- Intensa sensación de frío interior y una gran intranquilidad interior.

Señales reconocibles acústica y visualmente

Las reacciones audibles y visibles del paciente son mas fáciles de percibir y también más llamativas, pero ocupan un lugar secundario en lo que se refiere a la valoración de la dosificación:

- Indicios acústicos, como exclamaciones asustadas o suspiros, ligeros gemidos o tímidas risas.

- Gestos mímicos, como labios presionados, fruncimiento del ceño, movimientos intranquilos de los párpados.

- Muecas que expresan claramente intranquilidad, un fuerte dolor o un cierto malestar subjetivo.

- Visible relajación de distintos grupos de músculos o bien de toda la persona.

En sí mismas, las señales reconocibles acústica y visualmente no constituyen una base sólida a la hora de calibrar la dosificación adecuada:

Algunos pacientes son precavidos hasta la exageración, de modo que ya antes de sentir dolor manifiestan una supuesta sobrecarga; otros piensan que soportando con estoicismo fuertes dolores, deben demostrar cuánto pueden «aguantar», o la «buena» disposición que tienen ante quien aplica el tratamiento. Las expresiones más corrientes al respecto son: «Haga lo que tenga que hacer», o: «No se preocupe por mí», o también: «Todavía puedo soportarlo».

4.3 Cómo actuar cuando se producen reacciones durante la sesión de tratamiento

Sobre todo en el caso de los principiantes, es posible que a pesar de la sinceridad de sus esfuerzos —o bien por excederse en ellos— no siempre se encuentre de inmediato la dosificación idónea. Esto forma parte de las dificultades propias de una actividad a la que no se está habituado, y no debe por ello asustar. Sin embargo, debemos reaccionar cuando aparezcan indicios de sobrecarga,

- reduciendo tanto la intensidad del movimiento como el ritmo de trabajo,

- y/o aplicando una maniobra de regulación (véase pág. 44), que también puede consistir en sostener y tocar con mucha suavidad la zona irritada,

- tranquilizándonos nosotros mismos y poniendo orden en nuestra respiración y en nuestra postura.

5 Maniobras de regulación

5.1 Generalidades

En los últimos años, las maniobras de regulación han ido adquiriendo una importancia cada vez mayor, puesto que muchos pacientes manifiestan, ya antes incluso de iniciar el tratamiento, una inestabilidad de carácter vegetativo, o bien reaccionan al estímulo terapéutico con inusitada rapidez e intensidad.

Su empleo será diferente,

- si aparecen indicios de sobrecarga durante la sesión,
- para tonificar al inicio de una sesión y/o
- al término de una sesión, al objeto de conseguir un efecto armonizador.

Las cinco maniobras de regulación que se describen a continuación son sencillas y han demostrado en la práctica diaria una total eficacia.

Puesto que la ordenación que pretendemos alcanzar para nuestros pacientes mediante las maniobras de regulación empieza en nosotros mismos, vale la pena, primero, comprobar durante unos segundos la propia postura y después la fluidez de nuestra respiración. Así se garantizará que el paciente se estabilice con rapidez, sin que nosotros mismos nos veamos desbordados.

5.2 Ejecución

5.2.1 Estiramiento de los talones (figuras 13 y 14)

Dado que una conductividad vegetativa incorrecta puede ser percibida siempre en el agarrotamiento de la musculatura y en alteraciones de la respiración, la primera maniobra de regulación que habrá que realizar será la de estiramiento, que se aplica sobre los talones y actúa en la respiración y la musculatura, a menudo agarrotada, ordenándolas y relajándolas.

Para ello, colocamos las palmas de las manos bajo los talones y observamos el ritmo respiratorio del paciente en ese instante. A menudo será rápido y superficial. La mayoría de las veces, pretendemos modificar dicho estado de inmediato y caemos en el error de valorarlo de un modo más teórico-profesional que no referido al caso concreto que estamos tratando, de ahí que lo juzguemos como «correcto» o «erróneo», «bueno» o «malo».

> Aceptar conscientemente cualquier trastorno en el tono muscular o en la respiración del paciente, nos coloca en el punto de partida más adecuado para poder modificarlo y conseguir su armonización.

Por dicho motivo, el estiramiento de los talones empieza, sin tener demasiado en cuenta las posibles incorrecciones en la respiración del paciente, en la fase de inspiración. La intensidad del impulso desencadenado por el estiramiento se irá aumentando, de forma equilibrada, de tal modo que el paciente llegue a percibirlo en todo su cuerpo, es decir, hasta en la columna vertebral y en la cabeza. Casi siempre el cuerpo responde de forma automática con una estabilización del tono muscular. De tal suerte que, en la mayoría de los casos, el siguiente ciclo respiratorio será algo más relajado y profundo.

Cuando la respiración de un paciente es breve y rápida, puede modificarse del siguiente modo:

- O bien realizando un solo estiramiento entre varios movimientos respiratorios,
- o bien prolongando mínimamente el estiramiento al final de la fase de inspiración o de espiración, como una callada invitación a respirar con mayor hondura.

El trato diferenciado del proceso respiratorio del paciente protege también a éste de una posible manipulación arbitraria de estos procesos vitales en el fondo tan íntimos: «el espíritu sopla donde quiere» (en arameo la palabra utilizada para espíritu y respiración es la misma).

Vale la pena vigilar nuestro propio ritmo res-

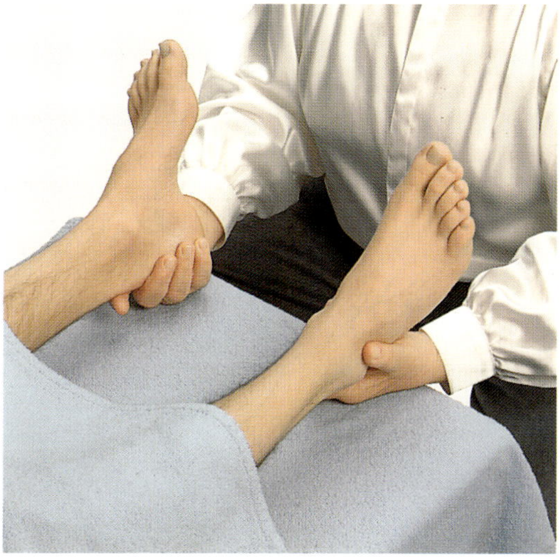

Figura **13** Estiramiento de los talones en ambos pies a la vez

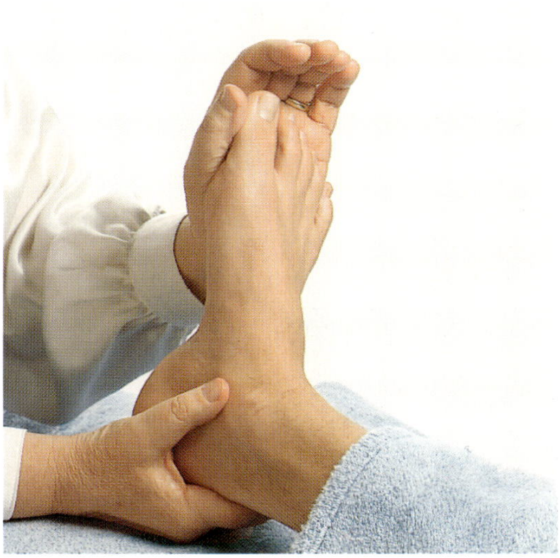

Figura **14** Estiramiento de los talones en un solo pie

piratorio durante la ejecución de las maniobras de regulación, al objeto de evitar oscilaciones innecesarias en nuestras propias fuerzas. Cuando inconscientemente nos acompasamos a la respiración del paciente, no por ello le ayudamos más, antes bien nos irritamos a nosotros mismos.

5.2.2 «Bóvedas de energía»

Elegimos, en primer lugar, la zona de nuestras manos que representa un mayor campo de energía personal, esto es, el centro de la palma de la mano, y luego la colocamos, con suavidad, en forma cóncava, durante unos 20 a 30 segundos, sobre las articulaciones metatarsofalángicas del dedo gordo de ambos pies desde una posición medial.

De esta manera tocamos algunas zonas reflejas que están estrechamente ligadas a procesos vitales reguladores: cerebelo, tiroides, corazón y nuca. En la mayoría de los casos los pacientes reaccionan de inmediato al contacto, con un aumento del bienestar y de la paz interior.

Al efectuar esta maniobra, debemos cuidar de manera especial la corrección de nuestra posición sentada, procurando que en todo momento haya una buena estabilización entre nuestros omóplatos, a fin de que el arco de tensión de los brazos esté dirigido y mantenido por la fuerza central de la columna vertebral. La libertad de actuación que se consigue en esta postura evita que debamos ejercer presión alguna y dejemos caer nuestro peso sobre los pies del paciente.

Puesto que no resulta efectivo intentar representar este movimiento con una imagen gráfica, me he limitado exclusivamente a describirlo en el texto.

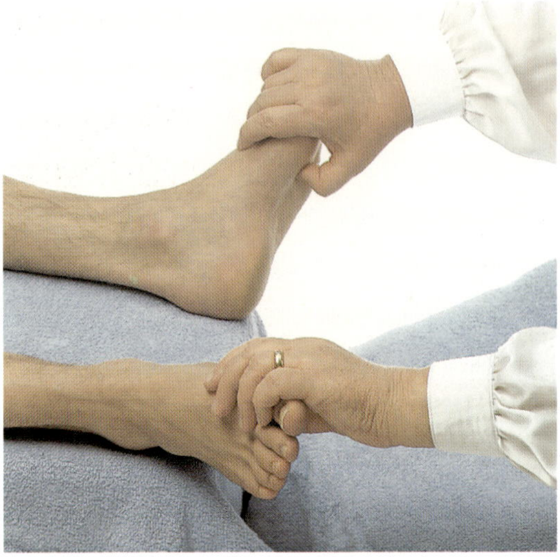

Figura **15** Diafragma

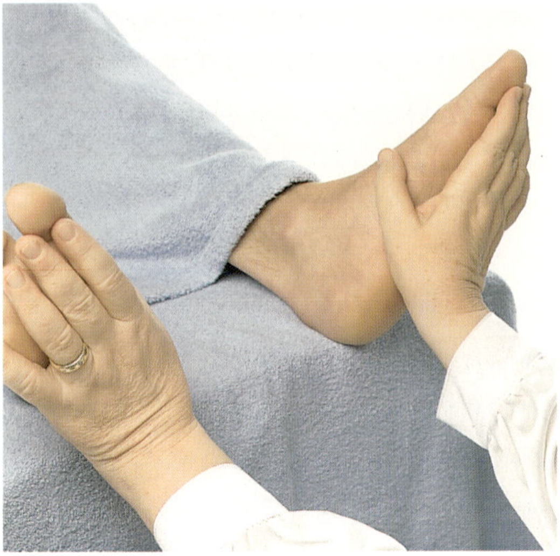

Figura **16** Palmas de las manos - plantas de los pies

5.2.3 **Diafragma** (figura 15)

Cogemos los pies, cada uno con una mano, desde una posición medial, y avanzamos, con el pulgar situado en ángulo, hacia el centro de las zonas del límite superior del diafragma, es decir, el centro del límite proximal del arco transversal. Cuando el paciente inspira, movemos los pies desde la falange distal doblada del pulgar, en una flexión dorsal, hasta que las articulaciones tibiotarsianas puedan moverse bien.

En la fase de espiración, la tensión creada en las articulaciones tibiotarsianas disminuye y vuelve suavemente a la posición de partida. También aquí nos adaptaremos al ritmo respiratorio del paciente, que habremos observado de antemano, sin pretender dirigirlo de forma arbitraria.

En el caso de que la respiración fuese breve y superficial, este movimiento también puede prolongarse durante dos o tres respiraciones, a partir de una primera inspiración, manteniendo la tensión y relajándola durante la posterior espiración. Así, el movimiento del diafragma, entre el tórax y el abdomen, se va haciendo, poco a poco, más profundo y tranquilo, puesto que, además, en esa zona se tocan también las áreas de inervación del plexo solar.

Si al realizar esta maniobra de regulación nos mantenemos sentados con la espalda erguida, oscilando suavemente la pelvis adelante y atrás, apenas nos supondrá un esfuerzo, ya que dicho movimiento hacia delante permitirá transmitir el peso del tronco a los brazos y a las manos, de manera que puedan mover ambos pies sin dificultad.

5.2.4 **Palmas de las manos - plantas de los pies** (figura 16)

Tomamos asiento a una distancia adecuada del paciente para que todo el tronco pueda moverse hacia delante, desde el pliegue inguinal, como si de una bisagra se tratara (¡sin encorvarse!). Dependiendo de la proporción del tronco con respecto a nuestras extremidades, podemos apoyar al mismo tiempo los codos cerca de las rodillas, o bien mantenerlos libremente entre éstas y las piernas, las cuales mantendremos bien separadas.

Ambas palmas de las manos se colocan contra las plantas de los pies del paciente, pero sin presionarlos. Si éstas son mucho más grandes que nuestras manos, comprobaremos dónde están más frías o dónde necesitan un contacto mayor. Allí donde sea preciso se dejan en posición de reposo hasta que el paciente se haya recuperado de la irritación.

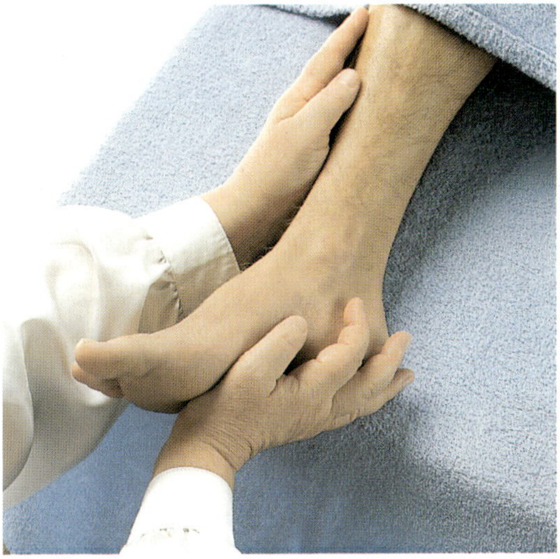

Figura **17** Yin - yang (inicio)

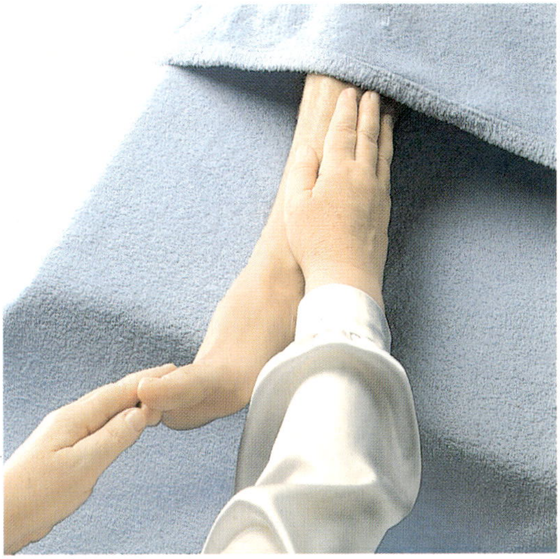

Figura **18** Yin - yang (final)

Puesto que las plantas de los pies y las palmas de las manos tienen una irradiación muy particular, debemos también manejar con cuidado nuestras propias energías, es decir, mantendremos nuestro propio ritmo respiratorio durante la ejecución de esta maniobra de regulación y delimitaremos su duración.

Como variante más moderada, se recomienda colocar contra la planta del pie el dorso de la mano en lugar de la palma. Para ello volveremos a la distancia habitual de trabajo con respecto a los pies.

5.2.5 Yin - yang
(figuras 17 y 18)

La denominación de la quinta maniobra de regulación procede de la acupuntura. En la concepción taoísta de la vida, el universo es concebido como la manifestación conjunta de dos polaridades, condicionadas entre sí y complementarias ambas: el yin (terrenal, femenino, receptivo) y el yang (cósmico, masculino, engendrador).

Por los llamados meridianos de Heine —«líneas de comunicación invisibles, dispuestas simétricamente, entre puntos con un efecto terapéutico parecido»—, ambas formas de energía y de distinta polarización, yin y yang, fluyen por todo el organismo.

La presente maniobra de regulación se realiza siguiendo el mismo sentido que el flujo de la energía de los meridianos. Empieza o termina a una altura aproximada del doble de la anchura de la mano, por encima del tobillo. Con la mano plana se hace un pase suave por la cara exterior de la pierna, a lo largo del borde de la tibia concretamente, pasando por el dorso del pie hasta llegar a los dedos (meridiano yang). Al mismo tiempo, la otra mano, desde una posición proximal con respecto al arco transversal, se desliza a lo largo de la planta del pie y pasa por la cara interior de éste y de la pierna (meridiano yin).

Para cada pase, ambas manos han de regresar de nuevo a los respectivos puntos de partida.

Este sosegado masaje se efectúa varias veces seguidas en uno y otro pie/pierna. Ha demostrado ser particularmente eficaz en el caso de pacientes muy sensibles a las cosquillas y con inestabilidad de carácter vegetativo.

En el supuesto de que los pies del paciente y/o las manos del terapeuta estén húmedas, el masaje se aplicará con los pies cubiertos.

Variante

El yin-yang también puede realizarse en los dos pies al mismo tiempo. Para que nuestra muñeca tenga un buen radio de movimiento, en la pasada ejecutada de modo bilateral, estableceremos una distancia mucho mayor de lo habitual entre los pies del paciente y nosotros.

Con el cuerpo bien inclinado hacia delante, empezaremos el pase al mismo tiempo en la cara externa de ambas piernas (zona del yang hasta el límite de la tibia), descendiendo con la mano plana hasta llegar a los dedos del pie.

Sin que las yemas de los dedos pierdan contacto con la piel, dirigiremos los movimientos hacia la planta, efectuando con la muñeca un claro movimiento de rotación hacia dentro. Es muy importante abarcar realmente la región plantar del pie, y no sólo la medial. Ambas manos recorren planas las zonas del yin en la cara interna del calcáneo hasta una altura aproximada del doble de la anchura de la mano, por encima del tobillo.

Para cubrir la distancia entre la cara interna (yin) y externa (yang) de la pierna, las palmas de las manos, que están totalmente planas al final del movimiento yin, se separan de la pierna hasta alcanzar las puntas de los dedos; con un ligero contacto establecen la unión con el lado yang, de medial a lateral. Sólo cuando las palmas de las manos llegan a la cara externa vuelven a colocarse otra vez sobre los tejidos para iniciar con suavidad el nuevo movimiento yang.

● Indicaciones prácticas

○ Al elegir una maniobra de regulación no debemos dejarnos guiar por nuestras preferencias a este respecto, sino por la necesidad real del paciente. La sensibilidad necesaria para tomar esta decisión se adquiere con la práctica y cultivando una actitud interna despierta. Esta sensibilidad va del todo ligada a la capacidad de percepción de las puntas de los dedos, es decir, a nuestras aptitudes intuitivas.

○ La mayoría de las veces basta con repetir varias veces una de las cinco maniobras descritas para amortiguar la irritación momentánea del paciente. Adicionalmente podemos decidirnos por una segunda maniobra, que aplicaremos alternándola con la que hayamos elegido en primer lugar.

¡Cuidado con la utilización arbitraria de distintas maniobras de regulación, ya que procediendo así no haríamos sino transmitir desasosiego e inseguridad!

○ Para captar la atención del paciente durante la aplicación de la maniobra de regulación, pueden efectuarse observaciones de este tipo: «Perciba el calor de mis manos».

○ En el caso de pacientes que sientan aversión al contacto, que estén particularmente alterados o que ya al principio del tratamiento tengan los pies húmedos, debemos ejecutar las maniobras de regulación a través de una manta con la que habremos cubierto sus pies (evitar, siempre que sea posible, los tejidos sintéticos). Este tipo de pacientes se sienten particularmente agradecidos si no nos acercamos de inmediato a ellos estableciendo el contacto directo.

○ Si nosotros mismos no nos sentimos muy bien, debemos dar preferencia a las maniobras ágiles y fluidas (estiramiento de los talones, diafragma y yin-yang) en lugar de elegir las más tranquilas (palmas de las manos-plantas de los pies y «bóvedas de energía»). A menudo, experimentaremos que después de aplicar una maniobra de regulación bien elegida, nosotros mismos nos sentimos mejor, ya que una maniobra bien ejecutada suele recuperar tanto al paciente como al terapeuta.

○ La maniobra de regulación más natural y eficaz que existe para la armonización de un estado, cualquiera que sea, no necesitamos aprenderla ya que la hemos utilizado a lo largo de toda la vida:

Tomamos entre nuestras manos calientes los pies intranquilos, o bien cada uno de los puntos dolorosos, y le transmitimos al paciente de esta forma, sin agobio alguno, la sensación de que estamos junto a él.

○ Tan pronto como un paciente reaccione exageradamente a un tratamiento demasiado intenso, debemos centrar nuestra atención en dirigirnos de modo consciente a su capacidad de regeneración interna y no a su irritación. Si respondemos a la alteración momentánea del paciente alterándonos nosotros mismos, duplicamos la molestia y conseguiremos justo lo contrario de lo que pretendemos. La mejor manera de cumplir con esta exigencia es asumir tal tipo de experiencias observándolas atentamente y reconocer que no tiene por qué salirnos bien la primera vez que lo intentamos.

Cuando con paciencia y sin adoptar una actitud personal peyorativa reconocemos una y otra vez nuestra propia inseguridad, vamos adquiriendo de forma natural el dominio de nuestro trabajo: Esa y no otra es la mejor manera de superar todas nuestras dudas.

5.3 Resumen

A pesar de que las maniobras de regulación apenas si requieren esfuerzo físico, pueden llegar a sobrecargarnos si no dedicamos suficiente atención a nosotros mismos, ya que es justo en los trabajos más delicados cuando entran en juego una serie de procesos imponderables, directamente relacionados con nuestra fuerza vital. Cuanto más conscientes seamos de esto, mejor aprenderemos a manejar nuestras fuerzas y a establecer un sano equilibro entre el dar y el recibir.

Además: Las maniobras de regulación son mucho menos complicadas de lo que parece por las descripciones.

Podemos confiar sin más en la inteligencia primaria de nuestras manos, que saben por sí mismas, y mejor que nadie, cómo ponerse «manos a la obra».

6. Indicaciones y contraindicaciones

6.1 Indicaciones prácticas para empezar

Cuando hemos adquirido nuevos conocimientos, no es sino al volver al trabajo cotidiano cuando suelen planteársenos dudas y preguntas. Por ello vale la pena considerar antes cómo abordar en la práctica un nuevo método de tratamiento.

Para empezar, los más adecuados son los pacientes procedentes de los siguientes grupos de patologías:

- Sobrecargas musculares estáticas y deformaciones (defectos posturales, síndrome cervical o lumbar, tensiones musculares o agarrotamientos, limitaciones en la movilidad de las articulaciones);

- Molestias digestivas (síndrome epigástrico, meteorismo, hepatopatías, estreñimiento, hemorroides);

- Dismenorrea y otros trastornos funcionales del período menstrual;

- Resfriados o sinusitis crónica o aguda;

- Trastornos linfáticos, sobre todo también en niños;

- Dolores de cabeza de distinto tipo y causa.

Al principio no debemos elegir pacientes gravemente enfermos, sino más bien concedernos algo de tiempo para ir adquiriendo —con la propia experiencia— confianza en nosotros mismos y también en el método. Si aprendemos a valorar tanto nuestras posibilidades como las limitaciones, a nivel personal o de conocimiento, trabajaremos con mayor seguridad y no dudaremos, cuando sea preciso, en pedir consejo o en enviar el paciente al médico si así se juzgara oportuno.

6.2. Contraindicaciones

También en el caso de la TZR existen contraindicaciones cuando se trata de las siguientes enfermedades:

- **Infecciones agudas en el sistema circulatorio y linfático** (existe el peligro de desencadenar un trombo o de propagar la infección a través de las vías linfáticas).

  Por lo tanto, ya antes de que aparezca una flebitis, el médico debe diagnosticar el estado real del sistema circulatorio, antes de la utilización de la TZR.

  La presencia del llamado signo de Payr indica que existe la posibilidad de padecer una trombosis venosa asintomática de la circulación venosa profunda: presionando en el centro de la aponeurosis plantar y de la musculatura plantar (aproximadamente alrededor de las zonas de los riñones y del intestino delgado), justo en ese punto aparece un claro dolor.

- **Enfermedades infecciosas o con fiebre muy alta.**

  Estos pacientes deben ser tratados médicamente primero. Sin embargo, en la clínica se puede emplear la TZR, siempre y cuando se aplique bajo control facultativo, como una medida de refuerzo.

- Enfermedades en las que una intervención quirúrgica permita augurar un resultado óptimo, por ejemplo:

  - en el caso de pacientes cuyas amígdalas, crónicamente infectadas, ya no puedan regenerarse utilizando métodos conservativos como la terapia neural, el drenaje linfático manual, la homeopatía o la TZR,

  - en el caso de pacientes con piedras en la vesícula que, a pesar de haberse sometido a diferentes métodos de tratamiento, siguen padeciendo cólicos,

  - en el caso de mujeres con grandes miomas que perjudican las funciones de otros órganos o que puedan provocar de forma inesperada hemorragias.

Sin embargo, todos estos pacientes pueden y deben seguir siendo tratados con TZR en el período postoperatorio.

● **Enfermedad de Sudeck en el pie.**

El paciente con la enfermedad de Sudeck puede ser tratado mediante la TZR, pero no en el pie afectado, ya que aplicar el tratamiento directamente en él podría desencadenar un aumento de la sobrecarga de los tejidos. La distrofia de Sudeck puede ser abordada de forma adicional, siguiendo el principio de la terapia colateral o bien contralateral (v. págs. 177 y s.), en la mano correspondiente o en el otro pie.

● **Gangrena en el pie,** por ejemplo en el caso de diabéticos o como consecuencia de graves congelamientos o de transtornos circulatorios de otro tipo.

En esta ocasión la contraindicación es válida sobre todo para los principiantes, que primero habrán de consolidar sus conocimientos y su práctica con pacientes cuyos cuadros clínicos sean más sencillos.

● **Psicosis,** por ejemplo psicosis maniacodepresiva, esquizofrenia.

Puesto que en estos casos pueden aparecer trastornos de un modo muy abrupto y de forma múltiple, se desaconseja utilizar la TZR sin una asistencia médica especializada, sobre todo porque a estos pacientes se les administran elevadas dosis de diversos psicofármacos que pueden enmascarar los procesos de reacción naturales. Para los principiantes esto es extensible a aquellas fases de la enfermedad que no presentan trastornos.

Indicaciones prácticas

Los terapeutas que trabajan en clínicas psiquiátricas especializadas pueden aplicar la TZR, como terapia adicional, de mutuo acuerdo con el médico. Ésta no se dirigirá primariamente a la enfermedad psíquica en sí, sino a los síntomas concomitantes y a otras molestias, como, por ejemplo, problemas digestivos, trastornos circulatorios, deterioros en la columna vertebral y demás disfunciones.

Por lo general, los pacientes de psiquiatría aprecian mucho el contacto en los pies, ya que perciben su efecto equilibrador. Terapeutas de ese tipo de clínicas especializadas afirman que el tratamiento de los pies puede representar «la puerta que conduce a la conversación», sobre todo en el caso de pacientes que rechazan otros principios terapéuticos.

● **Aneurismas.**

En la actualidad pueden diagnosticarse fácilmente por medio de tomografías computerizadas, ecografías y radiografías. Para evitar la posible ruptura de un vaso, los incluyo asimismo entre las contraindicaciones.

● Mujeres con **embarazo de riesgo.**

Ya que el concepto de embarazo de riesgo se utiliza en casos muy dispares, la posibilidad de aplicar el tratamiento de las zonas reflejas, incluso cuando ha sido prescrito, debe consultarse con la mujer en particular, para averiguar si muestra reparos respecto a una terapia durante su embarazo. La mujer debe poder decidir con absoluta libertad si acepta el tratamiento o si, por el contrario, teme posibles consecuencias, aunque dicho miedo sea, la mayoría de las veces, infundado.

● Pacientes con un **eccema** extendido o con **micosis** generalizada en los pies.

En estos casos los aspectos higiénico-estéticos por parte del paciente y/o del terapeuta juegan un importante papel. En las zonas afectadas por los hongos, sobre todo en los espacios interdigitales, no se trabajará manualmente, ya que en dicha situación, la piel tiene más tendencia a resquebrajarse y existe una mayor probabilidad de que se produzcan heridas en los tejidos, con independencia del peligro de infección. Sin embargo, en tales pacientes, siempre ha dado inmejorables resultados trabajar a través de calcetines finos de algodón.

Indicaciones prácticas

De acuerdo con mi experiencia, el exceso de miedo al contagio de hongos la mayoría de las veces no está justificado. La mejor forma de prevenir una infección consiste en ejercer nuestra profesión con gusto, que nuestras manos estén calientes y las utilicemos a placer, con el objetivo de tratar al paciente y aliviarlo.

Resulta eficaz aplicar en las zonas dañadas una solución de própolis al 25 %, una o dos veces al día, durante el tiempo que sea preciso, además de otros remedios, como baños de corteza de roble o de sales.

Contraindicaciones

● Enfermedades reumáticas que afecten directamente a los pies y secuelas de graves accidentes que produzcan en ellos molestias.

Sin embargo, los pacientes reumáticos aquejados de fuertes dolores encuentran reparador y muy beneficioso el contacto delicado, sin la aplicación de estímulos específicos, y también el masaje suave en los pies.

● Cuando en la proximidad de órganos y sistemas vitales se hallan alojados cuerpos extraños (por ejemplo, esquirlas provenientes de heridas de guerra o accidentes en la parte superior de la nuca) la utilización de la TZR está igualmente contraindicada.

Una contraindicación muy especial es la que se da cuando el o la terapeuta muestran serios reparos y temor ante el cuadro clínico de un paciente y no osan aplicar el tratamiento. Una cierta ambición mal entendida o un exagerado afán por ayudar pueden resultar, qué duda cabe, más perjudiciales que beneficiosos.

7 Preparativos para la sesión de tratamiento

7.1 Relación entre el paciente y el terapeuta

Dada la pluralidad existente de métodos terapéuticos que utilizan el contacto físico, nos hallamos ante la inmejorable oportunidad de hacer que los pacientes dejen de ser meros consumidores pasivos para convertirse en auténticos interlocutores y colaboradores activos.

Si durante la sesión de tratamiento manifestamos tranquilidad y concentración, frenaremos la locuacidad un tanto excesiva de algunos pacientes. Pero a veces puede ser más importante atajar la necesidad de explayarse del paciente que tratar determinados puntos del pie.

> Proporcionar demasiada información teórica distrae al paciente y le impide experimentar el tratamiento, además de imposibilitarle notar lo más importante: la observación, percepción y apreciación de sus vivencias y de los cambios que éstas experimentan.

7.2 Instruir a los pacientes

Método. Informar con claridad antes de la primera sesión al objeto de facilitar la comprensión de la TZR, ayuda a ambas partes y asegura un buen inicio de la terapia. Desde hace años, utilizo para ello la pequeña tarjeta en la que aparece «representado en la forma del pie el perfil del ser humano sentado» (véase figura 1, pág. 27). He podido observar que esta sencilla y gráfica comparación constituye la manera más fácil de favorecer el acceso a la TZR a pacientes de no importa qué edades ni qué niveles de formación, ya que apela directamente a la imaginación del ser humano, sin perderse en rodeos intelectuales.

Cualquier intento de ofrecer grandes explicaciones sobre la manera en que actúa la TZR carecerá de utilidad, habida cuenta de que la mejor forma de aumentar la confianza del paciente en la calidad tanto de la terapia como de los terapeutas, depende en última instancia de lo positiva que sea su experiencia durante el tratamiento.

Significado del dolor. Los pacientes, al comenzar una tanda de sesiones, deben ser informados acerca del sentido y la misión del dolor. Según Voll, que lo define como «el grito de los tejidos pidiendo un mayor flujo de energía», el dolor indica, de modo impresionante y a menudo muy claro, la necesidad que el paciente tiene de recibir un tratamiento. El dolor local desencadenado por la TZR debería asumirse, por lo tanto, como la pista a seguir en el desarrollo de la terapia.

> De todos modos, un punto doloroso en el pie en principio no nos dice nada definitivo sobre la causa, el tipo y el alcance de la enfermedad existente, ni desde el punto de vista del diagnóstico ni desde el de la terapia en sí misma.

Si los pacientes aprenden a no sentirse inermes ante el dolor y, por el contrario, pueden contribuir a regular su umbral de tolerancia, podrán, sin duda alguna, asumirlo mejor y aceptar su función de advertencia ante cualquier tipo de trastornos (v. págs. 57 y ss.).

Reposo posterior. Antes incluso de la primera sesión de tratamiento, los pacientes habrán sido informados acerca de la importancia y de la necesidad de respetar el descanso posterior a la sesión, para que, de esa manera, no se encuentren innecesariamente agobiados por las prisas. Sólo así, el estímulo provocado por el tratamiento podrá expandirse con entera naturalidad y dar paso a la primera fase de la regeneración.

7.3 Elaboración de un breve historial médico

La información aportada por el paciente puede completar tanto la exploración visual como la de palpación, pero no desempeña, sin embargo, un papel central en las terapias auxiliares, ya que los terapeutas trabajan bajo prescripción médica y, a menudo, las preguntas que a continuación se recogen ya han sido contestadas en el historial médico previo:

○ ¿Qué molestias crónicas o agudas aparecen en primer plano, al inicio de la serie de sesiones?

○ ¿Desde cuándo se producen esas molestias? ¿Qué las desencadenó? (por ejemplo: un accidente, una infección, el estrés, etc.).

○ ¿A qué horas del día y en qué situaciones empeoran?

○ ¿Qué tratamientos se han aplicado con anterioridad para paliar estas molestias?

○ ¿Se están administrando otras terapias al mismo tiempo y si es así, cuáles son?

○ ¿Se dan o se han dado trastornos venosos importantes?

○ ¿Tiene el paciente cicatrices, aunque pequeñas, dónde y desde cuándo?

○ ¿En qué estado de salud se encuentran los dientes? (tratamientos de las raíces, metales en la boca, señales que indiquen la posibilidad de una alergia a la amalgama de plata)

○ ¿Se están ingeriendo medicamentos que puedan modificar el resultado del tratamiento —por ejemplo, calmantes o analgésicos fuertes, psicofármacos, bloqueadores beta, Marcumar, etc.—, o que puedan aconsejar un tratamiento particularmente cauteloso de la zona sintomática —por ejemplo, la insulina u otros preparados hormonales, o la píldora anticonceptiva? (v. pág. 169)—.

○ Hábitos alimentarios, consumo de drogas, tabaco o alcohol.

7.4 Posición del paciente

7.4.1 Generalidades

El buen resultado del tratamiento se verá favorecido por una posición adecuada del paciente. Siempre que sea posible, se dispondrá, entre otras cosas, de:

- una habitación bien ventilada, cálida, luminosa y tranquila,
- una camilla o mesa de masaje bien tapizada, suficientemente ancha y de una altura adecuada,
- suficiente espacio para el o la paciente, así como para el o la terapeuta,
- apoyo para la cabeza y para las rodillas, cuando el paciente lo precise.
- una manta ligera, a ser posible de fibra natural, para cubrir al paciente, ya que todo tratamiento va acompañado de cierta pérdida de calor corporal, incluso cuando la temperatura exterior es elevada. Asimismo, los pacientes experimentan al ser tapados la sensación de poseer un espacio personal protegido, sobre todo los de más edad, a quienes les resulta de este modo menos violento y más fácil relajar las piernas.

Muchos pacientes se darán cuenta de que se sienten mejor si, al menos pasajeramente, se quitan el reloj y las joyas. A raíz de esta sencilla vivencia experimentada durante la sesión de tratamiento, les aconsejamos que de vez en cuando en casa, sobre todo por las noches, se los quiten y observen con atención los efectos que se producen.

Cuando la o el paciente estén cómodamente instalados, es aconsejable que se aflojen el cinturón, el cuello de la camisa, el sujetador, el corsé y, en suma, todo aquello que merme profundidad y libertad a los movimientos respiratorios.

A los principiantes les suele resultar útil, cara a observar mejor las reacciones que se vayan produciendo, que la cabeza del paciente esté colocada de tal modo que siempre sea posible el contacto visual directo. Los pacientes agradecen también el hecho de poder apoyar la cabeza sobre un pequeño almohadón y descansar la nuca.

7.4.2 Variaciones

En las visitas a domicilio a pacientes que guardan cama, el lugar que ocupe ésta determinará la colocación del paciente y también la postura de trabajo del terapeuta. Con un poco de imaginación y con la ayuda de almohadones, cojines y taburetes se puede llevar a cabo un tratamiento efectivo, aunque no se disponga de las condiciones de trabajo habituales. De modo excepcional, el tratamiento podría aplicarse de pie.

Por supuesto, los pacientes que sufran dolores fuertes podrán decidir por sí mismos cómo y dónde prefieren tumbarse. Igualmente, las mujeres embarazadas, los enfermos del corazón, las personas aquejadas de reuma y los pacientes con trastornos respiratorios tienen que colocarse de la manera más adecuada para su estado.

7.5 Equilibrio del terapeuta

Puesto que estamos en relación directa con los pacientes a través de nuestras manos, es importante para nuestro propio bienestar que administremos con mesura nuestras fuerzas.

> Hay que dar a cada paciente lo que éste requiera en cada circunstancia. Asumiendo esta premisa podremos distribuir mejor nuestra ración diaria de vitalidad, que a menudo es diferente.

A pesar de que aparentemente sólo trabajemos con las manos, en realidad la ejecución de cada movimiento implica la participación de toda la persona, y esto no sólo se refiere al aspecto físico. La relación entre la parte y el todo llevará a que la aplicación de fuerza sea equilibrada, si antes de iniciar cualquier sesión de tratamiento se tienen en cuenta los tres puntos siguientes:

7.5.1 Adoptar una posición correcta al sentarnos

Qué duda cabe que una postura correcta permitirá a todo terapeuta realizar con mayor eficacia su trabajo. Existen distintos puntos de vista respecto a la adopción de una postura adecuada a cada caso. Si un terapeuta ha comprobado la efectividad de una manera concreta de proceder, probablemente no haya por qué introducir modificación alguna.

A continuación describimos nuestra propuesta: la colocación de pies, piernas y pelvis es básica, ya que dichas zonas de nuestro cuerpo son las que nos transmiten la experiencia fiable de que el suelo sobre el que nos apoyamos y el taburete sobre el que nos sentamos, realmente nos sostienen. El muslo y la pierna, así como la pierna y los pies, deben formar, en cada caso, ángulos rectos. Para poder llegar a percibir paulatinamente el centro de gravedad natural de la pelvis, aconsejamos colocar las piernas separadas, dependiendo de su longitud, entre 30 y 50 centímetros, de tal modo que los pies estén en contacto con el suelo, sin posturas viciosas (Lao-Tse: «La fuerza de gravedad es la raíz de la elegancia»).

Las o los terapeutas han de sentarse en un taburete con la columna vertebral erguida desde la pelvis:

○ Balancear con suavidad la pelvis hacia delante y hacia atrás de manera que en la posición inicial quede ligeramente por delante del isquion.

○ Adquirir consciencia de la fuerza acumulada en la pelvis y en la región lumbar inferior.

○ Percibir con nitidez la lordosis natural que adopta la zona lumbar de la columna, pero sin fijarla. (La palabra lordosis conlleva implicaciones negativas, cuando en realidad no describe sino la oscilación fisiológica de la columna vertebral en ese punto).

○ Procurar que el espacio entre los omóplatos permanezca libre de tensiones. Esto puede conseguirse realizando a conciencia un movimiento en diagonal hacia delante y hacia arriba desde la punta del esternón. Así se logra normalizar la posición de las vértebras dorsales centrales que, en el caso de muchas personas que ejercen profesiones terapéuticas, se ven sometidas a sobrecarga por incorrecciones en la postura. Los brazos y las manos quedan conectados así, sin esfuerzo, al flujo de energía de la columna vertebral.

○ La nuca, en la zona cervical, y la cabeza permanecen bien dispuestas sobre la columna vertebral, si la barbilla apunta con suavidad hacia el esternón y las articulaciones de la mandíbula están relajadas.

Adicionalmente, las cuñas de asiento planas e inclinadas pueden resultar una ayuda inestimable a fin de ejercitarse en la adopción de la postura más funcional (5).

7.5.2 Prestar atención a la propia respiración

A menudo, adoptamos de forma inconsciente el ritmo respiratorio de nuestros pacientes. Esto, a ellos no les es de mucha utilidad y a nosotros puede debilitarnos. Si nos autoobservamos con atención podemos reconocer y mantener fácilmente nuestro propio ritmo respiratorio.

La condición previa para disfrutar de una respiración que fluya con entera libertad es la adopción de una postura, correcta y flexible, tal como ha sido descrita con anterioridad, ya que ésta les brinda a los movimientos respiratorios el espacio receptor idóneo.

Lo hasta ahora dicho adquiere particular relevancia cuando los pacientes reaccionan con demasiada intensidad al tratamiento. Casi sin excepción, dada nuestra condición de principiantes, participamos sin advertirlo de la irritación del otro. Percibiendo la fragilidad de nuestra propia respiración, nos damos cuenta de lo rápidamente perturbables que somos. Este convencimiento nos permitirá retomar nuestro ritmo respiratorio siempre que lo precisemos.

Debemos mostrar respeto tanto por nuestra respiración como por la del paciente, ya que ésta resulta ser siempre —incluso cuando es imperfecta— una manifestación espontánea y sincera de la situación vital de cada persona.

La forma más aconsejable de profundizar en el tema de la respiración es hacerlo bajo la dirección de terapeutas especializados en técnicas respiratorias, a fin de adquirir una sólida experiencia práctica.

7.5.3 Distancia aconsejable respecto al paciente

La longitud de sus propios antebrazos ofrece al terapeuta la distancia idónea respecto a los pies del paciente. Este espacio libre facilita la manipulación física y el empleo económico de la fuerza.

Respetar una cierta distancia tanto externa como interna entre ambos contribuye a posibilitar una visión general de las zonas reflejas y, al mismo tiempo, protege de posibles intromisiones en el espacio personal de cada uno. De ahí que los pies del paciente no deban en caso alguno colocarse sobre los muslos del terapeuta, ni acercarse demasiado al pecho o a la cara.

Habida cuenta de que el ser humano, en nuestro ámbito cultural, sólo va descalzo en contadas ocasiones, y que algunas personas, por motivos estéticos o por cualquier otra causa, mantienen con sus pies una relación un tanto incómoda, éstos pueden convertirse en un barómetro, particularmente sensible, para notar si el otro «se acerca demasiado».

8 El dolor: su sentido y su significado

8.1 Las distintas sensaciones dolorosas durante la TZR

Todo el mundo tiene zonas reflejas en los pies. Por lo general, sólo son reconocibles como puntos dolorosos. Para localizar las zonas afectadas, en la primera sesión del tratamiento llevaremos a cabo una exploración exhaustiva.

Durante la palpación uniforme de los tejidos, los pacientes perciben diferentes tipos de dolor:

- La sensación más sorprendente es la del dolor puntual y punzante, la mayoría de las veces limitado a una superficie comparable a la cabeza de un alfiler. Dicha sensación es tan aguda, a veces, que los pacientes sienten la necesidad de cerciorarse de que el terapeuta no está trabajando con un objeto punzante o con la uña. Este tipo de sensación dolorosa aparece, en particular, allí donde existe una clara proximidad al periostio, por ejemplo en determinados puntos de los dedos del pie y del tobillo.

- En los puntos donde hay más musculatura, por ejemplo en la superficie plantar, el dolor se percibe de un modo claro y bien delimitado, y, a menudo, alcanza incluso las capas más profundas del tejido del pie.

- La sensación de dolor en las membranas interdigitales de los dedos o en los bordes laterales de los quintos metatarsianos puede percibirse de un modo extraordinariamente cortante; esto también puede ser desencadenado mediante el movimiento que exprime los tejidos y que suele realizarse en esos puntos.

- Por lo general, en los tejidos tendinosos, por ejemplo cerca del tendón de Aquiles o alrededor de los maléolos externos, donde el pie suele manifestar congestiones venosas y linfáticas, no se tolera mucho el dolor. A menudo se percibe en esas regiones un dolor sordo e indefinido, lo cual puede suceder también en el metatarso dorsal.

- Según nuestra experiencia, los procesos agudos suelen presentar en los pacientes sensaciones dolorosas diáfanas y perfectamente definidas, mientras que las zonas en enfermos crónicos son más bien vagas, y acostumbran a solaparse unas con otras de un modo difuso. Dado que los enfermos crónicos pasan habitualmente por fases agudas en el curso de su enfermedad, la percepción personal de los niveles de dolor es fluctuante.

El tipo de dolor no puede describirse fácilmente. De ahí que las manifestaciones que los pacientes hacen sobre el dolor que sienten, a veces parezcan poco lógicas, aunque la mayoría de las veces sean muy acertadas: «¡Cómo me duele!», «¡Vaya pinchazo!», «¡Insista en ese punto, noto cómo ese fuerte dolor se va debilitando!», «¡En ese punto siento un dolor penetrante y agudo!», «¡Ahí sí que me duele!», y otras por el estilo.

Puesto que este tipo de muestras de dolor son una respuesta directa al estímulo aplicado, deberíamos incluirlas entre las ayudas con las que contamos para dosificar el tratamiento. Si pasamos por alto tales sensaciones, expresadas de forma harto gráfica, los pacientes se sentirán arrollados por el dolor y tendrán la impresión de que no se les toma en serio; así pues, la única posibilidad que les queda es defenderse.

8.2 El dolor desde el punto de vista del paciente

En su mayoría, los pacientes sólo acuden a la consulta cuando sienten dolores. Casi siempre acompañan la descripción verbal de sus molestias con una mímica personal y una serie de gestos que debemos aprender a observar con detenimiento, pues a menudo proporcionan una información mucho más clara sobre su actitud ante la enfermedad y el dolor que las mismas palabras.

La descripción del dolor hace referencia tan sólo al síntoma que más molesto resulta; el motivo, esto es, la alteración de la que proviene la sintomatología, no puede ser comprendida por el paciente, ya que es menos consciente de ella.

Otras veces, a causa de molestias que se manifiestan con intensidad en un determinado órgano, quedan encubiertos otros dolores no tan notables, los cuales aparecen en puntos diferentes y sólo se hacen evidentes una vez que ha desaparecido el dolor más llamativo, tras una serie de sesiones de tratamiento. De vez en cuando el paciente cree que la terapia «lo pone más enfermo aún de lo que estaba», dado que a medida que van remitiendo unos dolores percibe otros que hasta entonces apenas había sentido.

Desde el punto de vista de los pacientes, la aparición del dolor se identifica con el inicio de la enfermedad. Sin embargo, esto no responde a la realidad, ya que el proceso de enfermedad o de una dolencia va siempre precedido de un período de incubación o «fase oculta», que puede durar días, semanas, meses o incluso años.

Sólo cuando el principio de regulación interna no es capaz de mantener activas, por sus propios medios, las funciones corporales o recuperarlas de nuevo, empieza la fase aguda de la enfermedad.

En el caso de accidentes, el inicio de la enfermedad y la aparición de molestias coinciden aparentemente, pero también en tales casos existen antecedentes individuales y relaciones de dependencia internas, que deberán tenerse en cuenta, siempre que sea posible, pero sin sobrevalorarlas de forma unilateral y definitiva.

A los principiantes, a veces les resultará difícil no dar a los síntomas del paciente más valor que al diagnóstico inicial de las zonas reflejas que delata el origen de la enfermedad. Esta vacilación del principiante al atender a los pacientes va desapareciendo poco a poco a medida que éste va adquiriendo autonomía terapéutica, ya que:

> La enfermedad, sobre todo la enfermedad que persiste durante largo tiempo, en modo alguno se limita a la zona dolorosa en la que se manifiesta el síntoma, sino que siempre afecta a toda la persona en su conjunto.

8.3 Antecedentes del fenómeno dolor

El dolor que el paciente percibe durante la TZR caracteriza el inicio terapéutico del tratamiento, ya que en las personas sanas, las zonas del pie son tan poco dolorosas como los órganos que funcionan con normalidad.

A menudo, nuestra relación con el dolor está alterada y condicionada por experiencias negativas previas. Los niños aprenden, gracias al dolor, que hay cosas que no deben hacer (por ejemplo, poner el dedo sobre la plancha caliente). En ese sentido, podemos afirmar que el dolor ejerce una función protectora que es de vital importancia. El dolor es siempre una señal, también en el caso de los adultos y sus enfermedades. Supone una oportunidad inmejorable para reorientar nuestra vida e introducir en ella cuantos cambios sean necesarios.

Los conocimientos acerca del significado intrínseco del dolor como señal de alarma, tal como aún reconocemos en el caso de los niños, apenas se aplican en los adultos. Qué duda cabe que ese conocimiento debe ser reaprendido partiendo de cero y no sin un gran esfuerzo.

La mayoría de las veces nos aproximamos al dolor con apriorismos hostiles y negativos, lo que nos imposibilita preguntarnos por su sentido y su significado.

● Indicaciones prácticas

La experiencia personal que el paciente adquiere con respecto al dolor durante la TZR, le brinda la ocasión de ir modificando poco a poco su comportamiento y darle una nueva configuración.

Habitualmente, en el transcurso de la palpación de un punto doloroso, el paciente se encoje y permanece tenso sobre la camilla, con la respiración alterada, a la espera de que el siguiente movimiento sea menos doloroso. Aunque esto no siempre se manifieste de un modo tan drástico, suele darse con cierta fecuencia.

Cuando el paciente se comporta de esta manera, sencillamente tomaremos nota de su reacción, sin darle una valoración negativa, y de entrada le permitiremos que se rebele ante este tipo de dolor, sorprendente y desconocido. Después le propondremos prestarse a una nueva experiencia, que le permitirá darse cuenta de que el dolor se percibe con menos intensidad, y que incluso puede ser superado parcialmente si se toma ante él una actitud más consciente:

Repitiendo el movimiento de tratamiento, le propondremos que centre conscientemente toda su atención en la zona perturbada del pie, y que «mire de cerca el dolor», sin adoptar de entrada una actitud defensiva. Le daremos suficiente tiempo para hacerlo.

En cuanto haya aceptado realmente esa breve irritación, se dará cuenta de que ya no está tan indefenso ante el dolor y que éste, la mayoría de las veces, no es tan amenazador como había supuesto. El bloqueo interior que desencadenaba esa temida imagen ha sido anulado por la vivencia real.

Nosotros, los terapeutas, conseguimos la mayor credibilidad cuando el paciente se da cuenta de que respetamos sus límites, de que lo estimulamos, pero no lo obligamos; y que sabemos de qué hablamos, ya que mantenemos una actitud honesta frente a nosotros mismos y frente a él.

Creo que el cambio de actitud frente al dolor otorga un importante valor a la TZR. Por muy sorprendente que parezca, ese momento de la experiencia dolorosa, que se produce a diario en la consulta, a pesar de su sencillez, puede proporcionar una actitud completamente nueva frente a otros procesos vitales también dolorosos y difíciles, ya que lleva oculto en sí mismo la oportunidad del cambio y la conversión. Al mismo tiempo, podemos liberarnos de una de las imágenes hostiles más extendidas, el dolor, y aprender a contemplarlo como un componente más de la vida, a fin de reaccionar ante él de una manera más sabia.

Casos de mi consulta

En los primeros años de mi consulta atendí a una anciana paciente muy frágil, con motivo de unas fuertes molestias en el lado izquierdo de la región lumbar inferior. En una de las visitas a domicilio, cuando llegué acababan de prepararle un baño de pies caliente. Puesto que no quería esperar mucho rato, pero tampoco quería darle prisas, me senté a su lado y traté las zonas del pie, metiendo las manos en el agua. Los puntos, bajo el agua, resultaban mucho menos sensibles que habitualmente, de modo que pude aumentar ligeramente la intensidad de los movimientos del tratamiento, que habitualmente realizaba con mucho cuidado.

Esta experiencia me llevó a aplicar, siempre que fuera posible, «el tratamiento bajo el agua», en el caso de pacientes con zonas intensamente dolorosas o en el caso de aquellos que, en general, eran poco resistentes al dolor.

Desaconsejo cualquier intento de efectuar el tratamiento directo de las zonas con el chorro de agua durante un masaje bajo el agua, ya que fácilmente puede producirse una impremeditada sobredosificación, puesto que todas las zonas son tratadas con la misma fuerza. Sin embargo, es muy beneficioso y refrescante masajear la planta del pie con cierta insistencia, de manera neutra, con un ancho chorro de agua al final de un masaje bajo el agua, en el sentido de producir un efecto general en los pies, tal y como se explicará en el capítulo «Ayudas para los pies» (v. págs. 183 y s.).

II Práctica

Zonas reflejas de los pies

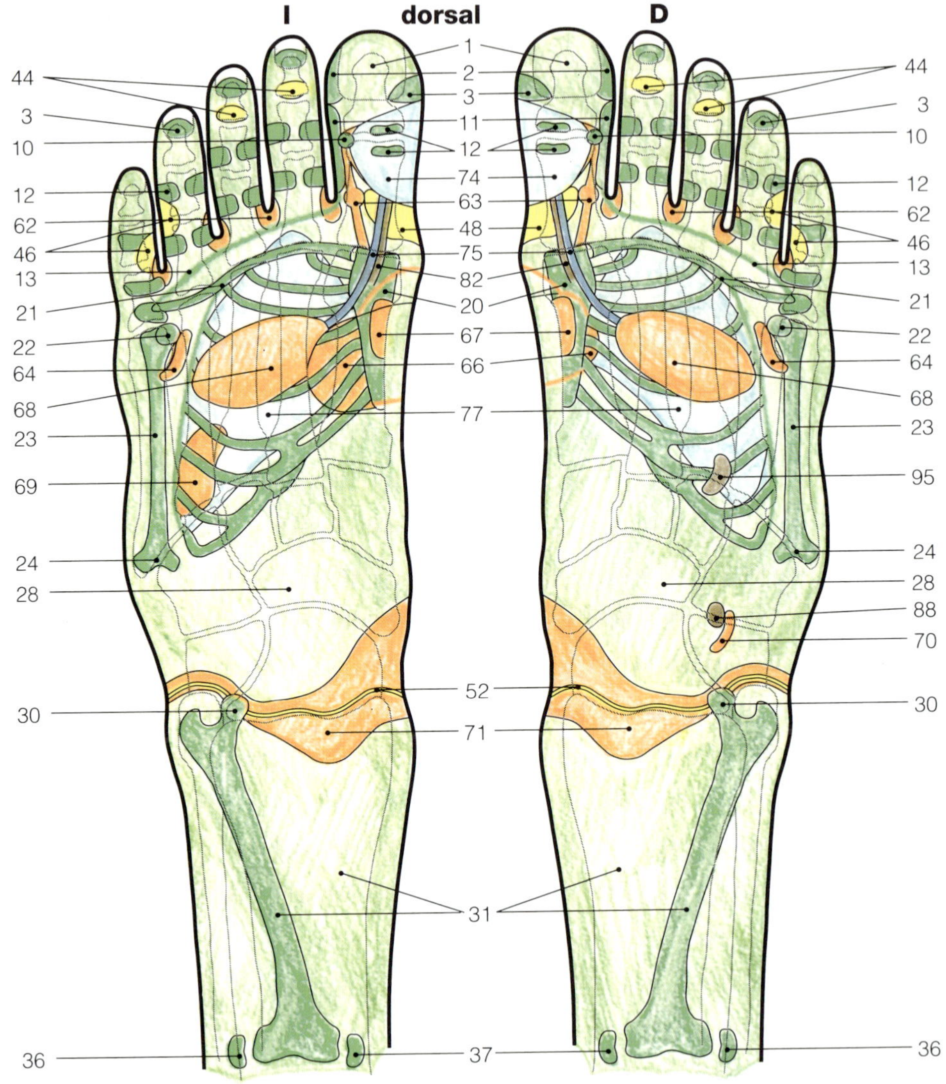

Huesos, músculos, tejidos

1 Frontal
2 Parietal
3 Senos frontales
4 Bóveda craneal
5 Región lateral de la cabeza
6 Base del cráneo
7 Apófisis mastoides
8 Músculo esternomastoideo
9 Músculos de la nuca
10 Articulación de la mandíbula
11 Exterior de la cabeza y el cuello
12 Dientes
13 Borde superior del trapecio
20 Esternón
21 Clavícula
22 Articulación del hombro
23 Brazo
24 Codo
25 Borde del tórax
26 Omóplato
27 Diafragma
28 Pared abdominal
30 Cabeza del fémur
31 Región ventral del muslo
36 Región lateral de la rodilla
37 Región medial de la rodilla
40 Tejido abdominal/pelviano
41 Pelvis menor
43 Protuberancia del isquion

Órganos sensoriales, sistema hormonal

44 Ojo
45 Centro visual
46 Oído
47 Hipófisis
48 Tiroides
49 Cápsulas suprarrenales
52 Trompa uterina
57 Plexo solar (plexo celíaco)

Figura **19**

Zonas reflejas de los pies

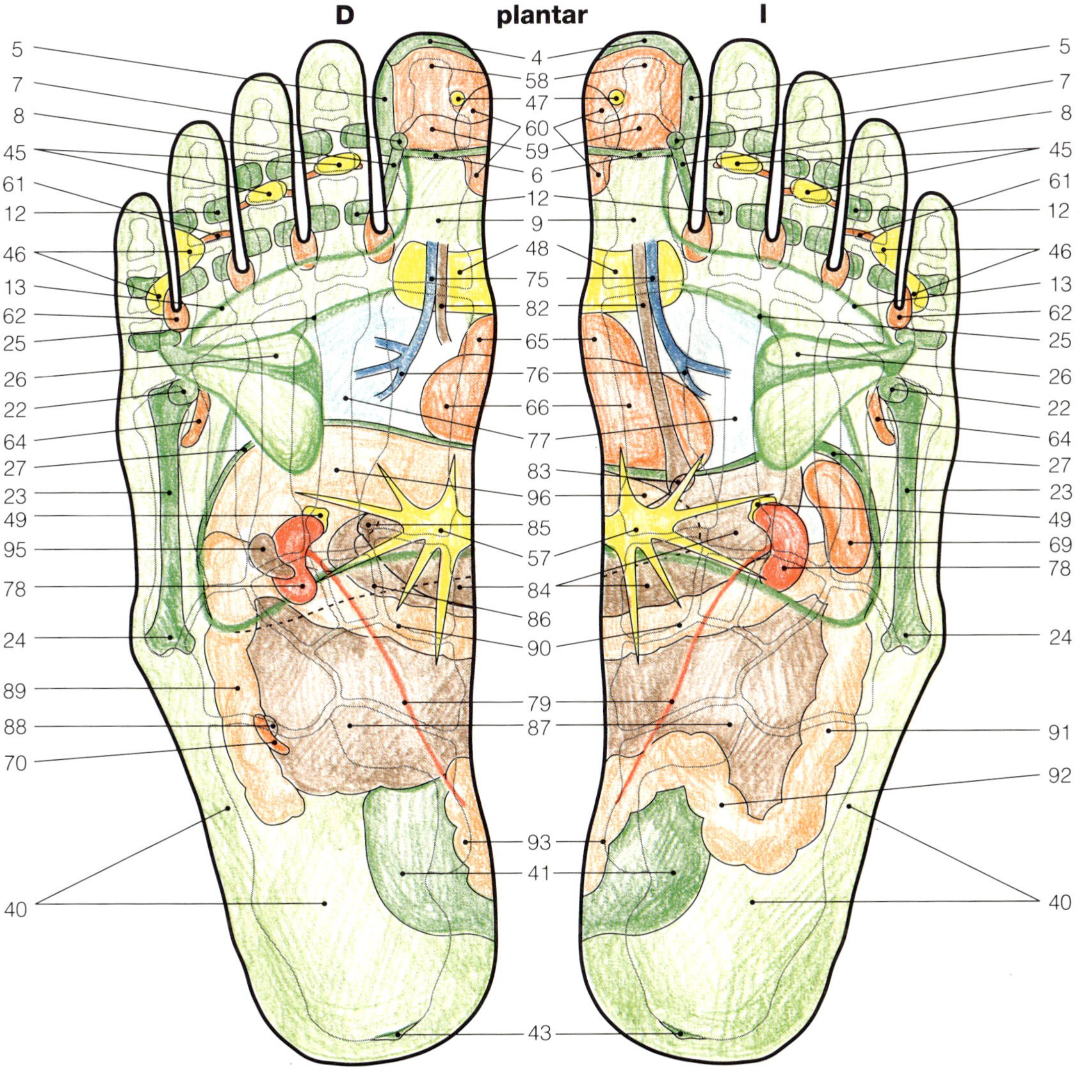

Cerebro, corazón, sistema linfático

58 Cerebro
59 Cerebelo
60 Encéfalo
Médula espinal
61 Trompa de Eustaquio
62 Linfa cabeza/cuello
63 Región linfática lateral del cuello
64 Linfa axila
65 Aorta, vena cava superior
66 Corazón
67 Timo
68 Pecho, en la mujer
69 Bazo
70 Apéndice
71 Linfa región inguinal

Órganos respiratorios

74 Cavidad nasofaríngea
75 Tráquea
76 Ramificaciones de los bronquios
77 Pulmones

Vías urinarias

78 Riñones
79 Uréter
Tracto digestivo
82 Esófago
83 Entrada del estómago - Cardias
84 Estómago
85 Salida del estómago - Píloro
86 Intestino delgado - Duodeno
87 Intestino delgado - Yeyuno, íleon
88 Válvula ileocecal o de Bauhin
89 Colon ascendente
90 Colon transverso
91 Colon descendente
92 Sigmoideo
93 Recto
95 Vesícula biliar
96 Hígado

Figura **20**

Zonas reflejas de los pies

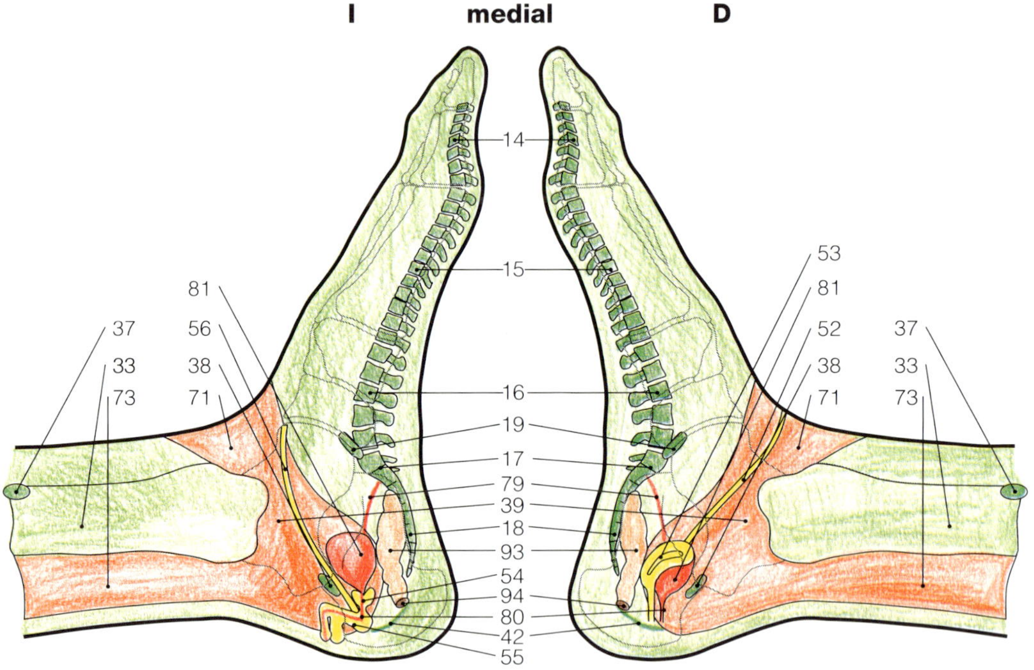

Huesos, músculos, tejidos

14 Región cervical de la columna vertebral
15 Región dorsal de la columna vertebral
16 Región lumbar de la columna vertebral
17 Hueso sacro
18 Cóccix
19 Articulación sacroilíaca
22 Articulación del hombro
23 Brazo
24 Codo
25 Borde del tórax
28 Pared abdominal
29 Región de la cadera
32 Región lateral del muslo
33 Región medial del muslo
34 Músculos de los glúteos
36 Región lateral de la rodilla
37 Región medial de la rodilla
38 Sínfisis
39 Región sínfica
42 Suelo de la pelvis

Figura **21**

Zonas reflejas de los pies

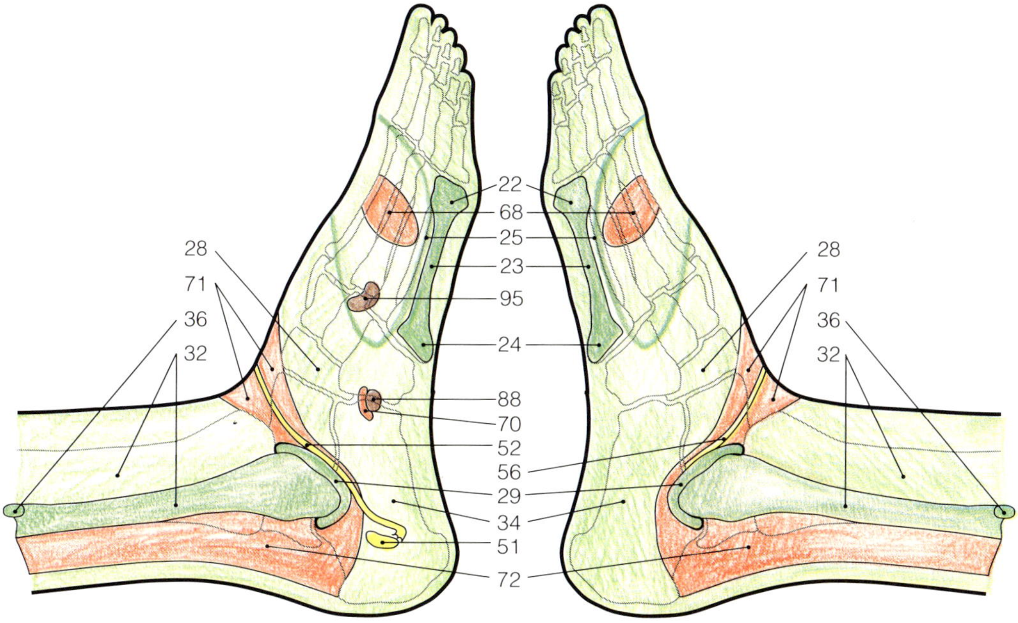

Órganos sensoriales, sistema hormonal

51 Ovario
52 Trompa uterina
53 Útero
54 Próstata
55 Miembro viril y testículos
56 Cordón espermático y conducto inguinal

Cerebro, corazón, sistema linfático

68 Pecho, en la mujer
70 Apéndice
71 Linfa: región inguinal
72 Linfa: región lateral del muslo
73 Linfa: región medial del muslo

Vías urinarias

79 Uréter
80 Uretra
81 Vejiga

Tracto digestivo

88 Válvula ileocecal o de Bauhin
93 Recto
94 Ano
95 Vesícula biliar

Figura **22**

Zonas reflejas de los pies: interrelación y equivalencia derecha-izquierda

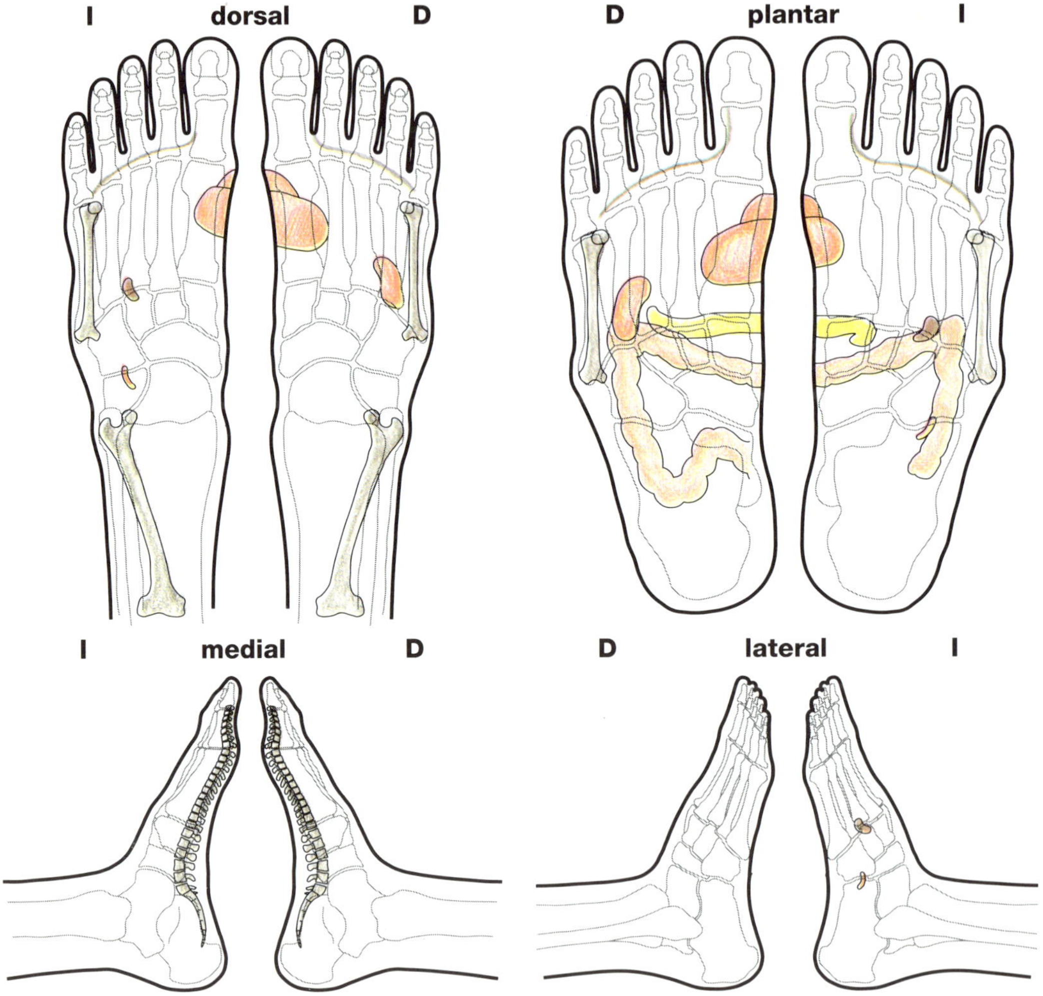

En esta tabla se representan sólo aquellas zonas cuya interrelación y equivalencia derecha-izquierda resulta particularmente fácil de reconocer: corazón, bazo, vesícula biliar, páncreas, intestino grueso, apéndice.

Por supuesto, esta inversión puede afectar en la terapia a todas las zonas, también a las de los órganos y articulaciones dispuestos bilateralmente, dependiendo de la enfermedad que sufra el paciente.

Siempre a partir de la exploración de palpación, se decidirá qué zonas requieren tratamiento en el momento actual. El lector podrá encontrar información más detallada al respecto en la página 32.

Para comprender mejor: Imaginemos que en los dos primeros esquemas de los pies vemos la representación reducida de una persona frente a nosotros, cuya parte anterior del cuerpo corresponde al dorso del pie, y la posterior, a la planta. Así podremos situar con exactitud la localización de los órganos.

Figura **23**

9 Grupos de zonas reflejas

9.1 Introducción

Las tablas de las páginas 62 a 65 (figuras 19, 20, 21, 22) contienen una representación general de las zonas reflejas de las superficies plantar, dorsal, medial y lateral. Las explicaciones que éstas incluyen de cada uno de los grupos de zonas se agrupan a su vez en

- indicaciones generales para las zonas,
- el diagrama del grupo de zonas reflejas,
- la descripción de la localización anatómica de las zonas, así como
- el método de trabajo en cada una de las zonas reflejas.

En los diagramas se han asignado a las zonas reflejas los siguientes colores:

- Verde: huesos y tejidos.
- Azul: órganos respiratorios.
- Rojo: vías urinarias.
- Marrón: tracto digestivo.
- Naranja: cerebro, corazón y sistema linfático.
- Amarillo: plexo solar, órganos sensoriales y glándulas endocrinas.

En todos los diagramas de los distintos grupos de zonas reflejas, se ha indicado con flechas el sentido más probadamente eficaz en que debe aplicarse la terapia.

Reglas básicas para la localización de las zonas:

- Ventral en la persona = dorsal en el pie,
- Dorsal en la persona = plantar en el pie.

> Mientras se trabaja en las zonas reflejas, resulta de gran utilidad «ver» los pies como «un microsistema» en el que aparecen representadas todas y cada una de las partes de la persona.

En las descripciones de algunas zonas reflejas, forzosamente se producen interferencias con otros grupos temáticos que se tratarán más adelante. Así, por ejemplo, la región linfática que abarca de la cabeza hasta el cuello será abordada en detalle, con explicaciones y diagramas, cuando se hable del grupo de zonas 6, dedicado al sistema linfático, aunque también pertenezca a las zonas de la cabeza; el páncreas, por su lado, se tratará en el grupo de zonas 7, dedicado a las glándulas endocrinas, si bien forma parte asimismo del grupo de zonas 5, consagrado a los órganos digestivos.

9.2 Zonas reflejas de la cabeza y del cuello

9.2.1 Indicaciones generales

Desde que se tratan terapéuticamente las proyecciones del organismo en los pies —en el caso de los dedos de los pies, considerados como zonas reflejas de la cabeza y del cuello—, se ha venido observando un fenómeno que escapa a la lógica lineal, a pesar de confirmarse a diario en la práctica:

Por un lado, las zonas reflejas de la cabeza y del cuello pueden tratarse de igual modo en ambos dedos gordos, que es en donde se concentran, pero por otro lado, están repartidas también en el resto de los dedos, donde aparecen de forma más detallada. En los siguientes diagramas se recogen ambas escalas. Las zonas de la cabeza y del cuello se complementan con las zonas de la dentadura y de la mandíbula.

9.2.2 Diagrama de las zonas
(figs. 24 y 25, págs. 68 y 69)

9.2.3 Localización anatómica de las zonas

9.2.3.1 En ambos dedos gordos

Los dedos gordos, a diferencia de los otros dedos de los pies, sólo poseen dos huesos, a los que se asignan las zonas de la cabeza y del cuello en la misma proporción. En la cara dorsal se hallan las zonas de los órganos y de los tejidos frontales de la cabeza y del cuello, por ejemplo, la frente, la cavidad nasofaríngea y la articulación de la mandíbu-

Zonas de la cabeza y el cuello, y zonas de los dientes

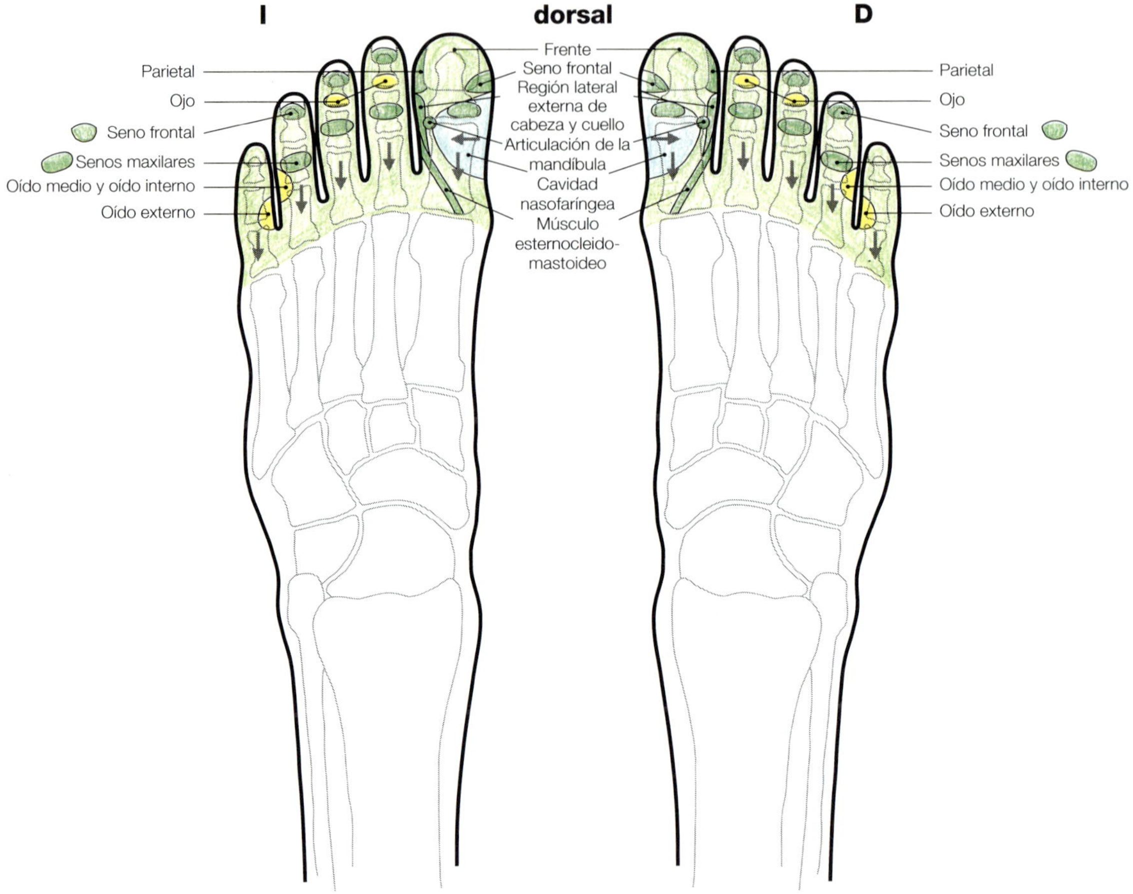

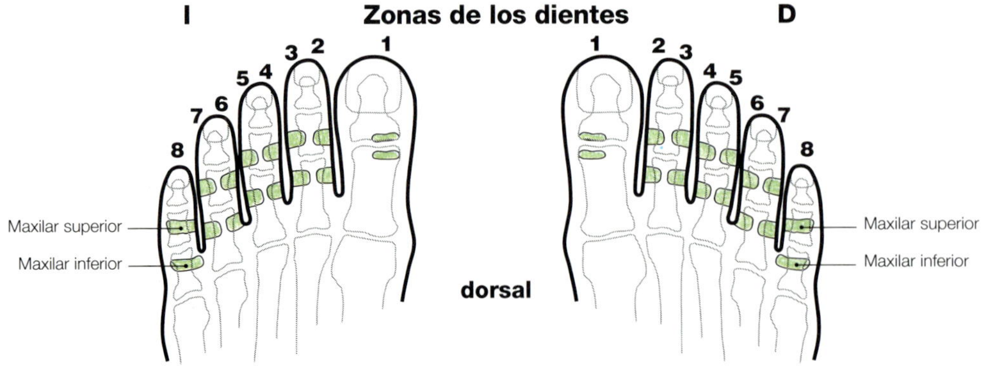

Figura **24**

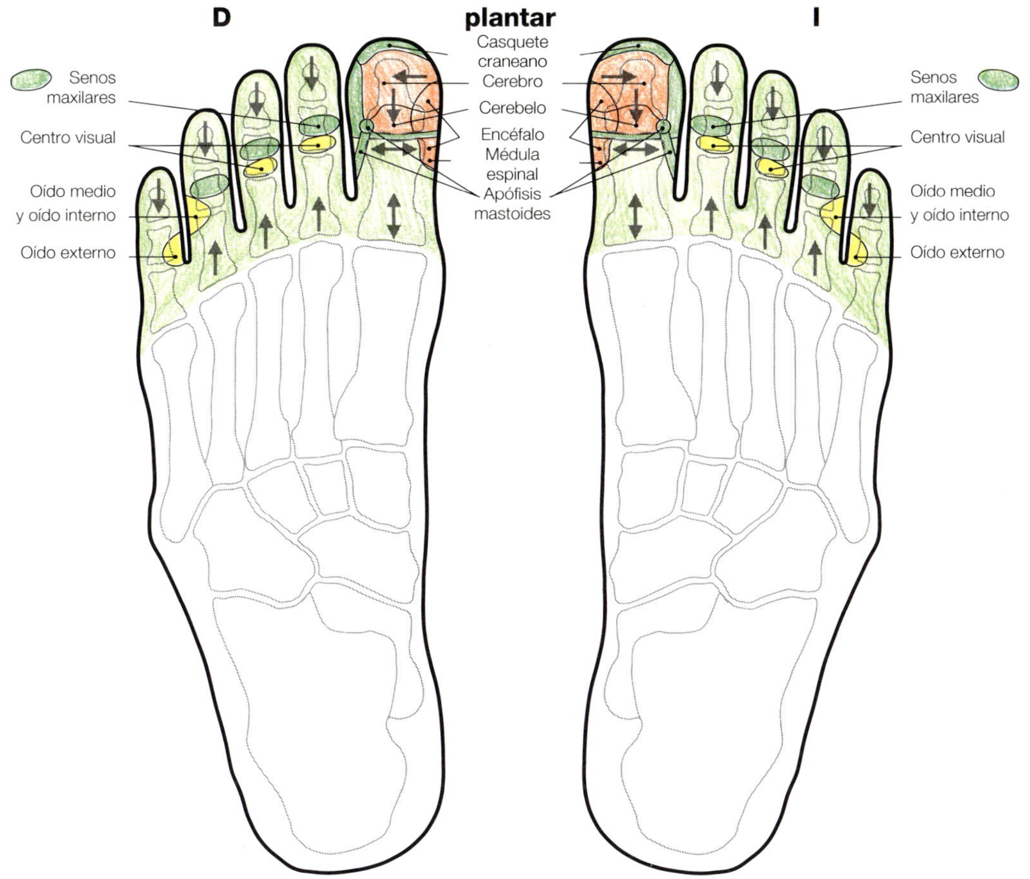
D
plantar
I
Senos
maxilares
Centro visual
Oído medio
y oído interno
Oído externo
Casquete
craneano
Cerebro
Cerebelo
Encéfalo
Médula
espinal
Apófisis
mastoides
Senos
maxilares
Centro visual
Oído medio
y oído interno
Oído externo

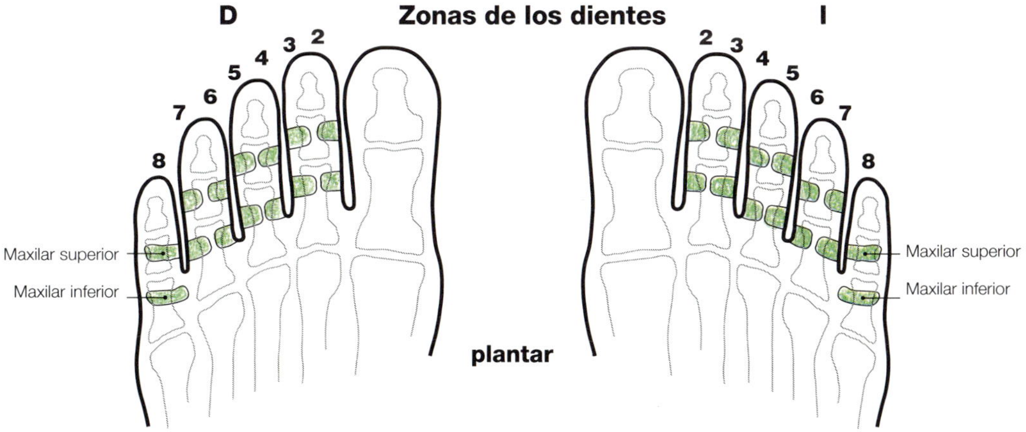
D
Zonas de los dientes
I
2
3
4
5
6
7
8
Maxilar superior
Maxilar inferior
2
3
4
5
6
7
8
Maxilar superior
Maxilar inferior
plantar

Figura **25**

la; en la superficie plantar del dedo gordo están situadas las zonas de la región posterior de la cabeza, por ejemplo, el cerebro, la base del cráneo y la nuca.

Los órganos y tejidos situados en la línea mediana de la cabeza y del cuello están representados en las superficies mediales de ambos dedos gordos; las regiones externas, a su vez, lo están en las laterales.

En la superficie plantar del pie puede percibirse con nitidez la similitud de formas existente entre ambos dedos gordos y la cabeza, incluidos el cuello y la nuca:

Ambas falanges distales del dedo gordo, colocadas juntas, se corresponden, en su forma ovalredondeada, con la cabeza; las articulaciones de la falange distal de los dedos, con la articulación atlantooccipital; y por su forma, algo más delgada, las dos falanges proximales se asemejan a la estructura del cuello y de la nuca, la cual se va estrechando a partir de la cabeza.

9.2.3.2 En los dedos 2-5 (ver 9.2.4.2 p. 7), derecha e izquierda

Los cuatro dedos, formados por falanges distales, medias y proximales, están delimitados en su superficie medial y lateral por membranas interdigitales, mientras que, plantar y dorsalmente, puede tomarse cada uno de ellos hasta su inicio anatómico, en el arco transversal. En los dedos se manifiestan con suma precisión las zonas de los ojos, oídos, senos frontales y maxilares y dientes.

Las figuras 41 y 42 sólo pueden reproducir los aspectos anterior y dorsal de los dedos de los pies. Sin embargo, en sus superficies medial y lateral también existen zonas reflejas, sobre todo las correspondientes a la región maxilar y dental.

9.2.3.3 La región maxilar - dental

Las zonas reflejas de la dentadura y de la mandíbula abarcan todo el ámbito funcional del diente, es decir, el tejido del diente en sí, la raíz del diente, la parte del hueso maxilar, la encía (mucosa), así como la inervación de ambos maxilares, superior e inferior. Por eso ocupan una superficie relativamente amplia y se prolongan a las superficies dorsal, lateral y plantar de las falanges media y proximal de los dedos de los pies. Las zonas de la dentadura pueden llegar también hasta la articulación metatarsofalángica o a la articulación de la falange media. Durante la exploración de palpación se pondrá de manifiesto si es ese el caso y en qué pacientes sucede. Al igual que ocurre en la dentadura, se distingue entre

○ **maxilar superior:** centro de las falanges medias de los cuatro dedos y

○ **maxilar inferior:** extremo superior de las falanges proximales.

En el dedo gordo, y como excepción, las zonas del primer incisivo (diente 1) se encuentran sólo en la superficie dorsal-medial, directamente en posición distal y proximal a partir de la hendidura de la articulación de la falange proximal. El segundo, tercer y cuarto dedo abarcan cada uno, en su parte medial *y* lateral, una zona de la dentadura en la superficie distal y proximal; el quinto dedo está asignado, por los cuatro costados, distal y proximal, a las muelas del juicio (diente 8).

Tal y como se ha mencionado ya, en los diagramas de las zonas reflejas de la dentadura las superficies medial y lateral únicamente pueden insinuarse, aunque a menudo suelen ser importantes desde el punto de vista terapéutico.

9.2.4 Método de trabajo

9.2.4.1 En los dedos gordos

Para la ejecución del movimiento de tratamiento, casi siempre se emplea el dedo índice en la superficie dorsal del dedo gordo, y el pulgar en la plantar.

En la uña del dedo gordo (zonas de la frente), se trabaja puntualmente con la uña del pulgar o bien del índice, en la medida en que lo permita la solidez de la propia uña (fig. 26).

Sobre la superficie plantar de la articulación de la falange proximal (base del cráneo), se trabajará bien con el pulgar en la hendidura de la articulación, si lo colocamos perpendicular al talón, en sentido transversal (fig. 27).

La superficie lateral de la falange proximal del dedo gordo en su parte proximal, es algo difícil de alcanzar debido a los pliegues de la membrana interdigital. Esto requiere apartar parcialmente hacia un lado el tejido, a fin de poder abarcar también con la yema del dedo índice las zonas de las apófisis transversales de la región cervical inferior de la columna vertebral.

Las **manipulaciones** de las articulaciones del dedo gordo deben llevarse a efecto de la siguiente manera:

○ La falange *distal* del dedo gordo, en su calidad de articulación bisagra, se dobla ejerciendo un ligero estiramiento, en una flexión plantar.

En el caso de pacientes con fracturas de cráneo o bien traumatismos cerebrales, hay que empezar con movimientos delicados, cautelosos y mínimos, ya que, en el peor de los casos, podrían agravar las molestias sintomáticas.

○ En el caso de la falange *proximal* del dedo gordo se ofrecen algunas variaciones, que pueden ejecutarse todas ellas bajo una ligera extensión:

- movimientos de arriba abajo, manteniendo bien estabilizada la base de la falange proximal del dedo gordo y de la cabeza del metatarsiano 1, o bien

- movimientos circulares, tanto desde medial a lateral como al revés, empezando con pequeños círculos, que poco a poco pueden ir haciéndose algo mayores,

- giros semicirculares en dirección plantar y dorsal.

○ Atención ante una posible sobredosificación en pacientes que sufran afecciones tanto crónicas como agudas (a la altura de la séptima vértebra cervical):

- en la región del cuello o de la nuca, producidas por un traumatismo, y/o

- en la región del tiroides y del corazón.

Es aconsejable comenzar la manipulación de las articulaciones del dedo gordo de forma progresiva y con cautela, para poder apreciar correctamente la capacidad de reacción del paciente. En la mayoría de los casos, bastará con efectuar de cuatro a seis movimientos en cada dirección; de vez en cuando, sin embargo, se recomiendan más, en especial si se han de eliminar tensiones musculares fuertes en la cabeza y la nuca.

9.2.4.2 En los dedos 2 - 5, derecha e izquierda

Habitualmente se utilizan los pulgares para trabajar la superficie plantar de los dedos, y el índice para la dorsal. También los bordes laterales se abarcan bien con el índice. Las uñas de los dedos de los pies, al igual que sucedía con el dedo gordo, se tratarán de forma puntual con la propia uña, sobre todo en su parte proximal (zonas de los senos frontales).

Durante el tratamiento debe respetarse la conformación anatómica de los dedos y no doblarlos con excesiva fuerza. De ahí que la mano libre sostenga y apoye los dedos de los pies en los que se está trabajando, por la articulación metatarsofalángica.

Los dedos 2 - 4 pueden tomarse asimismo con una ligera tracción. El «crujido» que se suele producir en las articulaciones metatarsofalángicas, fruto de dicha tracción, genera alivio en la propia articulación, pero también en las regiones de la cabeza, el cuello y la cintura escapular, que corresponden a esas zonas. La tracción, con todo, no debe ejecutarse nunca de forma vehemente, a fin de evitar lesiones en los tejidos y en las cápsulas articulares.

En suma, el estiramiento de cada uno de los dedos se aprecia no sólo como descarga de la osamenta del pie, sino también como relajación de tensiones en el conjunto de la persona. Prueba de ello es el hecho de que la respiración aminore y se haga más profunda.

9.2.4.3 En las zonas de la dentadura y de la mandíbula (fig. 28)

En el tratamiento antes descrito, aplicado a los dedos de los pies, se incluyen, aunque de modo no específico, las zonas reflejas correspondientes a la dentadura y a la mandíbula.

Para una terapia específica de estas zonas, se trabaja a modo de abrazadera desde la zona plantar, pasando por el borde lateral del dedo, a dorsal, o bien en dirección contraria. Como sucede con el resto de las zonas, con frecuencia se hace evidente

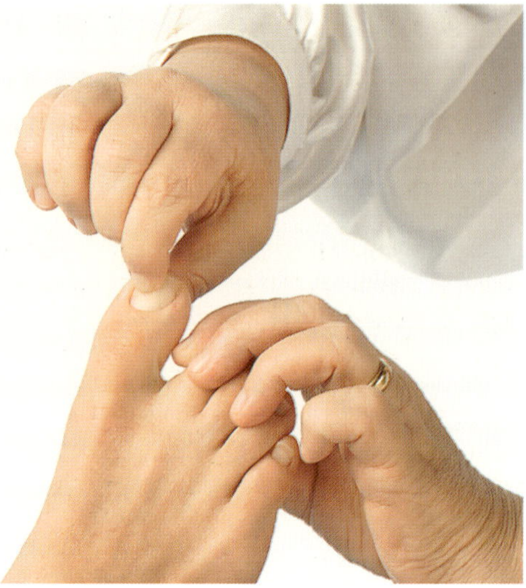

Figura **26** Zona refleja de la frente

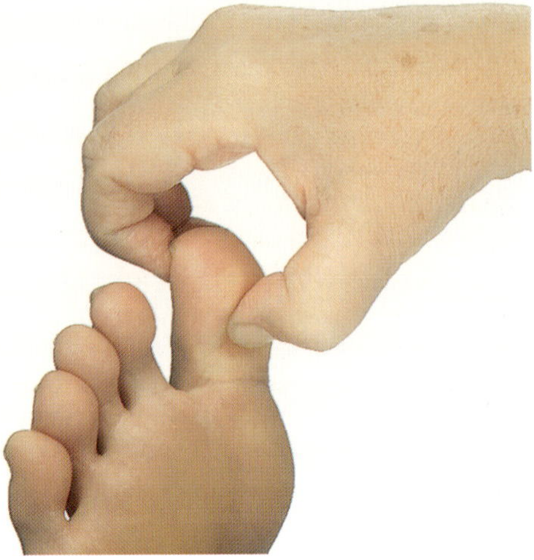

Figura **27** Zona refleja de la base del cráneo

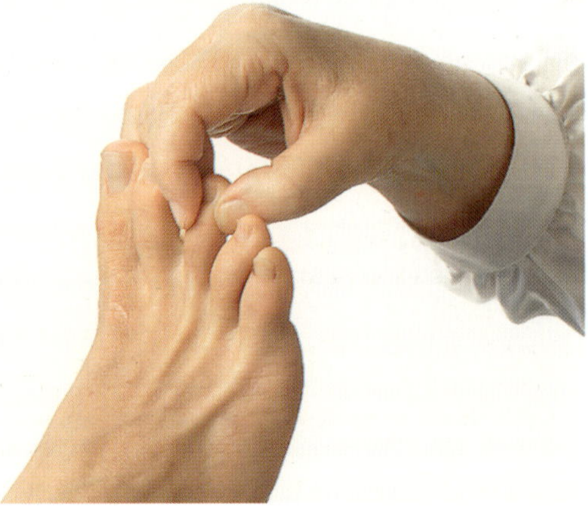

Figura **28** Zona refleja de los dientes

una sobrecarga desigual dentro de la superficie global de las zonas de la dentadura.

9.3 Zonas reflejas de la columna vertebral, del tórax y de la cintura escapular

9.3.1 Indicaciones generales

Estas zonas se representan en los pies como una «cruz de ejes»: con los pies colocados uno junto a otro, ambos arcos longitudinales entran en contacto en la línea mediana, hasta constituir el poste vertical que corresponde a la zona de la columna vertebral; los dos arcos transversales forman los brazos horizontales, que corresponden a la zona de la cintura escapular. Aunque la columna vertebral sea considerada normalmente como parte integrante del esqueleto, dada su estrecha relación con el sistema nervioso también puede ser concebida a manera de órgano central relacionado de forma interactiva con todos y cada uno de los tejidos y sistemas. Esto es válido asimismo en lo que se refiere a sus correspondientes zonas reflejas en los pies.

9.3.2 Diagrama de las zonas (figs. 29 y 30, págs. 74 y 75)

9.3.3 Localización anatómica de las zonas

9.3.3.1 Zonas reflejas de la columna vertebral

El diagrama de estas zonas pone de relieve la semejanza de formas existente entre el arco longitudinal del pie y la columna vertebral.

Las zonas reflejas de la columna se tratan terapéuticamente en la parte óseo-muscular medial-plantar del arco longitudinal.

Dado que la columna vertebral está situada en el centro mismo del cuerpo, sus zonas reflejas pueden localizarse por igual en el pie derecho y en el izquierdo, en la primera zona longitudinal del cuerpo.

Sus zonas reflejas pueden agruparse en los tramos que se describen a continuación:

La apófisis espinosa de la región cervical de la columna está situada en la porción medial-plantar de la falange proximal del dedo gordo y la apófisis transversal, a lo largo de la porción lateral, empezando, en cada caso, en la base de la falange distal de los dedos, en su calidad esta de zona de la articulación occipitoatlantoidea.

En la articulación metatarsofalángica del dedo gordo tiene lugar el paso de la región cervical a la dorsal de la columna, a lo largo del primer metatarsiano, en la cara medial del pie. No poca práctica y atención se precisan para percibir mediante la palpación el paso desde la base del metatarsiano 1 al cuneiforme 1, y al mismo tiempo el inicio de la línea de la articulación de Lisfranc (tarsometatarsiana). A menudo, y por error, se intenta localizar demasiado proximal, casi en dirección al escafoides.

A continuación se encuentra la región lumbar de la columna vertebral, a lo largo del borde tisular del primer cuneiforme y del escafoides.

Articulación sacroilíaca: Allí donde se hallan más próximos entre sí el escafoides, el calcáneo y el astrágalo es donde mejor puede tratarse la articulación sacroilíaca, junto al periostio.

El hueso sacro, por su parte, se encuentra en el paso del escafoides al astrágalo y al calcáneo. Aquí, al contrario de lo que sucede en la articulación sacroilíaca, vuelve a trabajarse con total nitidez sobre los tejidos, y sólo de modo indirecto en el periostio.

Ahí es, precisamente, donde se une la sección, pequeña en sí, del cóccix. Su extremo está marcado por una línea imaginaria perpendicular que transcurre por el borde posterior del maléolo interno, paralela al tendón de Aquiles y perpendicular al talón.

9.3.3.2 Zonas reflejas del tórax y de la cintura escapular

Las zonas reflejas del tórax están localizadas, en la planta y el dorso del pie, a la altura de la superficie que se extiende aproximadamente desde el metatarsiano 1 hasta la limitación medial del metatarsiano 5. En función de la forma que posea la caja torácica del paciente, el borde inferior externo puede llegar hasta el cuneiforme 3 y el cuboides, mientras que el borde medial lo hace hasta el tercio inferior del metatarsiano 1, donde empalma con la zona del esternón.

El arco transversal, junto con las falanges proximales de los dedos de los pies, corresponde a la cintura escapular, que muestra las uniones segmentales orgánicas con el hígado y la vesícu-

Columna vertebral, tórax y cintura escapular

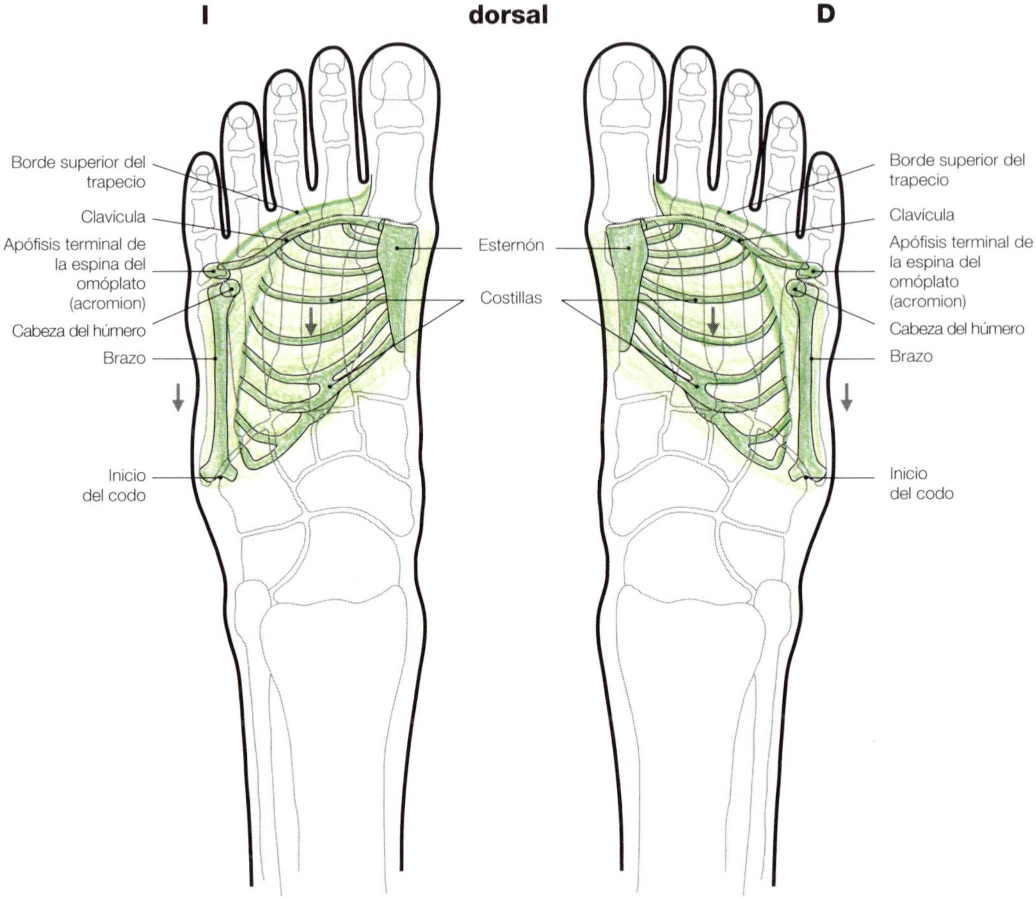

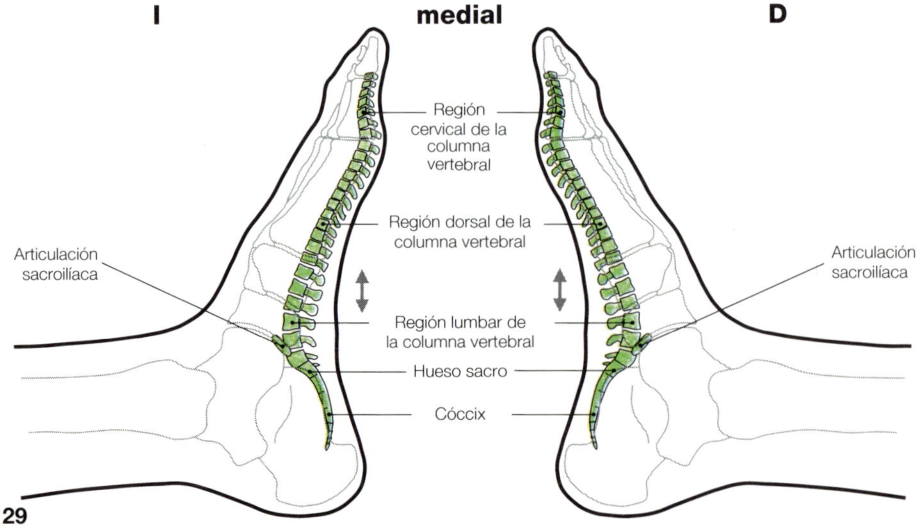

Figura **29**

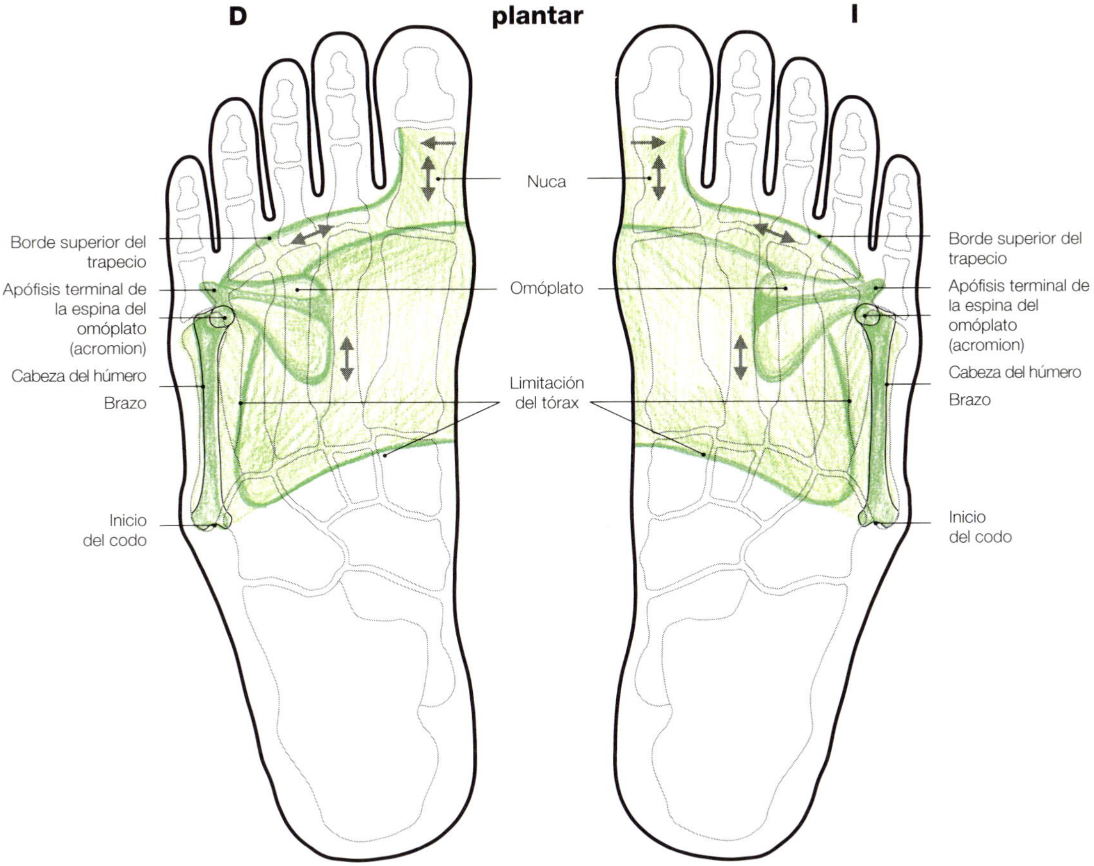
D
plantar
I
Nuca
Borde superior del trapecio
Apófisis terminal de la espina del omóplato (acromion)
Omóplato
Cabeza del húmero
Brazo
Limitación del tórax
Inicio del codo
Borde superior del trapecio
Apófisis terminal de la espina del omóplato (acromion)
Cabeza del húmero
Brazo
Inicio del codo

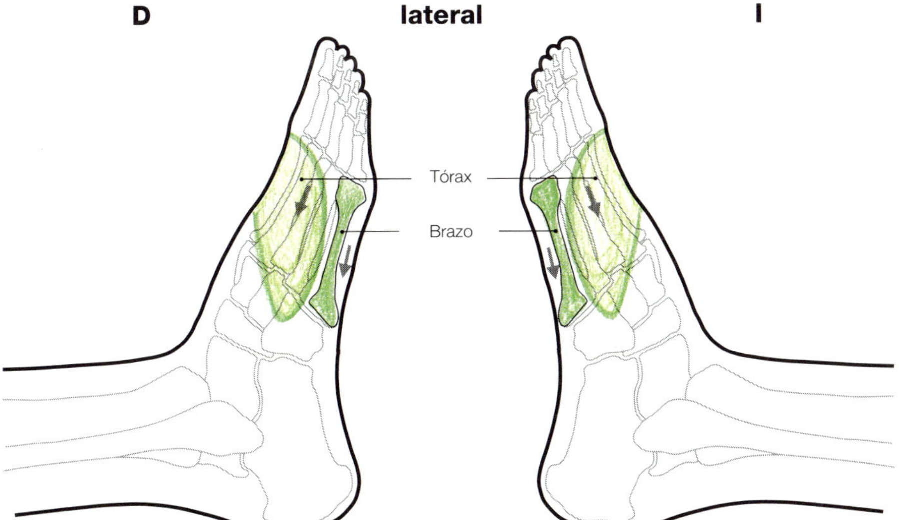
D
lateral
I
Tórax
Brazo

Figura **30**

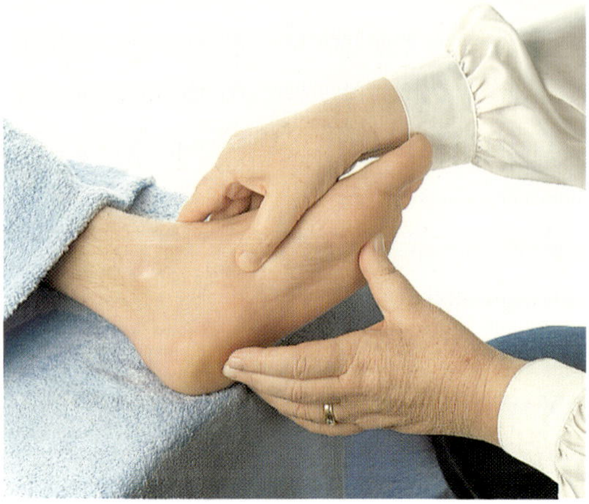

Figura **31** Zonas reflejas de la columna vertebral, del segmento craneal al caudal

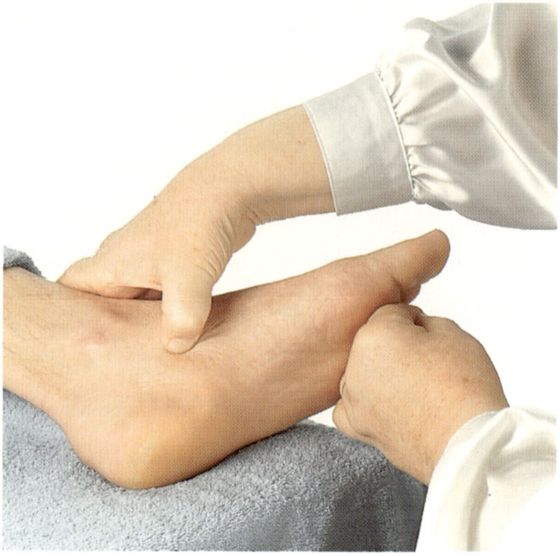

Figura **32** Zona refleja de la articulación sacroilíaca

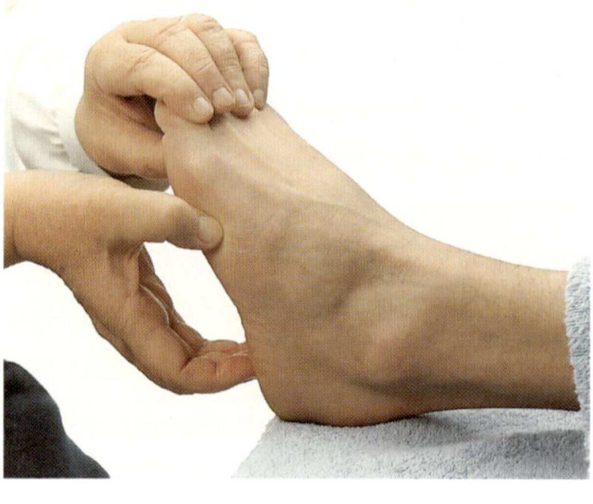

Figura **33** Zona refleja del brazo

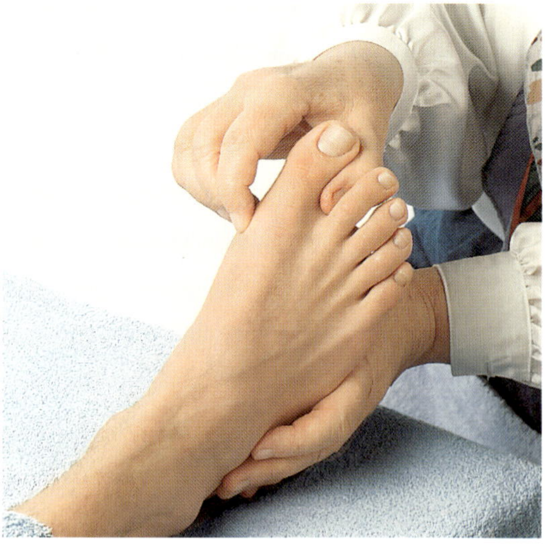

Figura **34** Zona refleja del esternón

la biliar, a la derecha, y con el corazón, a la izquierda.

Las articulaciones del hombro, con la cabeza del húmero como límite exterior de la cintura escapular, poseen en el pie, al igual que sucede en el cuerpo, una superficie articular: el punto de contacto medial de la cabeza del metatarsiano 5 con el lateral de la cabeza del metatarsiano 4.

Si bien el pie representa, de acuerdo con su forma, las zonas de la cabeza, el cuello y el tronco a partir de la zona de la articulación del hombro, puede tratarse el brazo, hasta el codo, a lo largo del metatarsiano 5. La semejanza de formas entre el brazo y el metatarsiano 5 resulta particularmente llamativa.

El esternón, situado en la línea mediana del cuerpo, puede hallarse en ambos pies en la superficie dorsal del metatarsiano 1. La zona abarca alrededor de dos tercios de la longitud y anchura de dicho hueso.

9.3.4 Método de trabajo

9.3.4.1 Zonas reflejas de la columna vertebral (fig. 31)

La columna vertebral, dependiendo de lo que en cada momento sea más indicado, puede tratarse con el pulgar, tanto de distal a proximal, como también en sentido contrario.

Para poder actuar directamente en la zona de la articulación iliosacral (fig. 32) se aplicará un estímulo puntual, con el pulgar, en el punto de transición del escafoides al astrágalo y al calcáneo, para continuar luego por la superficie de contacto medial entre el escafoides y el astrágalo.

9.3.4.2 Zonas reflejas del tórax y de la cintura escapular

Estas zonas pueden ser tratadas con el pulgar, de distal a proximal, en trayectorias dispuestas una junto a otra. Al aplicar el tratamiento en dicho sentido, el arco transversal, que se halla hundido en muchos pacientes, puede recuperar su forma anatómica correcta. En la posición vuelta hacia fuera, es posible también trabajar el pie en el espacio metatarsiano, de proximal a distal, y obtener el mismo resultado.

En la región dorsal de los huesos del metatarso, el tratamiento se aplica sólo en los espacios intersticiales, a fin de evitar un estímulo directo demasiado intenso sobre el periostio. Estas zonas pueden alcanzarse bien con el índice, mientras que el pulgar de la mano libre sostiene el extremo anterior del pie en su posición normal, de plantar al centro del arco transversal. En la zona del brazo (fig. 33), el tratamiento se efectúa de dorsal, lateral y plantar sobre la estructura del hueso del metatarsiano 5.

A las articulaciones de los hombros, en su proyección dorsal, se llega sin dificultad alguna con el índice, mientras que para la plantar es más práctico utilizar el pulgar.

El esternón (fig. 34) puede tratarse tanto de distal a proximal, en varias trayectorias una junto a otra, como también de medial a lateral, en trayectorias sucesivas una debajo de otra. La mayoría de las veces, lo más adecuado es utilizar el índice.

9.4 Zonas reflejas del sistema urinario, de los huesos y tejidos de la pelvis, hasta la rodilla

9.4.1 Indicaciones generales

Para facilitar la orientación dividiremos este amplio tema en dos grandes grupos: de un lado, las zonas reflejas de las vías urinarias, que incluyen ambos riñones, los uréteres, la vejiga y la uretra; de otro, las zonas correspondientes a la cintura pelviana, que incluyen el muslo hasta la rodilla y en las que se encuentran detalladas las zonas del ílion (hueso ilíaco o coxal), además de los músculos de los glúteos, la sínfisis púbica, la articulación de la cadera en sus caras ventral, lateral y dorsal, el muslo y la rodilla en sus caras medial ventral, lateral y dorsal.

9.4.2 Diagrama de las zonas (figs. 35 y 36, págs. 80 y 81)

9.4.3 Localización anatómica de las zonas

9.4.3.1 Zonas reflejas de los riñones, los uréteres y la vejiga

Puesto que el tamaño y/o la localización de todas y cada una de las zonas reflejas puede variar, en particular las correspondientes a los riñones, la disposición de dichas zonas se ha marcado, por término medio, en torno a la base del metatarsiano 3 hasta el cuneiforme 3. Partiendo de ese punto, el pulgar podrá averiguar, con seguridad y de manera individualizada, dónde se encuentran las zonas de los riñones, en caso de enfermedad o riñón ectópico.

La verdad es que en un pie que posea una estructura ósea bien configurada, difícilmente podrá palparse la base del segundo metatarsiano; en el diagrama, a fin de poder trazar mejor las zonas de los huesos del pie, se han representado más juntos de lo que en verdad corresponde a la realidad anatómica. Esto no debería inducir, no obstante, a buscar la zona de los riñones en un punto demasiado medial.

Las zonas reflejas de los uréteres discurren en dirección a la zona del hueso sacro y pueden encontrarse, en su tercio inferior medial, a partir del tendón de flexión del músculo *hallucis longus.* Discurren desde su superficie plantar a medial, por ambas caras internas del talón y llegan, trazando una trayectoria casi paralela al hueso sacro y al cóccix, hasta la zona de la vejiga.

La zona refleja de esta última, al tratarse de la proyección de un órgano que se encuentra en el centro mismo del organismo, está dividida entre ambos pies. Se halla, en la parte proximal del calcáneo, y en su límite superior alcanza hasta el astrágalo. En el caso particular de la zona refleja de la vejiga, a menudo pueden comprobarse modificaciones en la localización y en el tono.

La zona refleja de la uretra discurre, en el caso del hombre, justo después de la vejiga, rodeada por la próstata, cerca del inicio del tendón de Aquiles, pasando por el pene, ligeramente proximal con respecto al borde superior interno del calcáneo. En el caso de la mujer, la uretra, y también su zona refleja, es bastante más corta y desemboca en la zona del perineo. En el diagrama, la representación medial del talón del pie, se indica en uno de ellos el sistema urinario masculino y en el otro el femenino, aunque en cada caso se refiere a ambos pies.

Las zonas del perineo también se hallan en los dos pies en la parte proximal del calcáneo, y tienen importancia terapéutica sobre todo en el caso de las mujeres, durante y después del parto.

9.4.3.2 Zonas reflejas de la pelvis y del muslo, hasta la rodilla

La parte plantar del calcáneo corresponde, aunque de una manera no específica, a los tejidos de la parte baja de la cavidad abdominal y de la pelvis. El modo más efectivo de llegar a estas zonas es a través de las regiones mediales de los huesos del tarso, hasta los maléolos interiores.

La zona de la sínfisis puede palparse con claridad en las pequeñas juntas de los huesos, donde la parte superior medial del calcáneo se une con la parte posterior del astrágalo.

El tejido que se halla por debajo del maléolo interno, a lo largo del talón, recibe el nombre de región sínfica. Esta denominación se debe al hecho de que entre el pie y la figura de una persona sentada existe una semejanza de formas, pero no una identidad: en el pie, la distancia anatómica existente entre las zonas de la pared abdominal inferior y la sínfisis —correspondiente a la superficie dorsal del astrágalo y el punto de contacto trasero del calcáneo y el astrágalo— es bastante más larga y ancha, de tal forma que la pared abdominal inferior, en la línea mediana, pasa justo al inicio de la sínfisis.

Puesto que esta parte del pie es muy efectiva desde el punto de vista terapéutico, se registra como región sínfica y se incluye, por principio, en el tratamiento de los órganos de la pelvis menor.

Los músculos ventrales, laterales, mediales y dorsales del muslo se localizan por encima del tobillo, a partir de la bifurcación de los maléolos hasta una altura aproximada de la anchura de la mano, y están rodeados por las zonas de la rodilla. La referencia debe tomarse, partiendo de la anchura de la mano del paciente y no del terapeuta. La trayectoria, a lo largo del periostio del peroné, corresponde al tracto iliotibial.

La zona refleja de la rodilla puede dividirse tal como sigue: la región medial de la rodilla debe tratarse en la superficie ventral de la tibia, y la lateral, en la superficie ventral-lateral del peroné. Entre ambos se halla la rótula. En la cara dorsal de la pierna encontramos la zona de la corva (hueco poplíteo), a la altura de la zona de la rodilla.

El tejido que recubre la superficie externa del calcáneo representa los músculos de los glúteos. En la región distal, hasta llegar al cuboides, al cuneiforme 3 y a la parte lateral del escafoides, pueden localizarse los músculos abdominales laterales.

La totalidad de la zona refleja de la articulación de la cadera sólo puede alcanzarse de forma indirecta en torno al maléolo lateral; el mejor modo de tratar la cabeza del fémur es en la unión ósea entre el peroné y el astrágalo, partiendo del dorso del pie; el punto más alejado y sobresaliente del maléolo externo, en sentido lateral, corresponde al trocánter mayor.

9.4.4 Método de trabajo

9.4.4.1 Zonas reflejas de los riñones, de los uréteres y de la vejiga

Habida cuenta de que las zonas reflejas de los riñones la mayoría de las veces son más pequeñas que la punta del pulgar del terapeuta, se precisa un tratamiento casi exacto, que trascienda linealmente a la zona de los uréteres (fig. 37). Con frecuencia, dicha zona se trata en el mismo sentido del flujo de la orina. Sólo en la circunstancia de que un cálculo renal haya penetrado ya en el uréter, se trabajará en sentido contrario, esto es, de la vejiga a los riñones, aplicando el movimiento sedante, a fin de que mediante una normalización del tono, se consiga la mayor relajación posible en el volumen del uréter.

La zona del uréter, cuando pasa de plantar a medial, discurre a lo largo de la zona del sacro, muy cerca de ésta. Durante mucho tiempo, desde la época de Ingham, la vejiga como zona se trataba en un punto ligeramente más proximal, en dirección al maléolo interno. Hoy en día, sabemos que tal localización de la vejiga respondía en realidad a la región inferior del sacro. La localización exacta de la zona de la vejiga, en tanto que órgano situado detrás de la sínfisis, se ha establecido como resultado de múltiples comprobaciones prácticas. Ambos puntos tienen su efectividad y su importancia, y se tratan en tres a cuatro trayectorias, dispuestas una debajo de otra.

9.4.4.2 Zonas reflejas de la cintura pelviana y de las extremidades inferiores hasta las rodillas

En la zona refleja de la sínfisis, el estímulo debe aplicarse con precaución, ya que con suma facilidad y sorprendente rapidez pueden producirse reacciones desproporcionadas, debido, entre otras cosas, a que dicha región, que forma parte de los órganos de la pelvis menor, puede estar asimismo alterada funcionalmente por cargas emocionales resultantes de la relación de pareja. Al tener una superficie pequeña y alargada, puede tratarse bien con la yema del dedo índice, en una posición ligeramente medial. He asistido mediante la TZR a algunas mujeres con relajación de sínfisis durante el embarazo —aproximadamente a partir del séptimo o del octavo mes—, gracias a lo cual, las no pocas molestias que tenían al sentarse, al estar de pie y también al andar, se mantuvieron en unos límites soportables hasta el momento mismo del parto.

Para el tratamiento de la región sínfica, se coloca el pie del paciente en el centro de la camilla y con la mano libre lo mantenemos con firmeza vuelto hacia fuera. Respetando la adecuada posición de la columna vertebral, el terapeuta se inclinará hacia delante, de manera que el pulgar pueda trazar, de distal a proximal, una trayectoria casi semicircular a lo largo del astrágalo.

Si, por ejemplo, es la mano izquierda la que sostiene el pie izquierdo vuelto hacia fuera, el pul-

Vías urinarias, tejido abdominal/pelviano, muslo/rodilla

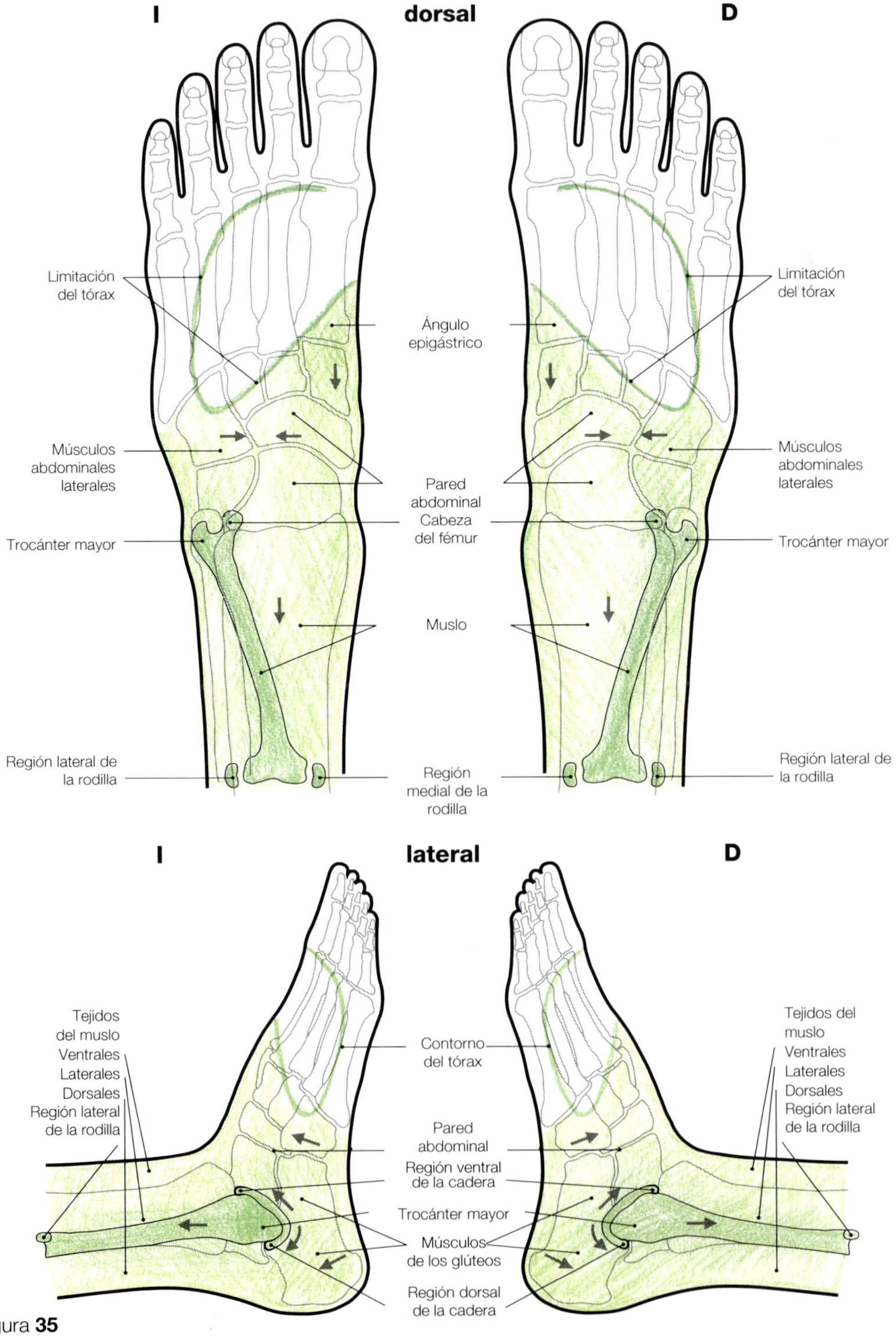

Figura **35**

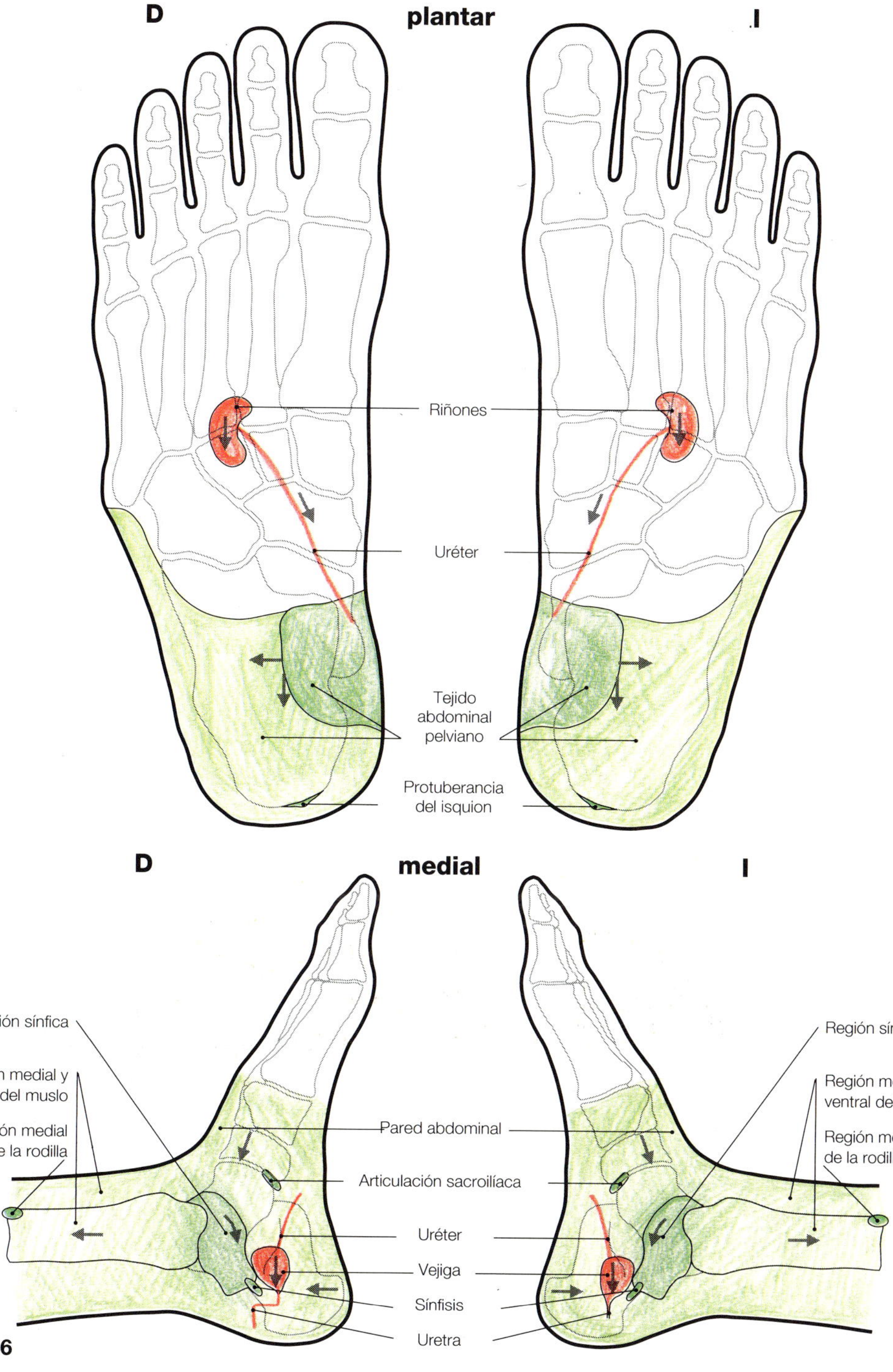
D
plantar
I
Riñones
Uréter
Tejido
abdominal
pelviano
Protuberancia
del isquion
D
medial
I
Región sínfica
Regiön medial y
ventral del muslo
Región medial
de la rodilla
Pared abdominal
Articulación sacroilíaca
Uréter
Vejiga
Sínfisis
Uretra
Región sínfica
Región medial y
ventral del muslo
Región medial
de la rodilla

Figura **36**

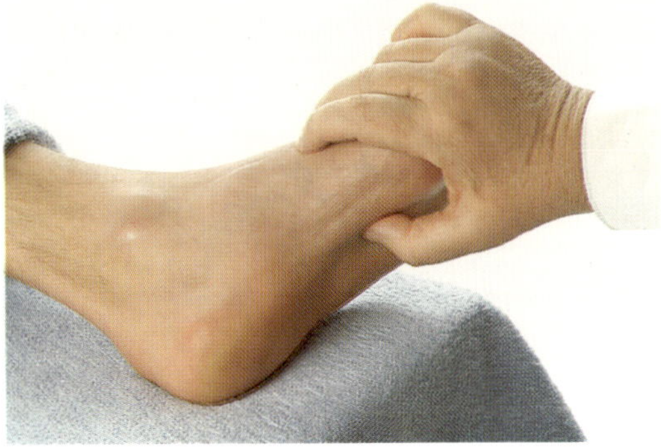

Figura **37** Zona refleja de los riñones

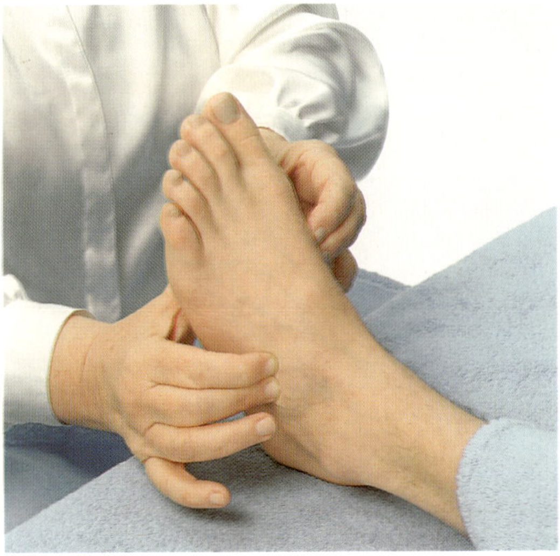

Figura **38** Zona refleja de los músculos abdominales laterales

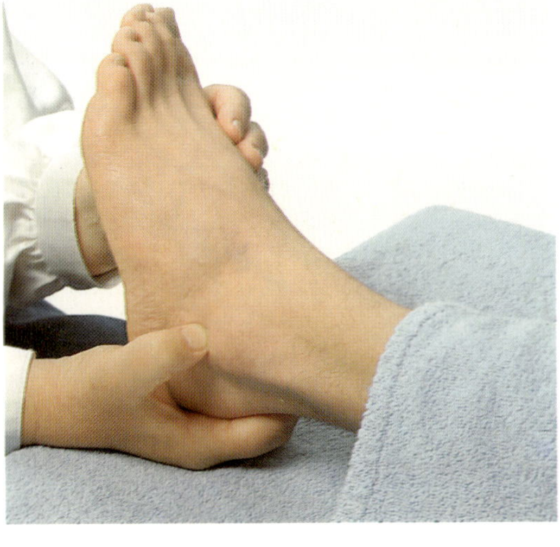

Figura **39** Zona refleja de la cadera

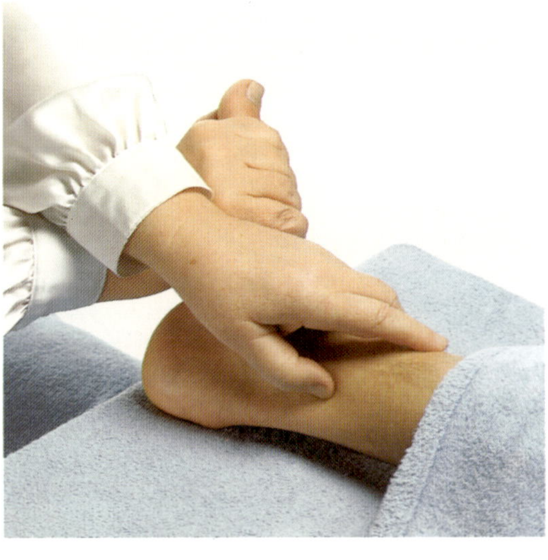

Figura **40** Zona refleja del muslo medial

gar derecho puede trabajar en el astrágalo casi hasta el tendón de Aquiles, y viceversa.

Mientras que en la superficie plantar del talón, en su calidad de zona de la cavidad pelviano-abdominal, el pulgar puede trabajar con bastante firmeza, en la superficie medial del talón deberán elegirse movimientos suaves con las yemas de los dedos o del pulgar.

En el borde lateral del pie, desde el cuboides hasta el extremo proximal del calcáneo, son tratadas las zonas de los músculos de los glúteos y de los abdominales laterales (fig. 38), para lo cual utilizaremos una o dos yemas de los dedos. Si es posible una óptima supinación de la mano, también puede utilizarse el pulgar.

A la zona refleja de la articulación de la cadera (fig. 39), alrededor del maléolo exterior, en su cuadrante anterior, casi siempre puede accederse sin dificultad alguna con el pulgar; en el caso del cuadrante posterior, en dirección al tendón de Aquiles, la mayoría de las veces resulta más adecuado el índice.

Los muslos, en su superficie medial y ventral (fig. 40), se tratan con el pulgar, y en la lateral y dorsal, con las yemas de los dedos. En el supuesto de que la zona refleja del tracto iliotibial requiera un tratamiento específico (por ejemplo, a causa de una cicatriz existente en la cara exterior del mismo), es mejor decantarse por el pulgar para esta trayectoria. Para ello se requiere una buena supinación de la mano y que el pie esté ligeramente vuelto hacia dentro. Hay que tener cuidado, no obstante, para no forzar demasiado el pie en dicha posición.

Las zonas reflejas de la rodilla pueden ser tratadas tanto con el pulgar como con el dedo índice. En caso de alteración, dichas zonas pueden resultar dolorosas en un radio de entre 1 y 2 centímetros.

9.5 Zonas reflejas de los órganos respiratorios y del corazón

9.5.1 Indicaciones generales

Las zonas reflejas de los órganos respiratorios empiezan en la región dorsal de los dedos gordos de ambos pies, en la zona de la cavidad nasofaríngea, y abarcan, junto con las zonas del corazón y de los órganos del epigastrio, todo el espacio del metatarso hasta el quinto metatarsiano. Del corazón y los pulmones proceden los dos ritmos más claramente perceptibles, los latidos del corazón y la frecuencia respiratoria, conectados ambos entre sí por la circulación menor. Como tercer «órgano», se les une el gran músculo del diafragma, gracias a cuya dinámica se establece una relación viva e importante entre los órganos de la caja torácica y los órganos abdominales.

9.5.2 Diagrama de las zonas (figs. 41 y 42, págs. 84 y 85)

9.5.3 Localización anatómica de las zonas

9.5.3.1 Zonas reflejas de los órganos de las vías respiratorias

La cavidad nasofaríngea ocupa la mayor parte de la superficie dorsal de ambos dedos gordos. Empezando en la parte medial, junto a las uñas de los dedos gordos, donde se encuentra la zona refleja correspondiente a los senos frontales, contiene ésta no sólo la nariz sino también las coanas (orificios posteriores de la cavidad nasofaríngea) y los senos maxilares. Asimismo, se intersecciona parcialmente con la zona de la cavidad bucal.

En las proximidades del tendón del músculo *hallucis longus*, la tráquea conduce a los bronquios, a modo de unión lineal. Puede llegarse a la tráquea, los bronquios y los pulmones tanto desde una posición dorsal como plantar. En la superficie dorsal del pie la parte ventral de los pulmones está limitada por las costillas; en la plantar, el pulmón se prolonga a lo largo de toda la superficie del metatarso hasta la zona del brazo.

En el borde inferior —proximal— del arco transversal, hasta la línea de la articulación de Lisfranc, y prolongándose por la zona media en dirección a la región lumbar de la columna vertebral, se encuentra el gran músculo del diafragma.

Puesto que la superposición orgánica en el cuerpo también se manifiesta en la superposición de las zonas reflejas, algunas regiones del metatarso están asignadas al mismo tiempo a otros órganos, por ejemplo, al hígado, al bazo o al estómago, tal y como se explicará con mayor detalle en los siguientes capítulos.

9.5.3.2 Zona refleja del corazón

También puede llegarse a la zona refleja del corazón, tanto desde una posición dorsal como plantar,

Órganos respiratorios y corazón

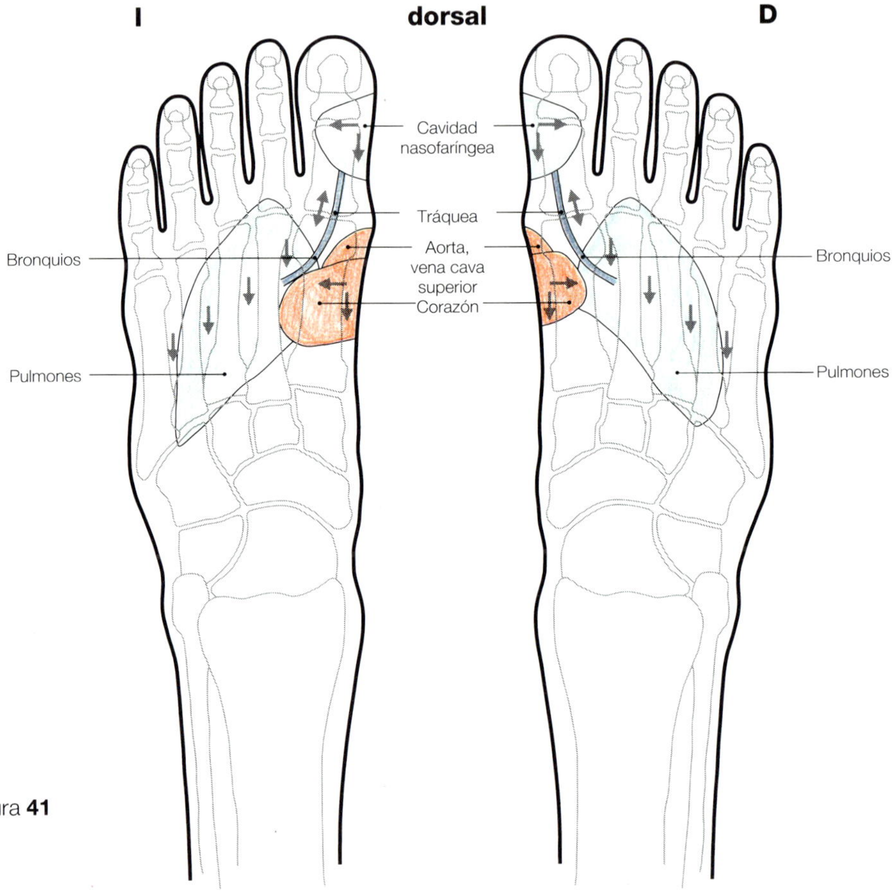

Figura **41**

en la parte distal de ambos metatarsianos 1. Hacia la izquierda, la zona se ensancha hasta alcanzar el borde del segundo metatarsiano, que responde a la disposición del corazón en el tórax, esto es, más a la izquierda. La parte distal de la zona del corazón, que se prolonga hasta la hendidura de la articulación metatarsofalángica del dedo gordo, corresponde a los grandes vasos sanguíneos de entrada, procedentes del tronço, la aorta y la vena cava superior.

La zona del corazón termina, tanto en su superficie plantar como dorsal, a la derecha y a la izquierda, a media altura del metatarsiano 1, y allí, bien reconocible en la superficie plantar, está en posición distal con respecto a la zona refleja del diafragma.

9.5.4 Método de trabajo

9.5.4.1 Zonas reflejas de los órganos respiratorios

Para tratar las zonas de la cavidad nasofaríngea (situadas en la superficie dorsal del dedo gordo) se empleará el índice, siguiendo trayectorias longitudinales o transversales.

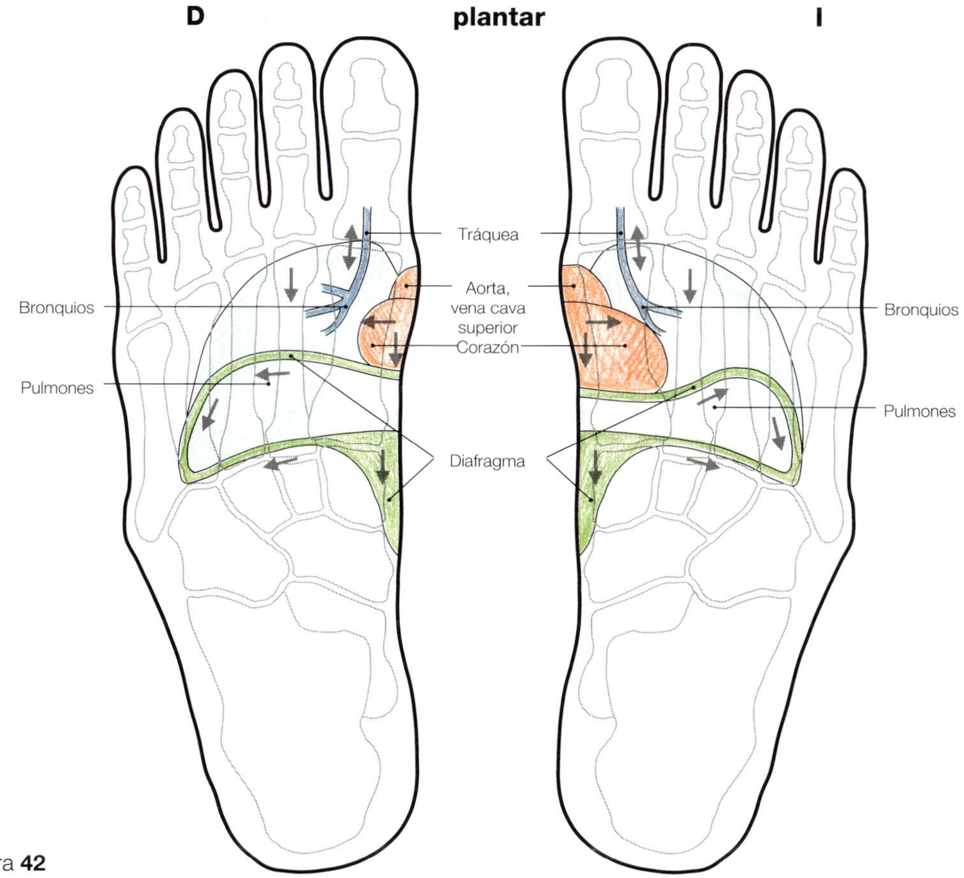

Figura **42**

Con frecuencia, en la región de la tráquea y los bronquios, se trabaja en sentido distal a proximal. Cuando se desee estimular la expectoración de las mucosidades de las vías respiratorias, se puede trabajar en sentido contrario, hacia la zona de la cavidad nasofaríngea. Puesto que la zona longitudinal del cuerpo 1 es bastante ancha en el pie (la primera franja en el esqueleto del pie, en la que se encuentra el dedo gordo y el metatarsiano 1, es la más ancha en comparación con las otras cuatro), es aconsejable ampliar la exploración desde las zonas de la tráquea y los bronquios hasta el límite lateral de la zona longitudinal del cuerpo 1, al objeto de encontrar, en cada caso, el punto de gravedad individual a tener en cuenta al aplicar el tratamiento. Las mismas consideraciones son válidas asimismo para la zona refleja del esófago, cuya localización anatómica es, en cierto sentido, idéntica a la localización de la tráquea y de los bronquios.

Las zonas reflejas de los pulmones se tratan como las del tórax: en la superficie dorsal con el índice (fig. 43), y en la plantar, con el pulgar.

Cuando el pie está relajado y girado hacia fuera, el diafragma puede ser tratado con comodidad, de medial a lateral, en trayectorias dispuestas una

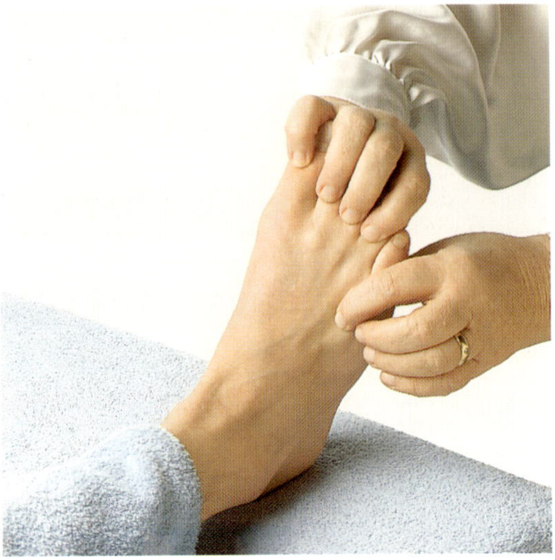

Figura **43** Zona refleja del tórax lateral y pulmones desde dorsal

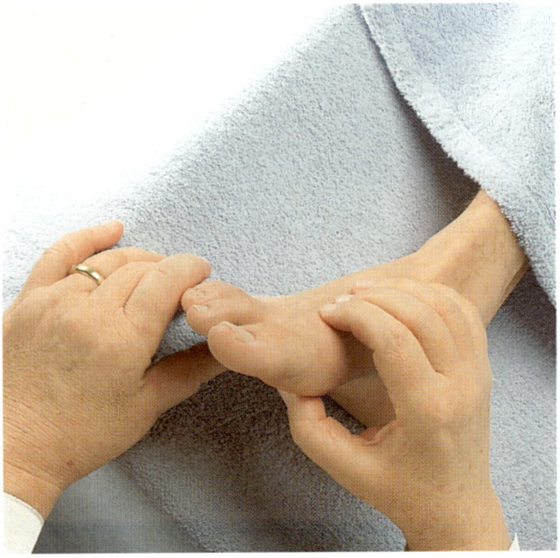

Figura **44** Zona refleja plantar del corazón

debajo de otra, desde el borde inferior del arco transversal hasta la línea de la articulación de Lisfranc. En el caso concreto de pacientes con una importante disfunción respiratoria, se ha demostrado la eficacia de trabajar en el borde proximal del arco transversal, que corresponde al límite superior del diafragma, a base de actuar los tejidos en profundidad, con el pulgar colocado en perpendicular y dirigido hacia el talón. La mayoría de las veces, la respiración se hará espontáneamente más tranquila y profunda. La punta del diafragma, que se extiende por delante de la región lumbar de la columna vertebral hasta la tercera vértebra lumbar, puede ser tratada en la superficie plantar de la zona de la región lumbar.

9.5.4.2 Zona refleja del corazón

Para el corazón se propone el mismo método de trabajo que para el esternón: en la superficie dorsal, con el índice, describiendo trayectorias longitudinales o transversales; en la superficie plantar, con el pulgar. Al tratar la zona refleja del corazón en la superficie plantar, que también incluye el fragmento más cercano al corazón de los vasos sanguíneos de entrada, la aorta y la vena cava, hay que tener especialmente en cuenta que el tratamiento no se aplica partiendo ya de la falange proximal del dedo gordo (= nuca), sino justo a partir de la hendidura anatómica de la articulación metatarsofalángica del dedo gordo (fig. 44).

9.6 Zonas reflejas del tracto digestivo

9.6.1 Indicaciones generales

El sistema que ahora nos ocupa presenta el grupo de zonas reflejas más numeroso. Habrá de ser tratado siempre en función del proceso fisiológico de la ingestión de alimentos, digestión y excreción, a excepción del hígado y de la vesícula biliar, los cuales han sido incluidos al final del tracto estomacal-intestinal.

9.6.2 Diagrama de las zonas (figs. 45 y 46, págs. 88 y 89)

9.6.3 Localización anatómica de las zonas

Por tercera vez, la superficie dorsal del dedo gordo aparece como punto de partida de un grupo de zonas, ya que la cavidad nasofaríngea y la cavidad bucal se superponen en parte.

El esófago discurre a derecha e izquierda, por el mismo lugar que la tráquea, hasta el inicio de los bronquios, para llegar, en la superficie plantar del pie izquierdo, hasta el tercio inferior del metatarsiano 1. Allí, justo a la altura del límite superior del diafragma en el arco transversal, termina la primera sección de las zonas reflejas del tracto digestivo, en el músculo del esfínter del cardias.

La zona refleja del estómago se extiende, en el pie izquierdo, por el tercio inferior de los metatarsianos 1, 2 y 3, hasta los cuneiformes 1, 2 y 3, y en el pie derecho, por la base del metatarsiano 1 hasta el cuneiforme 1. Sin embargo, dependiendo del tamaño, de la colocación y también del volumen, la zona del estómago en el pie izquierdo puede tener su límite lateral en el metatarsiano 2 y en el cuneiforme 2. Entre la base de los metatarsianos 1 y 2, en el pie derecho, se encuentra la zona refleja del píloro, es decir, el paso al intestino delgado. Desde allí, a derecha e izquierda, por encima de los cuneiformes 1 a 3, del escafoides y parcialmente también del cuboides hasta la parte proximal del calcáneo, se extiende por el pie la amplia zona del intestino delgado, con sus tres tramos, el duodeno, el yeyuno y el íleon, si bien al ser aplicado el tratamiento no pueden diferenciarse.

Sólo el paso del íleon (último tramo del intestino delgado) al ciego (primer tramo del intestino grueso) puede localizarse con claridad en el pie derecho, como la zona de la válvula ileocecal o de Bauhin. Constituye una pequeña zona puntual entre el cuboides y el calcáneo situada más o menos en el paso al tercio externo del pie. Esta zona puede alcanzarse también con facilidad en el dorso del pie, justo en el punto opuesto al de la planta.

Allí donde la zona refleja del duodeno rodea la cabeza del páncreas formando un arco, aproximadamente entre el cuneiforme 1 y el 2, cerca de la línea de la articulación de Lisfranc, se halla un área circular limitada, que determina las zonas reflejas del esfínter de Oddi y de la ampolla de Vater. Este punto llama la atención, sobre todo en el caso de pacientes con hepatopatías o trastornos de secreción en el páncreas y en la vesícula.

En el tercio lateral del pie derecho, en la superficie plantar del calcáneo, empieza la zona refleja del colon ascendente, que pasa por el llamado ángulo hepático a la zona refleja horizontal del colon transverso en la base del metatarsiano 4. Ésta, en una ligera oscilación proximal, ocupa el espacio de los tres cuneiformes, tanto en el pie derecho como en el izquierdo, hasta la zona del ángulo esplénico, en el tercio proximal del metatarsiano 4. Desde allí discurre la zona del colon descendente, desde el tercio exterior plantar del pie izquierdo hasta el calcáneo, donde empieza el colon sigmoide, el repliegue en forma de «S». El recto, al ser un órgano situado en el centro del cuerpo, aparece de nuevo en ambos pies, antepuesto al sacro, al que va unido el último esfínter del tracto digestivo, el ano, en la parte inferior medial del calcáneo. Muy apartado de la zona más grande de la superficie del metatarso del pie derecho, está situado el hígado, en cuyo borde inferior, aproximadamente en la base del metatarsiano 3, a veces un poco desplazada en sentido lateral, se encuentra la vesícula biliar. También la vesícula biliar puede ser tratada, al igual que la válvula de Bauhin, en el dorso del pie, justo en el punto opuesto al de la planta. La zona de la parte lateral izquierda del hígado es idéntica, en parte, a la zona del estómago, en el pie izquierdo.

Aunque en cierto modo también el páncreas forma parte del tracto digestivo, se hablará de él con mayor profundidad en el grupo de zonas 7 (glándulas endocrinas) (veánse págs. 94 y ss.).

9.6.4 Método de trabajo

La cavidad bucal se trata dorsalmente con el índice en la mitad distal de la falange proximal del dedo gordo, al igual que el principio del esófago, situado también en la superficie dorsal. Para la prolongación plantar del esófago es adecuado utilizar el pulgar.

Tanto el estómago como el intestino delgado (fig. 47) pueden tratarse en ambos pies, vueltos hacia fuera, de medial a lateral en trayectorias transversales dispuestas una debajo de otra.

El colon ascendente, el colon transverso y el colon descendente del intestino grueso, hasta el colon sigmoide, han de ser tratados en el sentido del transporte del bolo alimenticio. Sólo en el lado derecho del colon transverso se puede trabajar también en sentido contrario, es decir, de medial a lateral, ya que los movimientos peristálticos en ese tramo del intestino grueso todavía van en ambas direcciones.

Tracto digestivo

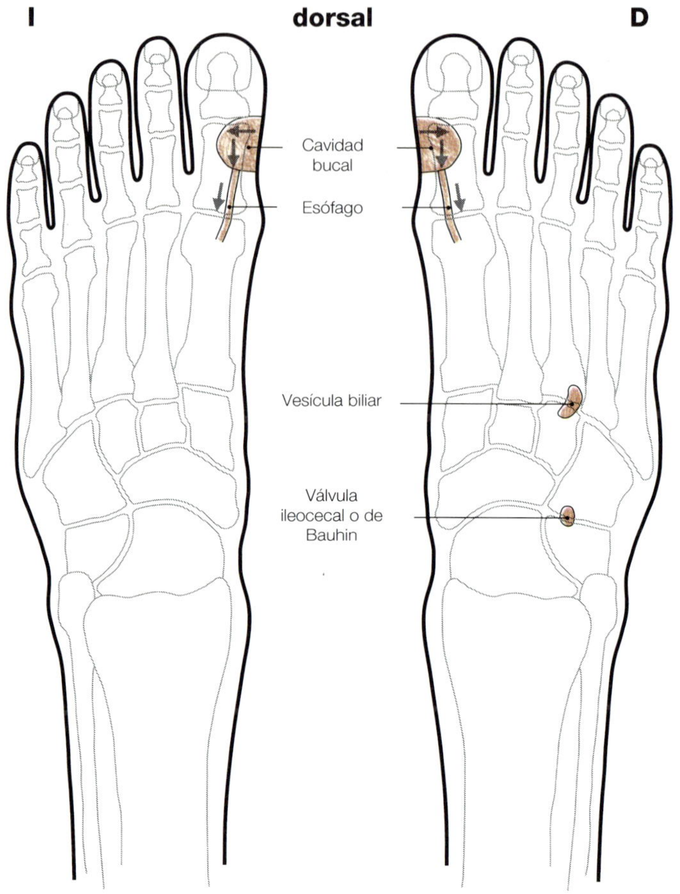

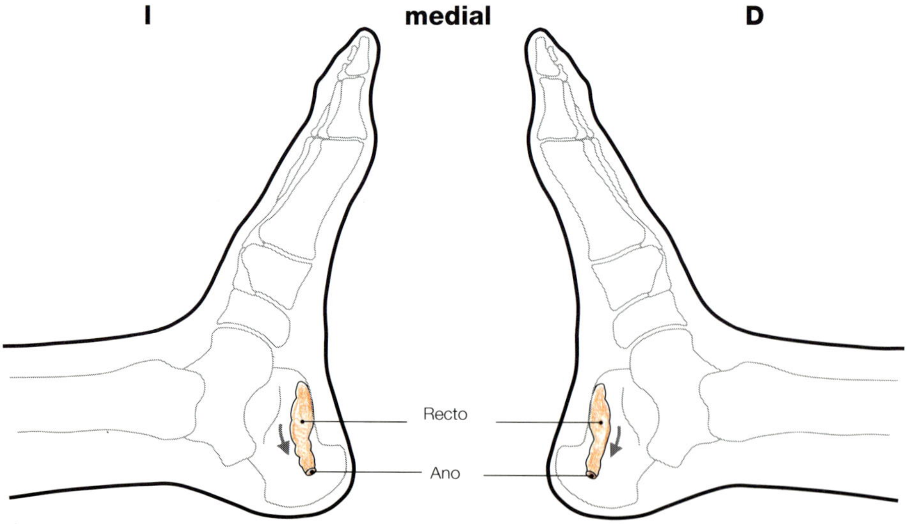

Figura **45**

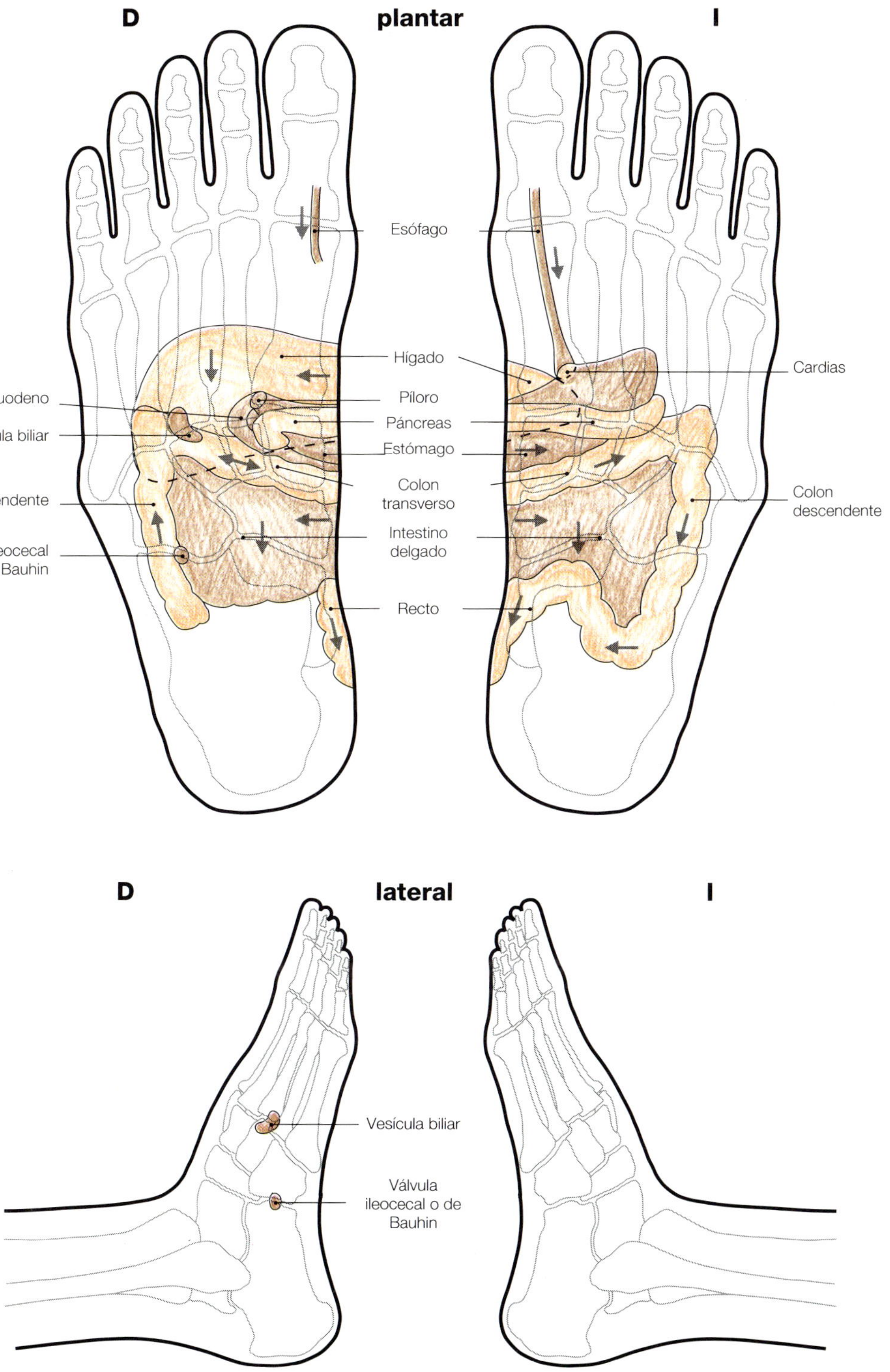
D
plantar
I
Esófago
Hígado
Cardias
Duodeno
Píloro
Vesícula biliar
Páncreas
Estómago
Colon ascendente
Colon transverso
Colon descendente
Intestino delgado
Válvula ileocecal o de Bauhin
Recto
D
lateral
I
Vesícula biliar
Válvula ileocecal o de Bauhin

Figura **46**

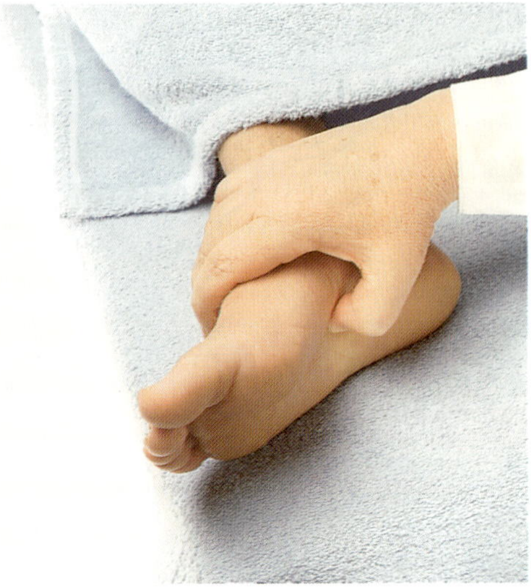

Figura **47** Zona refleja del intestino

Si el paciente presenta el último tramo del intestino grueso, esto es, el recto, claramente átono y con pérdida de volumen, circunstancia esta que entorpece la defecación, podrá tratarse esta zona asimismo en sentido contrario al de la excreción, como estímulo para un mejor vaciado del intestino.

Las zonas del cardias, píloro, válvula ileocecal y vesícula biliar se tratan de forma puntual: las plantares con el pulgar, y las dorsales con el índice. El ano, localizado en el borde posterior medial del calcáneo, se puede tratar tanto con el pulgar como con el índice.

En el caso del hígado, es aconsejable tanto el método de trabajo de distal a proximal como de medial a lateral. Las zonas plantar y dorsal de los bordes inferior y exterior del hígado, de acuerdo con nuestra experiencia, se ven afectadas con mayor frecuencia (lo mismo sucede con el ángulo hepático del colon ascendente).

9.7 Zonas reflejas del sistema linfático y del plexo solar

9.7.1 Indicaciones generales

En el marco del sistema linfático se hablará de los vasos linfáticos más importantes, junto con sus nódulos y órganos. Sin embargo, debemos tener en cuenta que el sistema linfático está tan ramificado como el sistema circulatorio, de modo que allí donde apliquemos el tratamiento estaremos en contacto, de una manera neutra, tanto con los vasos sanguíneos como también con el sistema linfático. Sin embargo, este último no está cerrado en sí mismo, como ocurre con el sistema venoso y arterial, sino que empieza en el organismo, en los espacios intersticiales de las células de las capas periféricas de tejido.

La zona del plexo celíaco, conocido bajo el sinónimo de plexo solar, podría ser tratado al igual en el marco de otros sistemas. El hecho de que se agregue a las zonas linfáticas se debe, por un lado, a que de esta manera puede hacerse una representación lo más clara posible y, por otro, a que los sistemas vegetativo y linfático conforman una unidad funcional.

9.7.2 Diagrama de las zonas
(figs. 48 y 49, págs. 92 y 93)

9.7.3 Localización anatómica de las zonas

9.7.3.1 Sistema linfático

La región de la cavidad nasofaríngea, situada en el centro dorsal del dedo gordo, está ricamente provista de vasos y órganos linfáticos, incluido el anillo linfático faríngeo.

Al igual que ocurre con su correspondiente proyección en el pie, los vasos linfáticos laterales del cuello, hasta la clavícula, se localizan, por un lado, a partir de la apófisis mastoides y, por otro, de la articulación de la mandíbula. En el centro se encuentran las zonas de las amígdalas, que son claramente perceptibles al tacto, si se divide en sentido lateral, con una línea imaginaria horizontal la superficie dorsal de la falange proximal del dedo gordo. El sistema linfático de la cabeza y el cuello puede ser tratado asimismo en los espacios interdigitales, tal y como era habitual hace años, antes de que se conocieran las zonas reflejas de los vasos linfáticos laterales con la exactitud con que se conocen en la actualidad.

La trompa de Eustaquio está localizada, tanto en el pie derecho como en el izquierdo, en la superficie plantar, a la altura de la hendidura de la articulación, entre la falange proximal y la falange medial de los dedos segundo, tercero y cuarto.

La zona refleja del timo apenas puede distinguirse de la del esternón, sobre todo si se tiene en cuenta que tanto su tamaño como su longitud pueden ser bastante variables.

Muy cerca de la articulación del hombro, en la cabeza medial del quinto metatarsiano, se localizan, tanto en el pie derecho como en el izquierdo, y en sus superficies plantar y dorsal, los vasos linfáticos de la axila.

La zona refleja del pecho discurre en la mujer por la parte central de los metatarsianos dorsales, desde el borde lateral del esternón hasta la axila.

La zona refleja del bazo, por su lado, se encuentra en el pie izquierdo, en ambas zonas, plantar y dorsal, en el tercio inferior del metatarsiano 4. La zona dorsal se ha añadido al diagrama recientemente; con esto quiero resaltar la importancia creciente del bazo.

En el pie derecho, la zona del apéndice puede palparse en el mismo lugar que la válvula de Bauhin, es decir, entre el cuboides y el calcáneo.

El sistema linfático de la pelvis ocupa casi toda la parte proximal del calcáneo, de medial y lateral. En el dorso del pie, la unión entre el maléolo externo y el interno corresponde a los vasos linfáticos del pliegue inguinal; la zona se prolonga por la articulación del astrágalo como una ancha franja, y se ensancha hacia medial y hacia las zonas linfáticas del bajo vientre y del muslo.

Toda la región distal de la pierna abarca las zonas de los vasos linfáticos del muslo; sin embargo, el mayor beneficio terapéutico se obtiene a lo largo del talón de Aquiles, en medial y lateral, hasta alcanzar la estructura ósea de la tibia y el peroné.

La región linfática en torno a la rodilla puede tratarse, a su vez, en un radio más ancho alrededor de las zonas reflejas de la misma rodilla; la zona de la corva se halla a la misma altura que las zonas de la rodilla, en el dorso de la pierna.

9.7.3.2 Plexo solar

La zona refleja del plexo solar se prolonga, tanto en el pie derecho como en el izquierdo, desde la base del metatarsiano 1 hasta el cuneiforme 1, y su superficie central coincide con el ámbito de la zona del estómago.

9.7.4 Método de trabajo

9.7.4.1 Sistema linfático

En la medida en que el anillo linfático faríngeo afecta a la cavidad nasofaríngea, habrá de ser tratado con la yema del dedo, mientras que el vaso linfático lateral del cuello se realizará con las yemas de ambos índices, a base de pases alternos de presión (véase pág. 37, pases alternos de presión), en especial en el caso de pacientes con trastornos linfáticos en la cabeza y el cuello. Con atención y una cierta práctica, podrá distinguirse sin dificultad alguna si estos pases pueden efectuarse con fluidez o si, por el contrario, se bloquea el flujo de aplicación. Si existe una buena permeabilidad en los tejidos, los pases podrán ser más largos; si, por el contrario, hay congestiones, serán más cortos y se repetirán con mayor frecuencia.

Las membranas interdigitales (fig. 50) entre los dedos de los pies pueden exprimirse también en dirección distal con las yemas de los pulgares y de los índices (v. pág. 37). Se recomienda este movimiento si no existe ninguna indicación especial para la zona linfática de la cabeza y del cuello. Dado que el espacio interdigital entre el dedo gordo y el segundo dedo es particularmente ancho, la membrana interdigital se exprimirá tanto desde la superficie lateral del dedo gordo como desde el segundo dedo.

Sin embargo, en el caso de que se presente una sintomatología linfática clara y aguda en la cabeza y el cuello, causada, por ejemplo, por dolor de muelas, otitis media o sinusitis, es aconsejable efectuar los movimientos en los espacios interdigitales de distal a proximal. La manera más sencilla es colocar los índices de forma alternativa en el pliegue de tejido que aparece entre los dedos, y efectuar los pases desde allí, en dirección a la articulación metatarsofalángica. Lo más sensato es elegir uno de estos dos métodos de trabajo, en función del cuadro clínico del paciente, y no mezclarlos entre sí.

Las zonas reflejas de los vasos linfáticos de la axila se tratan suavemente con el índice o el pulgar, en la cabeza medial del quinto metatarsiano, tanto dorsal como plantar. Si no existen trastornos concretos, las zonas reflejas de la mama, en la mujer, pueden tratarse con el índice en los espacios intermetatarsianos en el dorso, de manera pareci-

Sistema linfático

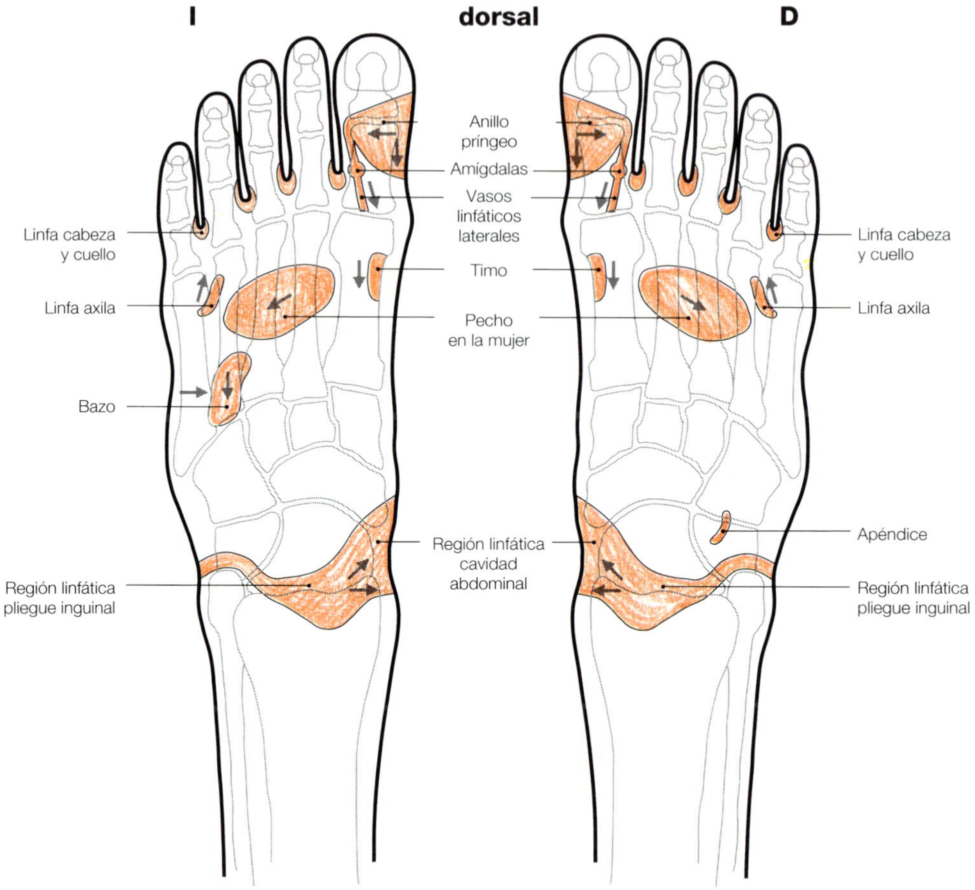

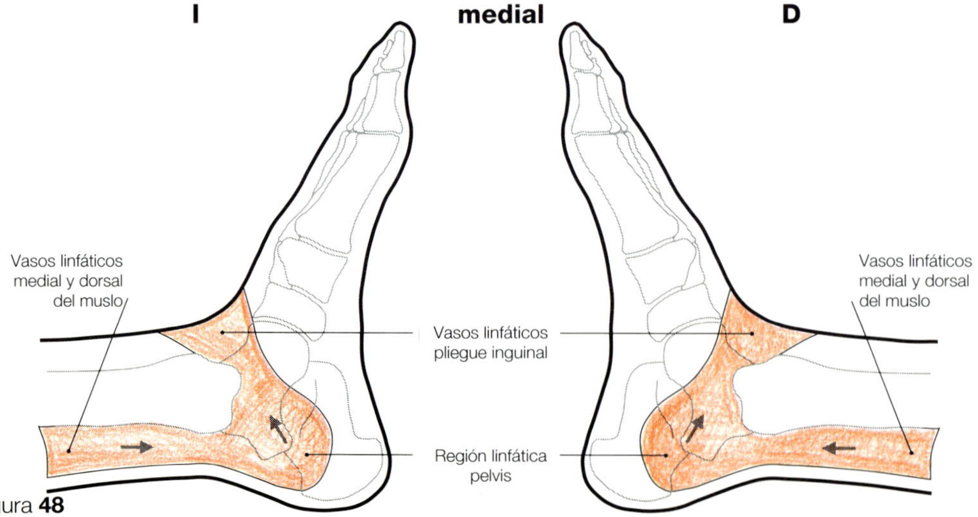

Figura **48**

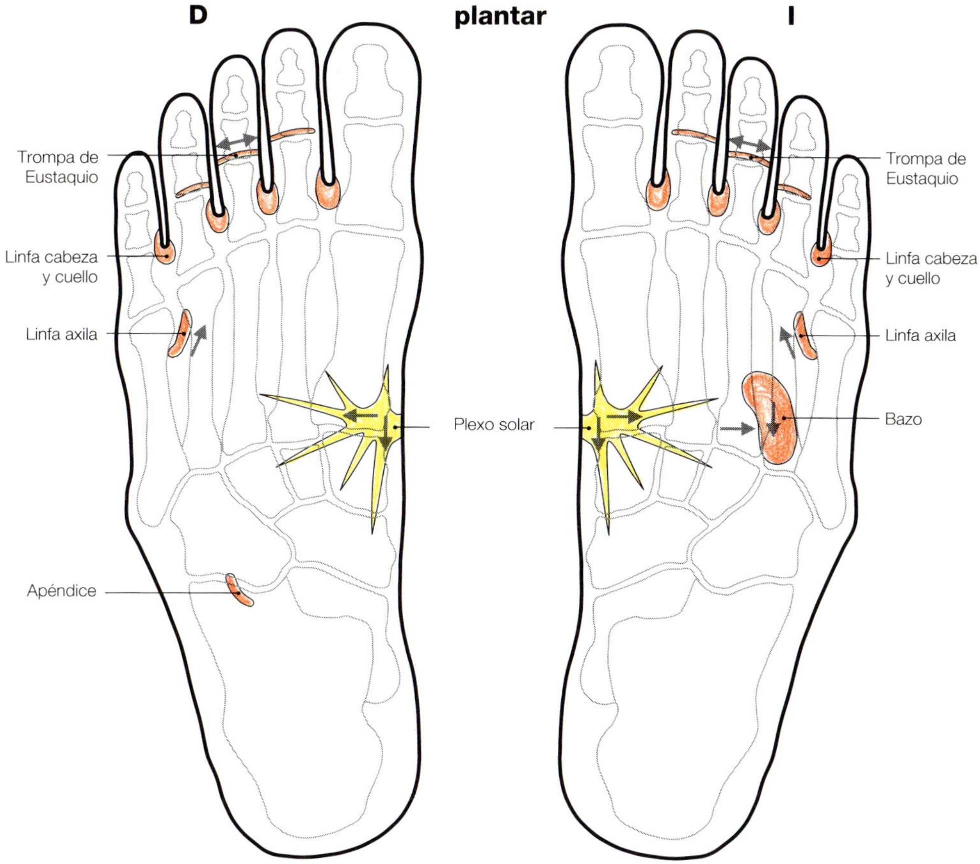
D
plantar
I
Trompa de Eustaquio
Linfa cabeza y cuello
Linfa axila
Plexo solar
Apéndice
Trompa de Eustaquio
Linfa cabeza y cuello
Linfa axila
Bazo

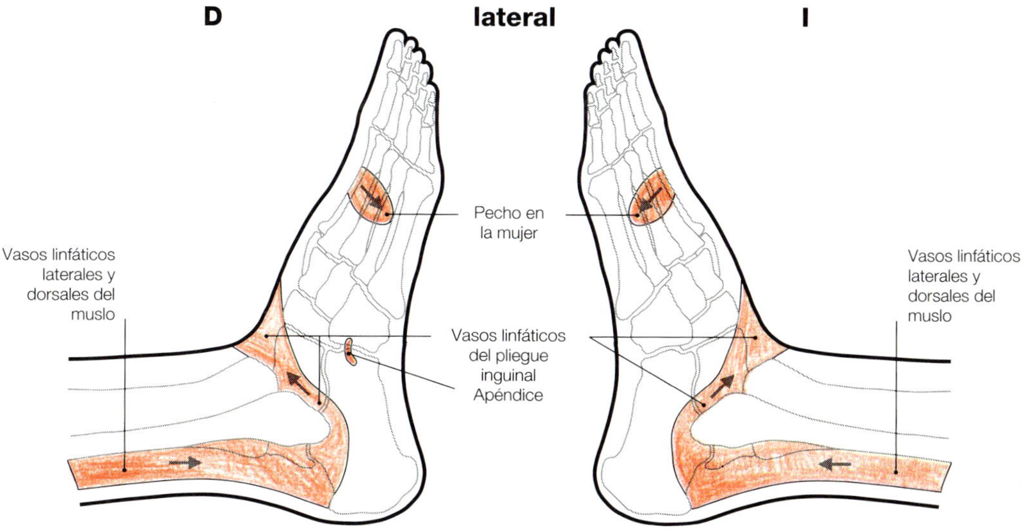
D
lateral
I
Pecho en la mujer
Vasos linfáticos laterales y dorsales del muslo
Vasos linfáticos del pliegue inguinal
Apéndice
Vasos linfáticos laterales y dorsales del muslo

Figura **49**

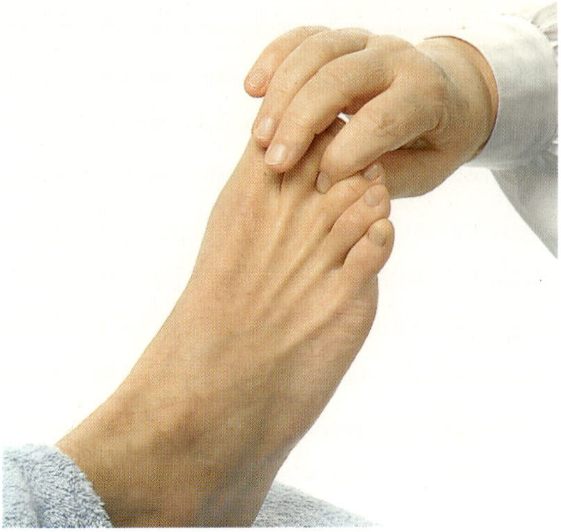

Figura **50** Zona refleja de la región linfática de la cabeza y el cuello

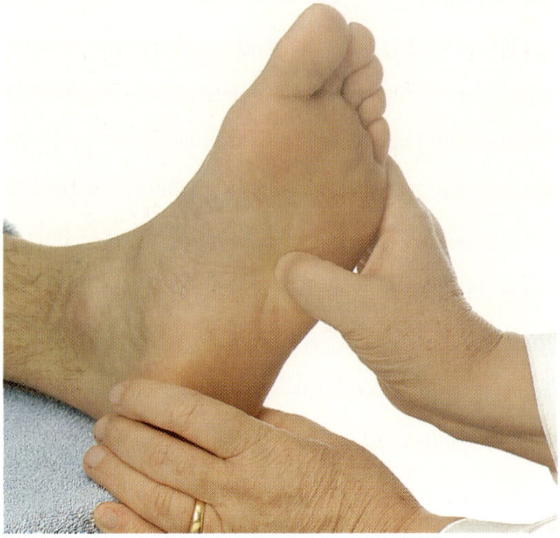

Figura **51** Zona refleja del bazo

da a como se trataban la cintura escapular y el tórax (véase pág. 77).

En el caso de que congestiones, dolores o una asistencia postoperatoria hagan necesario un tratamiento más profundo, elegiremos el llamado movimiento de «patita de terciopelo»: las yemas de dos dedos de cada mano se colocan unas frente a las otras, ambos pulgares sostienen el arco transversal desde la planta. Mientras las manos, una tras otra, oscilan suavemente, las yemas adoptan una posición en punta y aplican con suavidad, pero con firmeza, el estímulo terapéutico en el tercio central de los metatarsianos en su cara dorsal. Las muñecas, relajadas, oscilan también de forma sucesiva. El movimiento de tratamiento se aplica desde las proximidades del esternón a la axila. Mientras que las dos yemas de una mano avanzan en pequeños pasos, las de la otra mano retroceden.

A la zona plantar del bazo (fig. 51), en el tercio proximal del cuarto metatarsiano, se llega bien con el pulgar; mientras que a la dorsal se accede con el índice. Para el apéndice es válido lo mismo: en la zona plantar actúa el pulgar; en la dorsal, el índice.

En la zona linfática medial de la pelvis debe trabajarse de forma suave con el pulgar, en varias trayectorias hacia el pliegue inguinal. Por lo general, tanto el dedo índice como el medio son los más indicados para llegar, desde una posición lateral, a la zona localizada en el calcáneo. En el caso de que sea posible efectuar una buena supinación de la mano, puede utilizarse también el pulgar.

Éste trata también la región linfática del pliegue inguinal, de lateral a medial. Al hacerlo deben colocarse los cuatro dedos bajo el talón, para que la yema del pulgar pueda aplicarse plana por debajo del maléolo externo. Mientras el pulgar sigue trabajando en dirección medial, la otra mano, que sostiene el pie, lo va moviendo poco a poco y con suavidad hacia la posición vuelta hacia fuera. Los vasos linfáticos del pliegue inguinal terminan, en medial, antes del maléolo interno.

La región linfática medial del muslo es tratada a base de pases alternos, utilizando las yemas planas de ambos pulgares, de proximal a distal, hasta llegar al maléolo interno y al borde interior trasero del calcáneo (fig. 11). En la región linfática lateral del muslo, son las yemas de los dedos 3 y 4, las que aplican los pases alternos, igualmente de proximal a distal, a lo largo del tendón de Aquiles (fig. 10).

9.7.4.2 Plexo solar

Se trata con el pulgar tanto en el pie derecho como en el izquierdo, y puede abarcarse igualmente bien de medial a lateral como de distal a proximal.

En el caso de pacientes hipersimpaticotónicos, se elige el movimiento sedante; si los pacientes son vagotónicos, se trabajará tonificando.

9.8 Zonas reflejas de las glándulas endocrinas

9.8.1 Indicaciones generales

Dentro de este sistema, la zona de la hipófisis es de la que se tiene menos experiencia terapéutica hasta el momento. A lo largo de mi actividad profesional en la consulta, sólo algunas veces he tenido oportunidad de comprobar dicha zona en pacientes con tumores en la hipófisis, sin que pudiera deducir de ello medidas o conclusiones terapéuticas.

En el caso de las restantes glándulas de secreción interna, la localización y terapia de las zonas reflejas resulta harto más sencilla.

9.8.2 Diagrama de las zonas (figs. 52 y 53, págs. 96 y 97)

9.8.3 Localización anatómica de las zonas

La hipófisis puede ser tratada terapéuticamente en el borde medial del periostio de ambas falanges distales de los dedos gordos, desde plantar, donde sus cabezas se ensanchan en la base.

El tiroides presenta una zona refleja tanto dorsal como plantar. La dorsal se encuentra en el tercio proximal de la falange proximal del dedo gordo y puede tratarse más o menos por encima de los dos tercios de su anchura. La zona plantar, a su vez, está situada en torno a las falanges proximales de ambos dedos gordos y es más amplia que la dorsal. Abarca toda la superficie en torno a la séptima vértebra, la cual se localiza al otro lado del tiroides. Popularmente, cuando se producen alteraciones o existe un engrosamiento conjuntivo de este tejido, recibe el nombre de «giba hormonal».

El timo, podría incluirse perfectamente dentro de la clasificación de las zonas hormonales, pero ya se ha hablado de él en relación con el sistema linfático (págs. 90 y ss.).

Las zonas reflejas de las cápsulas suprarrenales se encuentran en el extremo distal de los riñones y, en parte, sobresalen por el espacio existente entre las bases de los metatarsianos 2 y 3.

La zona refleja de la cabeza del páncreas se halla en el pie derecho, entre la base del primer metatarsiano y el primer cuneiforme. Las zonas del centro y de la cola, por su parte, se localizan en el pie izquierdo, entre la base del primero, segundo y tercer metatarsiano y los cuneiformes 1, 2 y 3, donde el páncreas se halla delimitado lateralmente por el bazo.

Las zonas reflejas de los genitales poseen una disposición medial, aproximadamente entre el centro y el tercio proximal del calcáneo. En el caso de la mujer corresponde al útero, el cual se prolonga en sentido proximal hasta la vagina y conduce, a lo largo del borde posterior del calcáneo, hasta el suelo pelviano, el llamado perineo.

Puesto que en esa parte el pie es bastante más ancho y voluminoso de lo que es la pelvis, la zona de las trompas uterinas y de los ovarios, debido a su situación central, puede abarcarse en el pie tanto desde medial como también desde lateral.

La localización medial de los ovarios no se representa en los diagramas; en parte, coincide con la zona del útero y enlaza con la zona de las trompas uterinas, hasta cerca del inicio del astrágalo. La delimitación de la zona del ovario puede hallarse en la superficie lateral, en el centro de una línea diagonal imaginaria trazada entre el borde inferior del maléolo externo y la punta redondeada derecha del talón, desde donde se prolonga en dirección distal.

La zona refleja de las trompas uterinas comunica la zona que corresponde al ovario con la del útero, tanto en el pie derecho como en el izquierdo, partiendo de debajo del maléolo lateral.

En el caso del hombre, la zona refleja de la próstata —que se corresponde más o menos con la localización del útero en la pelvis femenina— está situada en el borde superior interno del calcáneo y conecta con la zona refleja de los testículos y del pene.

Para las zonas genitales masculinas es válido lo mismo que para las femeninas: el conducto inguinal, por una parte, se corresponde en su mayor parte con las trompas uterinas descritas desde medial; por otro lado, y de modo semejante a la loca-

Glándulas endocrinas

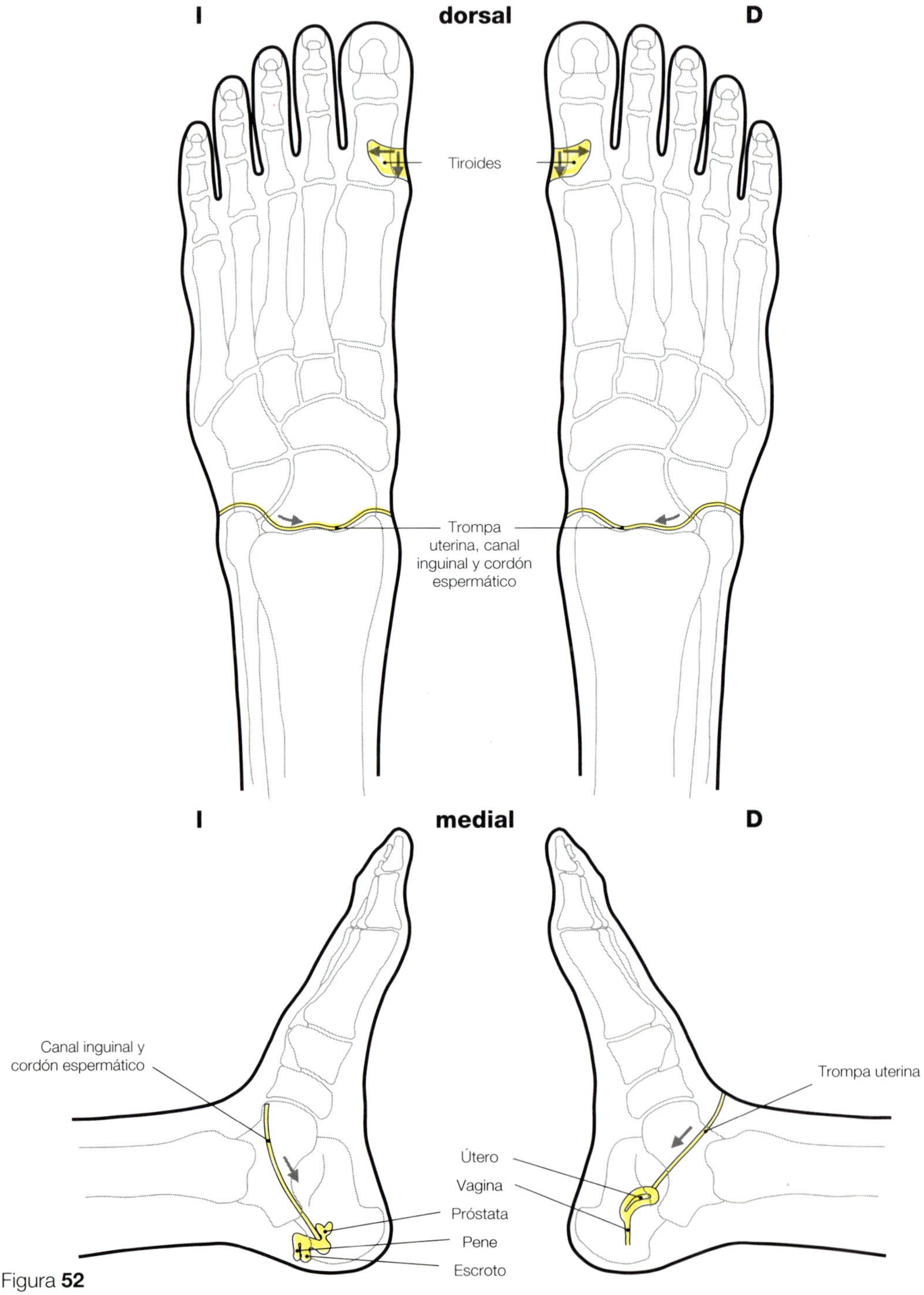

Figura **52**

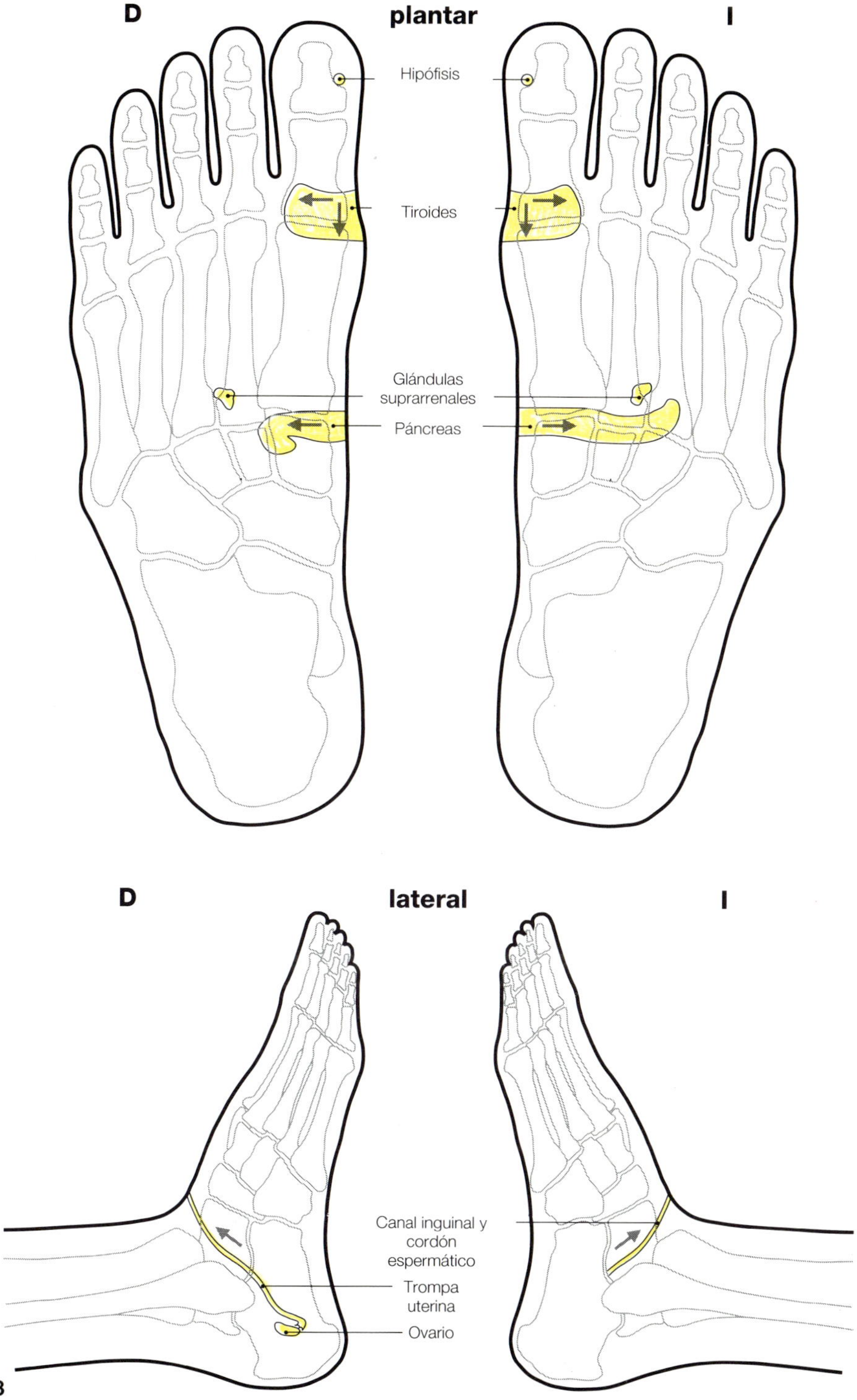
D
plantar
I
Hipófisis
Tiroides
Glándulas suprarrenales
Páncreas
D
lateral
I
Canal inguinal y cordón espermático
Trompa uterina
Ovario

Figura **53**

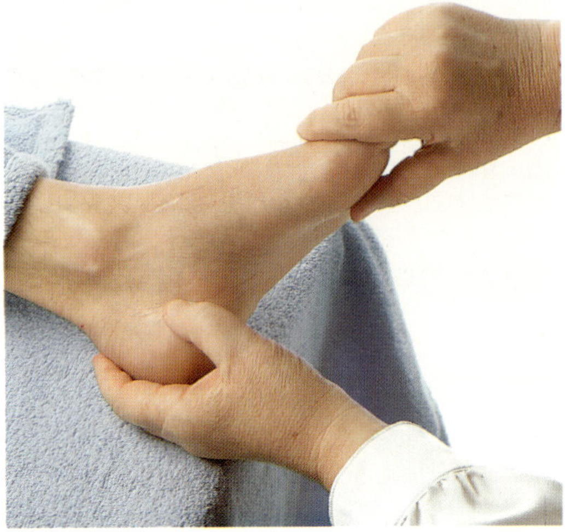

Figura **54** Zonas reflejas de la pelvis

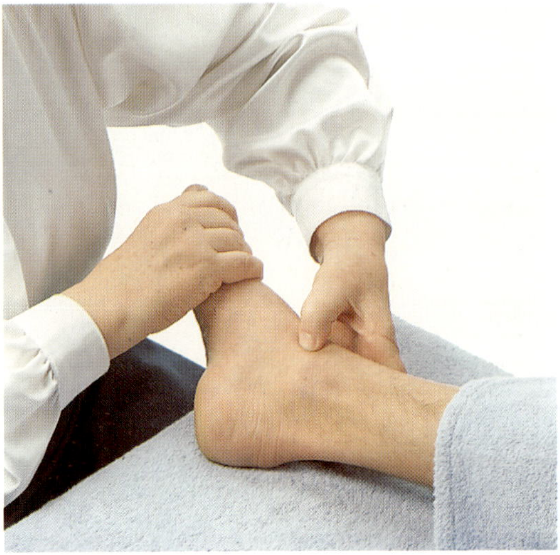

Figura **55** Tratamiento de las zonas reflejas de las trompas uterinas o del conducto inguinal

lización lateral del ovario y de la trompa uterina, puede llegarse también a la zona del conducto inguinal y del cordón espermático, de lateral a medial.

9.8.4 Método de trabajo

La hipófisis sólo es tratada desde la planta (no medial) con el pulgar colocado de forma perpendicular en dirección al talón (posición parecida a la utilizada en el caso de las zonas de la base del cráneo y de la trompa de Eustaquio) (véase pág. 70). Incluyo esta zona como parte importante del sistema endocrino cuando se sufren trastornos e insuficiencias hormonales; en tal caso habrá de ser tonificada de forma general.

Sin embargo, en el caso de pacientes con traumatismos craneales, tumores u operaciones en la cabeza, la zona de la hipófisis sólo se tratará con el movimiento sedante, o se evitará por completo.

La parte dorsal del tiroides puede tratarse con el índice, de medial a lateral, mientras que para la planta se recomienda utilizar el pulgar. Dado que en el caso de pacientes con trastornos del tiroides a menudo puede observarse una flexión lateral exagerada en la falange proximal del dedo gordo y una modificación en la posición del metatarsiano 1, el llamado *Hallux valgus*, cuando existan trastornos en esta zona orgánica, se trabajará con sumo cuidado. También las manipulaciones y los movimientos en las falanges proximales del dedo gordo se aplicarán con suavidad.

Las cápsulas suprarrenales difícilmente pueden distinguirse de los riñones, y se tratan en su parte distal para tonificarlas, en el caso, por ejemplo, de insuficiencias (como en las personas asmáticas, reumáticas o alérgicas).

El páncreas, su cabeza en concreto, se trata en el pie derecho, de medial a lateral, mientras que en el pie izquierdo se hace lo propio con la parte central y con la cola, también de medial a lateral, en dirección a la línea de la articulación de Lisfranc, hasta llegar a la base del cuarto metatarsiano. Es evidente que en el caso de las personas con diabetes habrá que controlar con particular interés el nivel de azúcar durante una serie de sesiones. (Para indicaciones terapéuticas más detalladas véase pág. 162).

Las regiones de los genitales se tratarán en medial y lateral, tanto con el índice como con el pulgar, trabajando en cualquier caso con suavidad (fig. 54). De modo parecido al método de trabajo recomendado para la zona linfática del pliegue inguinal (véase pág. 91), la unión de los genitales externos con los internos —en la mujer, las trompas uterinas, y en el hombre, el conducto inguinal y el cordón espermático— se tratarán con el pulgar (fig. 55). También aquí la mano que sostiene el pie lo moverá despacio hacia la posición vuelta hacia fuera, tan pronto como el pulgar haya alcanzado en su avance la mitad del astrágalo dorsal. De esta manera puede recorrerse mejor la conexión desde las zonas genitales laterales a las mediales. Tanto en la mujer como en el hombre las zonas de localización medial suelen mostrarse dolorosas.

Las zonas reflejas de la próstata y el escroto, junto con los testículos, se encuentran bastante juntas. Éstas se tratan con el índice o el pulgar indistintamente; la próstata en el borde proximal de la vejiga, y los testículos cerca del borde superior interno del calcáneo.

Tanto en el hombre como en la mujer, las zonas reflejas de los genitales la mayoría de las veces son claramente sensibles al tacto, incluso cuando no existe ninguna enfermedad, ya sea crónica o aguda. Puesto que el sistema hormonal está estrechamente relacionado con el sistema neurovegetativo desde el punto de vista funcional, y ambos con el ámbito afectivo, en estas zonas pueden manifestarse asimismo problemas y dificultades en la relación de pareja o traumas de tiempos pasados. En el fondo del saco de Douglas, entre el recto y los genitales, a menudo se acumulan toxinas y sustancias perjudiciales, procedentes todas ellas de los órganos de la pelvis menor y de los órganos digestivos.

De ahí que sea aconsejable siempre empezar con mucha precaución el trabajo en estas zonas.

10. Establecer un diagnóstico en la primera sesión de tratamiento

10.1 Primera impresión

Hasta cierto punto «en nuestras manos está» el nivel que tendrá nuestro trabajo, ya que la calidad del primer contacto marcará la atmósfera que reinará a lo largo del tratamiento.

Para empezar, sintonizaremos con el paciente colocando nuestras manos con suavidad sobre sus pies, durante unos segundos. A esta sugerente toma de contacto la llamamos «Primera impresión». A través de las manos percibiremos de forma sutil la primera información sobre el paciente y su estado real.

En el caso de que exista cierto temor o vergüenza al contacto, o bien que los pacientes sean muy sensibles a las cosquillas, los pies deberán permanecer todavía cubiertos durante esta primera impresión. Si se lleva a cabo con precaución el primer contacto, mediante las manos puede estimular la confianza, y en modo alguno será percibido por el paciente como una carga opresora o como una intromisión personal.

Distinguimos en la primera sesión entre la exploración visual y la exploración de palpación.

10.2 Exploración visual

Debemos aprender a contemplar los pies de los pacientes sin sacar de entrada conclusiones terapéuticas o de diagnóstico. Sólo tras haber adquirido cierta práctica, pueden deducirse, a partir de la exploración visual, relaciones causales con las posibles perturbaciones. En principio, sólo la exploración de palpación, que se realiza acto seguido, es la que decide si, en efecto, la zona reacciona o no de un modo anómalo.

Puesto que la sola exploración visual no ofrece ninguna base objetiva suficiente para establecer una terapia, no debemos efectuar manifestaciones concluyentes acerca del resultado de la exploración visual ante el paciente, ya que más bien le producirían inseguridad y dañarían de forma innecesaria nuestra credibilidad.

Algunos trastornos, por ejemplo, se manifiestan en las zonas reflejas en un estadio en el que el paciente mismo todavía no percibe ningún tipo de molestias (síntomas precursores); algunos indican sólo una debilidad general, sin que, en modo alguno, aparezcan como enfermedad. En algunas ocasiones, una vez ha remitido un trastorno o una enfermedad, siguen existiendo muestras visibles, debido quizás a que sus causas siguen existiendo, si bien de modo latente; la perturbación en las ZR debe interpretarse como una señal secundaria. En las personas deportistas también debemos examinar los músculos del pie, en particular en lo que se refiere a su tono tisular normal, a fin de no interpretar como zonas afectadas los grupos de músculos que destacan de forma más marcada simplemente porque están bien entrenados.

Efectuaremos la exploración visual siguiendo el orden que se indica a continuación:

- Estática del pie: arco longitudinal, arco transversal, forma y colocación de los dedos;

- Constitución de los tejidos: congestiones venosas y linfáticas e hinchazón en los tejidos, retracción en el tejido celular subcutáneo y lasitud de la musculatura;

- Anomalías en la piel y en las uñas: callos, excoriación, verrugas, ampollas, heridas, hongos, que aparecen tanto en las uñas como en las membranas interdigitales.

10.2.1 Estática del pie

De todos es conocida la importancia del pie como arco de soporte para todo el ser humano. Esta interpretación halla respuesta en la ortopedia y en las terapias manuales, las cuales contemplan al pie sobre todo desde la perspectiva de las relaciones estáticas. Esto no está, ni mucho menos, en contradicción con la TZR, ya que existe una relación de efecto recíproco entre una posición incorrecta de los huesos del pie y los trastornos orgánicos, relación que se manifiesta en las ZR.

Ejemplos

○ Puesto que las zonas reflejas de la columna vertebral se asignan al arco longitudinal, un pie plano muy marcado perjudicará a esas ZR.

○ Un arco transversal aplastado, con los dedos en clara abducción, puede influir de forma negativa en la zona de la cintura escapular, de los órganos respiratorios y del corazón.

○ En el caso de personas con malformaciones en la región del cuello y de la nuca, y con trastornos del tiroides, a menudo se observa un *hallux valgus*. Este efecto patológico en dichas ZR puede aparecer tanto debido a una malformación ortopédica, como también a causa de una cicatriz producida por una operación de *hallux valgus*.

○ Con suma frecuencia y como consecuencia de una sobrecarga incorrecta del arco longitudinal, se produce una retracción y un debilitamiento también en el tono a la altura del primer cuneiforme, en dirección al escafoides, justo en la zona correspondiente a la región lumbar de la columna vertebral.

○ Los dedos en forma de martillo y otras deformaciones más en ellos, inciden sobre la ZR de la cabeza. A veces, la mera visión de la posición de los dedos revela trastornos existentes en el ámbito de la dentadura y de la mandíbula, así como en los senos nasales accesorios. A menudo he podido observar que, tras un saneamiento dental integral, los dedos correspondientes pueden moverse mejor y están menos congestionados.

Naturalmente, también hay que tener en cuenta, en este contexto, el tema de la moda de cada momento en lo que se refiere a los zapatos, ya que, en definitiva, el efecto recíproco entre los dedos de los pies y la región de la cabeza existe, más allá de que la sobrecarga sea desencadenada por un calzado inadecuado o como consecuencia de molestias en la zona de la cabeza (por ejemplo, sinusitis crónica, trastornos dentales masivos y migraña).

○ Los cuneiformes aplastados actúan sobre las zonas reflejas del intestino y la parte inferior de la columna vertebral. Estas relaciones me llamaron la atención en una época en la que un conocido médico me remitía pacientes para que se sometieran a tratamientos, después de habérseles efectuado una reposición quiropráctica y de terapia manual de los huesos del pie. Muchos de dichos pacientes informaban que después de la reposición de los cuneiformes (a los que corresponden, entre otras zonas, también las del tracto digestivo), no sólo se había restablecido el orden en la estática general de toda la columna vertebral, sino que también habían mejorado de una manera llamativa sus problemas digestivos (22).

○ Las lesiones del tobillo y el talón están relacionadas con los órganos de la pelvis menor y con las dos articulaciones de la cadera.

◙ Algunos casos tratados en mi consulta

He comprobado cómo deportistas con traumatismos mal curados en la articulación astragaloscafoidea (o astragalonavicular) o con cicatrices en los maléolos tanto externos como internos, no pocas veces tienden después a tener problemas de pelvis y de caderas, en parte estático-musculares y en parte de tipo funcional, que jamás antes habían tenido.

De vez en cuando, he observado que el clavo, de otra parte necesario, a través del calcáneo para el vendaje extensor en las fracturas de fémur, tiene una relación temporal directa con la aparición de trastornos funcionales y procesos infecciosos en los órganos de la pelvis menor. La mayoría de las veces, después de un tratamiento a base de terapia neural de estas pequeñas cicatrices en el lado medial y lateral del calcáneo (precisamente las zonas de los órganos de la pelvis menor) y de algunas sesiones de TZR, los trastornos desaparecían con la misma rapidez con la que habían aparecido.

10.2.2 Tejido del pie

Las congestiones linfáticas y venosas y las hinchazones edematosas («bolsas de agua») se manifiestan, sobre todo, en la zona del tobillo, del tendón de Aquiles y en el dorso del pie, cerca de las articulaciones metatarsofalángicas. La retracción o la lasitud de los tejidos aparecen tanto en la superficie plantar como en la medial, y, a menudo, en puntos bien delimitados.

Ejemplos

○ Muchos pacientes con trastornos digestivos presentan en las zonas reflejas del intestino (cuneiformes, escafoides y parte del calcáneo de ambos pies) protuberancias almohadilladas, las cuales pueden reducirse, por lo menos en parte; y lo propio sucede con los trastornos intestinales, que pueden regularse tras una serie de sesiones de tratamiento en los pies y/o mediante modificaciones en los hábitos alimentarios y de una mejora de la flora bacterial intestinal.

○ Mujeres con fuertes molestias en la región urogenital muestran alteraciones en los tejidos, la mayoría de las veces hinchazones, preferentemente desde los maléolos internos hasta la zona del talón.

○ En el caso de niños con pseudocrup y asmáticos, y también niños con mucoviscidosis (fibrosis quística del páncreas) no son extrañas las hinchazones en la superficie dorsal del metatarso, allí donde se unen las zonas reflejas del tórax.

○ En algunos pacientes puede observarse, después de operaciones endoprotésicas de la cadera, que en la zona refleja correspondiente a la articulación de la cadera —el maléolo externo— aumentan con claridad las congestiones tras la operación, aunque a medida que mejora el estado general vuelven a desaparecer poco a poco, sin necesidad de ningún tipo de tratamiento especial.

○ Es frecuente, en mujeres cuyo sistema de drenaje y/o en las que la funcionalidad de su sistema linfático están alterados, que aparezca una congestión de los tejidos en torno al tendón de Aquiles hasta la parte medial y lateral del talón. El mero hecho de tratar esos puntos de manera intensiva puede desencadenar una buena diuresis.

○ A menudo, algunas mujeres que conocen las relaciones de interdependencia existentes respecto a las zonas reflejas, afirman que en la fase final de un embarazo, la cara interior de los talones, que corresponde a la pelvis menor, cambia de día en día su tono muscular, su forma y también la textura de la piel.

10.2.3 Piel y uñas

10.2.3.1 La piel del pie

Por un lado, es maltratada (calzado inadecuado, uso de fibras sintéticas) y, por otro, a menudo no recibe ningún tipo de cuidados. De ahí que la exploración visual sea muy reveladora.

Al examinar las alteraciones que pueda mostrar la piel de los pies, lo decisivo no es tanto de qué tipo son, como dónde se localizan. Así, un callo cerca de la articulación metatarsofalángica del dedo pequeño revelará molestias en el hombro; mientras que otro entre los dedos 2 y 3 indica posibles trastornos en las zonas de los ojos.

El hecho de que en la zona del hombro o de los ojos aparezca concretamente un callo, micosis o rágade es, a fin de cuentas, secundario; las alteraciones visibles sólo indican que la ZR correspondiente puede estar afectada.

En la exploración visual deberá concederse importancia a las siguientes alteraciones en la piel del pie:

Verrugas, grietas en las membranas interdigitales, hongos, heridas, callos, ampollas, cambios de pigmentación, enrojecimientos, palidez, descamación, rágade, sudoración en los pies, ulceraciones (por ejemplo, *Ulcus cruris*), durezas, cambios de color, cicatrices.

Ejemplos

○ Las mujeres que han sufrido embarazos difíciles y partos de niños de tamaño considerable, presentan, en la epidermis de las zonas correspondientes a los órganos de la pelvis menor, congestiones venosas o linfáticas en la superficie medial del calcáneo, o varices ramificadas.

○ Pueden observarse placas de durezas en la piel, en torno a la parte medial de la articulación metatarsofalángica del dedo gordo, en pacientes con problemas de nuca, tiroides y/o corazón.

○ Las personas que han pasado sus vacaciones en el extranjero y han ingerido comidas y bebidas a las que, o bien no estaban habituados, o bien su organismo no tolera, pueden mostrar, aun varias semanas después, en las zonas del estómago y del intestino (centro de la superficie de la planta), ampollas llenas de suero linfático, que se abren y ocasionan un fuerte picor antes de cicatrizar, además de que se forman de nuevo mientras se mantenga la carga tóxica del intestino, aunque ésta no produzca otros síntomas.

La presencia de hongos en los pies, que en su mayoría aparece como micosis interdigital, supone un fenómeno harto particular, ya que a pesar del contacto de ambos pies con el origen de la infección (piscina, sauna) pocas veces se extienden a todo el pie, y a menudo ni siquiera afectan a todas las membranas interdigitales. Los hongos se instalan en puntos típicos, que a menudo están ligados a un trastorno o debilitamiento de las zonas correspondientes en la cabeza/cuello.

El espacio interdigital entre los dedos 4 y 5 se ve expuesto, con sorprendente frecuencia, a la infección por hongos. Las ZR asignadas a este espacio están relacionadas con la sección lateral de la cabeza y el cuello, a las amígdalas y a los vasos linfáticos laterales, al oído medio e interno, a los senos maxilares, a los molares posteriores y a las muelas del juicio. Los trastornos de estos grupos de órganos y tejidos originan en las correspondientes ZR de los pies un medio menos resistente en la piel, que la hace entonces particularmente propensa al ataque de los hongos.

Éstos, en su calidad de parásitos, necesitan siempre un medio adecuado, es decir, alterado, para poder desarrollarse con normalidad, de ahí que, en determinadas partes del pie, puedan permanecer durante semanas, meses e incluso años. Tan pronto como se deja de aplicar el remedio antimicótico, que en definitiva no hace más que reprimir al hongo, la infección se manifiesta de nuevo, ya que sólo ha sido tratada en sus síntomas.

Así se comprende que la influencia de factores externos (zapatos demasiado estrechos, contagio en la sauna y en la piscina, recubrimiento inadecuado del pie, falta de cuidado de la piel, secado demasiado superficial entre los dedos) sólo tenga una importancia relativa en la génesis de una micosis interdigital, y que las relaciones con las zonas reflejas deban ser consideradas como el factor más determinante.

Un caso concreto tratado en mi consulta

Hace décadas tuve una experiencia muy reveladora en lo que se refiere a la influencia mutua existente entre las ZR y los trastornos orgánicos, cuando a una paciente, después de la cuarta sesión de tratamiento, se le agravó una fuerte neuralgia facial. En un principio, pude tratarla sólo de un modo limitado en los dedos de los pies y en sus espacios interdigitales, puesto que desde hacía muchos años sufría entre los dedos 4 y 5 un pie de atleta, resistente al máximo a la terapia.

Su dentista le extrajo el séptimo diente superior izquierdo, que desde hacía mucho tiempo estaba muerto, tras un tratamiento de la raíz. Los agudos dolores faciales pronto remitieron. Lo que más nos sorprendió, tanto a la paciente como a mí, fue la visible mejoría que se inició de forma inmediata en la superficie afectada por el hongo, de tal suerte que al cabo de tres semanas había en ese lugar una nueva capa de piel, del todo sana y con una inmejorable irrigación sanguínea.

10.2.3.2 Las uñas de los pies

También debe incluirse en la exploración visual la forma, naturaleza y color de cada una de las uñas de los dedos de los pies:

Una clara desviación de su aspecto sano (por ejemplo uñas de madera) puede, por un lado, indicar trastornos en la cabeza; además, en toda exploración de la superficie de las uñas de los pies deben tenerse en cuenta los puntos de inicio o fin de los distintos meridianos que allí se encuentran.

Por lo tanto, al llevar a cabo la exploración visual en las uñas de los pies, debemos manejar la información con particular prudencia y responsabilidad, y atenernos al principio de que no se debe comentar con el paciente la exploración visual, para no provocar innecesariamente en él inseguridad.

10.2.4 Temperatura de los pies

Para pasar de la exploración visual a la exploración de palpación, recorreremos atentamente con ambas manos —incluso con los ojos cerrados— todas las partes del pie, a fin de averiguar su temperatura.

Indicaciones prácticas

○ Una persona hipotónica tiende a tener los pies, incluso en verano y en ambientes caldeados, más bien fríos. En tales casos, se pone de manifiesto a menudo que los dedos de los pies representan la parte mas fría de los pies, ya que en ellos se encuentran las zonas de la cabeza.

○ En el caso de que existan procesos infecciosos en los órganos de la pelvis (esto afecta sobre todo a las mujeres), los talones, donde se hallan las correspondientes zonas reflejas, la mayoría de las veces están hinchados y anormalmente calientes, si los comparamos con la temperatura del resto del pie.

○ Los pacientes con trastornos en las articulaciones presentan las superficies que rodean las zonas correspondientes a dichas articulaciones claramente más calientes que los tejidos de alrededor (por ejemplo, la articulación metatarsofalángica del dedo pequeño, en el caso de molestias en el hombro; o el maléolo externo, en los problemas de cadera).

○ En cambio, en procesos degenerativos crónicos, el tono muscular local suele mostrar lasitud y la piel, a su alrededor, está demasiado fría.

Los cambios en la piel que indican un trastorno en el equilibrio térmico del pie, pueden tanto verse como palparse:

El enrojecimiento, la palidez o un aspecto marmóreo muy acusado, unos pies fríos o calientes al tacto, una particular sudoración en todo el pie o en puntos concretos del mismo, como por ejemplo en la parte interna del talón y en la parte dorsal del dedo gordo.

Mediante una atenta exploración de la temperatura del pie, obtenida a través de los suaves pases efectuados en toda su superficie, podemos aprender a percibir las diferencias existentes entre el pie derecho y el izquierdo, en las superficies plantar y dorsal, e incrementar así nuestra sensibilidad.

La temperatura puede ser muy variable en los pies, incluso en el transcurso de una misma sesión. Las claras diferencias que aparecen al principio entre los dedos y el talón, la planta del pie y el dorso, el pie derecho y el izquierdo, a menudo se equilibran transcurridos los primeros minutos.

El tiempo necesario para establecer la exploración visual en la estática del pie, su estructura muscular, las anomalías llamativas en la piel y las uñas y la temperatura del pie, al principio será de unos dos minutos, y cuando se posea cierta destreza, bastarán de 20 a 30 segundos.

El resultado de la exploración visual se anotará con lápiz o bolígrafo en la ficha de diagnóstico (figura 59).

10.3 Exploración mediante palpación

Se ha demostrado que es eficaz realizar la exploración mediante palpación justo después de la exploración visual, tras los pases que se efectúan por todo el pie. Con preferencia se realizará utilizando el tratamiento elemental con el pulgar; dependiendo de la localización exacta de las zonas, podrá también emplearse el dedo índice.

La reacción espontánea del paciente al estímulo terapéutico aplicado en la profundidad del tejido —ya sea verbalizada o no— indica si existen, y en ese caso dónde, zonas que reaccionan de forma anómala.

10.3.1 Esbozar una referencia orientativa

Para encontrar una referencia orientativa en la primera exploración de palpación, elegiremos una de las zonas del pie habitualmente más sobrecargadas, por ejemplo la de la columna vertebral, la del intestino delgado o bien la de la nuca. Allí se aplicará el tratamiento, de seis a ocho veces, palpando y examinando la zona, al objeto de percibir la capacidad de reacción del paciente.

Si éste apenas siente dolor, se puede aumentar la intensidad del tratamiento. Si ya en el primer contacto se retrae y de forma no deliberada se le humedecen las manos, reduciremos un poco su intensidad. Este procedimiento nos aportará un inestimable punto de referencia, que nos permitirá orientarnos a lo largo de toda la primera exploración.

> El hecho de que una misma intensidad en el tratamiento de puntos distintos del pie desencadene sensaciones y reacciones diferentes entre sí, nos brinda la posibilidad de establecer comparaciones entre una zona refleja sana y otra afectada.

Gracias a las disparidades existentes entre los tejidos del pie, pueden utilizarse distintas variaciones en cuanto a la intensidad del tratamiento durante la primera exploración:

○ En puntos cercanos al periostio (por ejemplo, dedos, superficie medial del calcáneo) el estímulo se aplicará con más suavidad.

○ En puntos de tejidos bien tapizados se puede trabajar con mayor fuerza (superficie plantar de los talones, arco transversal, entre otros).

○ En puntos donde se aplican los pases alternos, hay que trabajar siempre con suavidad (por ejemplo, en los vasos linfáticos laterales del cuello). Las puntas de nuestros dedos aprenderán pronto, con un poco de práctica y atención, a distinguir mediante el tacto si el tejido está congestionado o es permeable.

10.3.2 Ejecución práctica de la exploración mediante palpación

La primera exploración mediante palpación del pie ofrece la instantánea inconfundible del estado real del paciente. Este es su itinerario:

Se palpan ambos pies de forma sistemática y uniforme, milímetro a milímetro, mediante el tratamiento elemental, y se comprueba qué zonas reaccionan de un modo anómalo.

Las zonas afectadas son reconocibles:

- por un dolor localizado,
- por reacciones vegetativas exageradas y,
- por la propia experiencia, a través de la palpación.

Sólo en las posteriores sesiones de tratamiento, que en verdad constituyen la terapia propiamente dicha, se trabajarán en profundidad y de forma repetida las zonas afectadas. Durante todo el tiempo que dure una sesión, ambas manos permanecerán, siempre que sea posible, en contacto con el pie, alternándose la mano que actúa con la que sostiene y que transmite el contacto. En función de la fisiología de cada proceso, los pies se manipularán en un orden determinado, es decir, de acuerdo con los grupos de zonas que estén relacionados entre sí.

De esta manera se establece un continuo intercambio entre ambas partes, y se demuestra que todo el «microsistema-hombre» reproducido en los pies puede ser tratado tanto en el pie izquierdo como en el derecho, sin que exista una división de carácter excluyente.

Los siete grupos de zonas reflejas han sido descritos en detalle en el capítulo 9 (págs. 67 y ss.).

10.3.3 Diferencia entre zonas reflejas sintomáticas y zonas reflejas originarias del trastorno

Durante la exploración mediante palpación solemos encontrar en el pie un gran número de puntos alterados. Al hacerlo diferenciaremos entre zonas reflejas sintomáticas y zonas reflejas originarias de los trastornos, distinción que efectuaremos también a lo largo de las posteriores sesiones de tratamiento.

Las zonas sintomáticas son aquellas que se corresponden con la sintomatología del paciente, por ejemplo la zona del estómago en el caso de gastritis, la zona de la articulación del hombro cuando existe una periartritis húmero-escapular, o las zonas de la columna vertebral inferior en dolencias lumbares.

Las zonas originarias del trastorno son todas aquellas regiones del pie que durante el examen de palpación —además de las zonas sintomáticas— se manifiestan dolorosas o necesitadas de tratamiento. A menudo, responden a las habituales relaciones orgánico-funcionales, estáticas o tisulares. Sin embargo, en las zonas originarias de los trastornos nos hallamos asimismo con aspectos desconocidos, ya que es en ellas donde encontramos el punto fronterizo, en el cual es posible que se una la evidencia del síntoma con estados internos y anímicos.

En el caso de las zonas reflejas originarias de los trastornos obtenemos una visión múltiple «instantánea» de los procesos vitales, que no siempre encaja en nuestra imagen preconcebida —lo cual tiene una marcada orientación física—, ya que tales zonas reflejas pueden estar estrechamente relacionadas con la naturaleza y el destino de la persona y manifestar, por ejemplo, entre otros muchos, un trastorno

- de las zonas del intestino cuando no se pueden «digerir» bien situaciones embarazosas;
- de las zonas del páncreas cuando se carece de las «dulzuras de la vida»;
- de las zonas de los oídos cuando acontecimientos difíciles trastornan el equilibrio.

> Cada proceso vital, incluso el que está alterado, mantiene con toda la persona y su entorno —tanto el más cercano como el más alejado— una relación de efecto recíproco específica o latente, en su calidad de circuito diferenciado. Esta realidad debe tenerse en cuenta en cada tratamiento.

Debido a estas complejas relaciones, las zonas originarias de los trastornos no pueden establecerse previamente o «aprenderse» de forma esquemática.

En la práctica esto significa que en el caso de pacientes con una sintomatología parecida o incluso idéntica, a menudo y de acuerdo con sus condicionamientos individuales, se pone de manifiesto que las zonas originarias de los trastornos que han desencadenado la enfermedad son completamente distintas. Puesto que en la actualidad, la sobrevaloración de los síntomas del medio afectado lleva a descuidar sus causas más profundas, quiero señalar, con particular insistencia, la importancia que en realidad poseen las zonas reflejas originarias de los trastornos. Tanto las zonas sintomáticas como las originarias de los trastornos deben entenderse en su mutua complementariedad. Sólo la comprensión y tratamiento de ambas puede dar como resultado una regeneración integral del paciente. El ejemplo de la proporción existente entre la pequeña punta del iceberg y su base, oculta y mucho más grande, ilustra a las claras la relación existente entre las zonas sintomáticas y aquellas que son el origen del trastorno.

10.3.4 Ejemplos de zonas sintomáticas idénticas, siendo distintas las zonas originarias del trastorno

En pacientes con molestias en la cadera derecha es el tejido en torno al maléolo externo derecho (zona de la articulación de la cadera) el que indica siempre la sintomatología, durante la primera exploración. Sin embargo, en la palpación posterior y más exacta de todas y cada una de las zonas, aquellas que son las originarias del trastorno resultan ser distintas de un paciente a otro, como muestran los tres ejemplos expuestos en las páginas 107 a 109 (figuras 56, 57, 58).

10.3.5 Resumen

La conclusión práctica extraída de estas reflexiones en torno a la exploración y diagnóstico mediante palpación es sencilla:

Dejando de lado toda consideración teórica y si debe o no mencionarse cada una de las zonas y qué nombre otorgarles, podemos sentarnos ante los pies del paciente durante la exploración mediante palpación y trabajar todas las zonas con el movimiento de tratamiento básico, siguiendo el orden establecido en los siete grupos de trabajo.

Nos encontraremos, en consecuencia, con las zonas afectadas, tanto sintomáticas como originarias de los trastornos, ya que ambas se reconocen de la misma manera:

Son dolorosas y/o desencadenan irritaciones vegetativas.

> La clasificación en zonas sintomáticas y zonas originarias de los trastornos es una construcción conceptual, cuyo objetivo no es otro que el de profundizar en la sorprendente variedad del ser humano, más allá de cualquier visión superficial y reduccionista de la enfermedad, ya que, no lo olvidemos, también el enfermo es una persona completa.

Esta realidad no sólo debe considerarse posible de forma abstracta, sino que puede y debe experimentarse una y otra vez con todo paciente y en cada sesión, gracias a la relación natural existente entre el síntoma, que aparece en primer plano, y su origen profundo.

10.4 Registrar las zonas en la ficha de diagnóstico

En la página 110 (fig. 59), aparece reproducida, a manera de ejemplo, una ficha de diagnóstico.

Molestias en la cadera
Relaciones estático-musculares

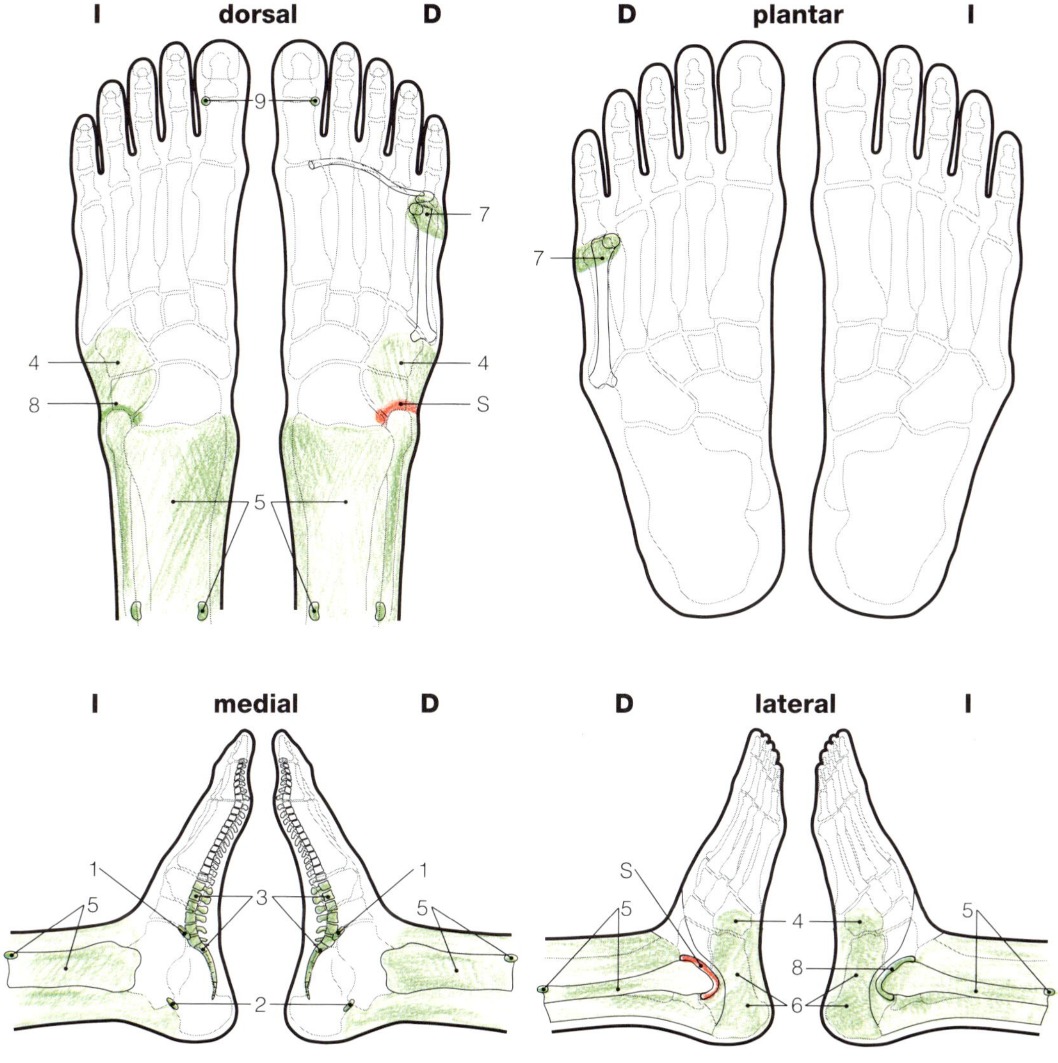

Zona sintomática (S):
Articulación derecha de la cadera

Zona originaria del trastorno:
Articulación sacroilíaca (1)
Sínfisis (2)
Región inferior de la columna vertebral (3)
Músculos abdominales laterales (4)
Muslo y rodilla (5)
Glúteos (6)
Colateral: hombro derecho (7)
Contralateral: articulación izquierda de la cadera (8)
Articulación de la mandíbula - oclusión alterada (9)

Figura **56**

Molestias en la cadera
Relaciones condicionadas metabólicamente

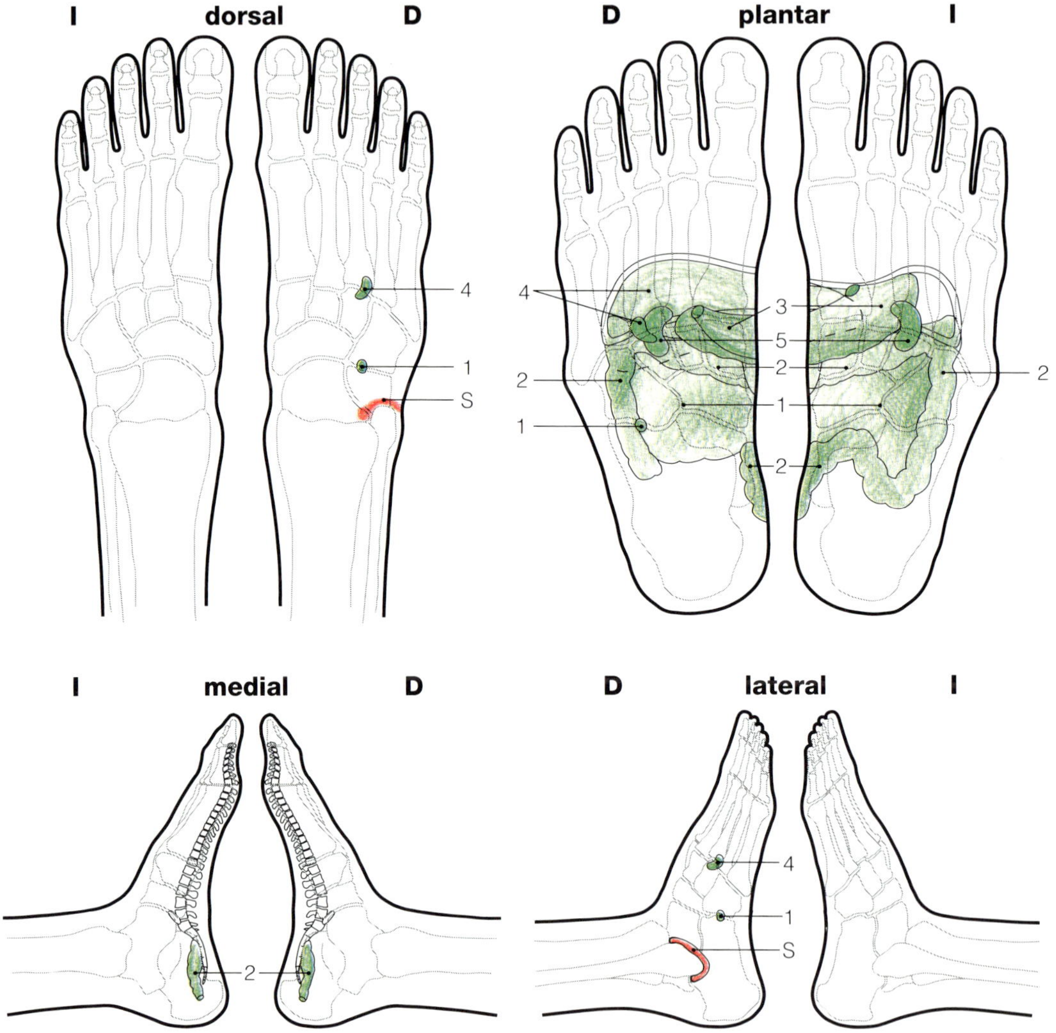

Zona sintomática (S):
Articulación derecha de la cadera

Zona originaria del trastorno:
Intestino delgado, junto con la válvula de Bauhin (1)
Intestino grueso (2)
Estómago (3)
Hígado, vesícula biliar (4)
Riñones (5)

Figura **57**

Molestias en la cadera
Relaciones con infecciones crónicas y cicatrices

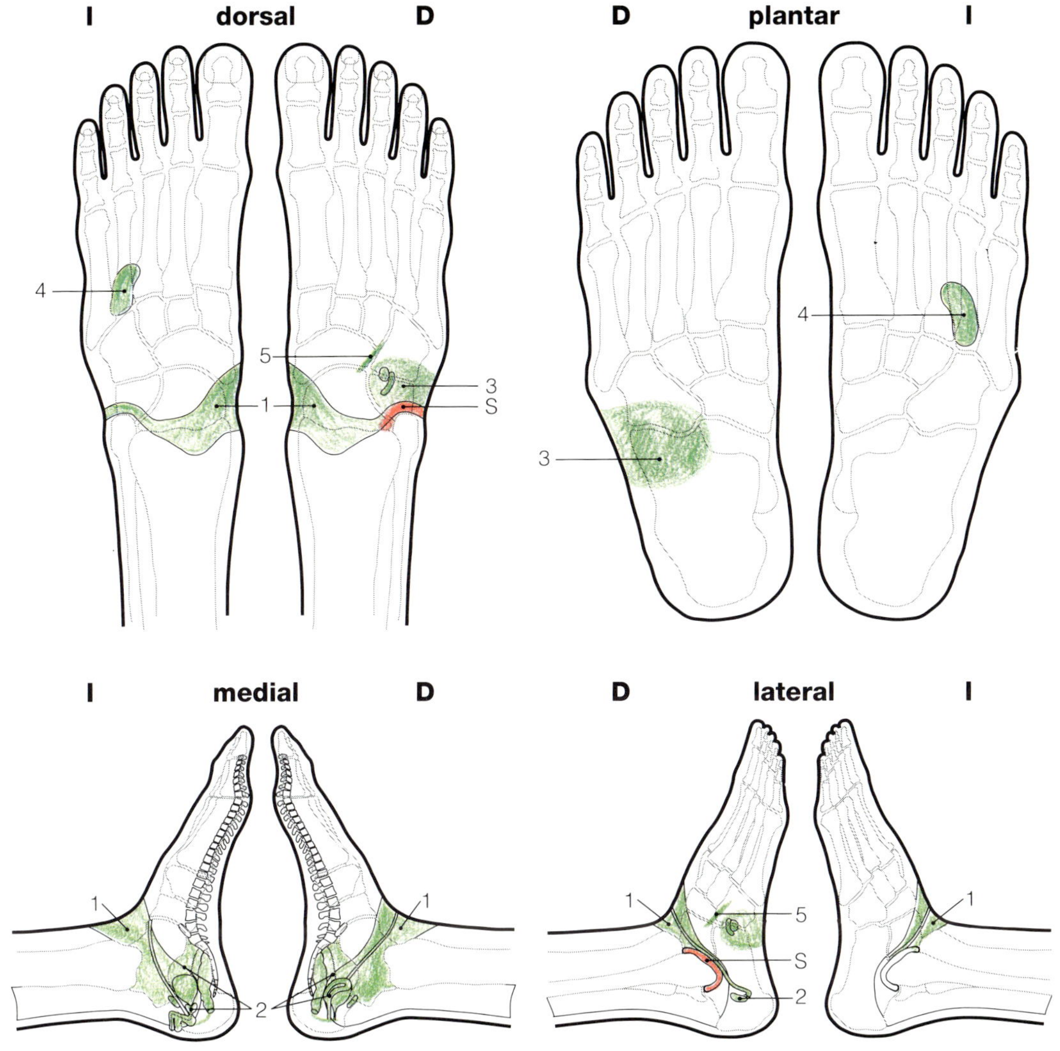

Zona sintomática (S):
Articulación derecha de la cadera

Zona originaria del trastorno:
Conductos linfáticos del pliegue inguinal (1)
Órganos de la pelvis menor (2)
Hipogastrio, derecha (3)
Bazo (4)
Cicatriz por extirpación del apéndice (5)

Figura **58**

Ficha del paciente de terapia de las zonas reflejas de los pies

Datos del / de la paciente:

Nombre: ______ v/h, Edad: ______

Cuadro clínico del paciente o diagnóstico en la prescripción: ______

Medicamentos importantes: ______

Otros medicamentos: ______

Enfermedades anteriores, intervenciones quirúrgicas, accidentes, cicatrices: ______

Dientes: amalgama de plata, tratamiento de raíces: ______

Para el primer diagnóstico: Zonas reflejas sintomáticas: **rojo**; zonas reflejas originarias del trastorno: **verde**; exploración visual: **negro**

Para el diagnóstico final: Zonas claramente alteradas todavía: rodear con un **círculo azul**; zonas que ya no están afectadas: **tachar en azul**; zonas de nueva aparición: **azul**

Intensidad de las zonas: Zonas fuertemente perturbadas: **trazado fuerte**; zonas perturbadas: **trazado medio**; zonas menos perturbadas: **trazado fino**

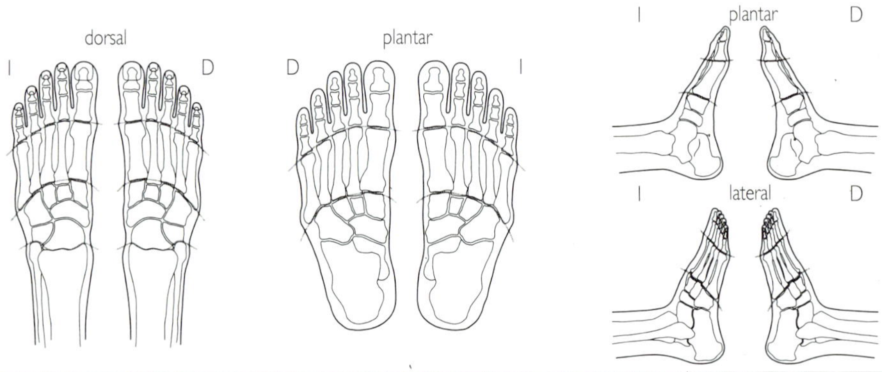

Sesiones:

Fecha	Reacciones durante la sesión	Reacciones entre sesión y sesión

Resultado:

¿Después de cuántas sesiones se modifica con claridad el estado de salud? ______

¿Qué molestias han experimentado un cambio? Desde el punto de vista del terapeuta (objetivo): ______

Desde el punto de vista del paciente (subjetivo): ______

Otras observaciones (p.ej. reducción de la ingestión de medicamentos, variaciones en el peso, etc.): ______

Las sesiones fueron realizadas por: ______

Figura **59**

Elegimos diferentes colores para representar las zonas afectadas:

- Negro para la exploración visual
- Rojo para las zonas reflejas sintomáticas
- Verde para las zonas reflejas originarias del trastorno

Como se comprenderá fácilmente, esto nada tiene que ver con el empleo de los diferentes colores en la representación detallada de los distintos grupos de zonas, donde el color rojo se utiliza para las vías urinarias, y el verde para los huesos y músculos.

Cada uno de los siete grupos de zonas,

- cabeza y cuello
- columna vertebral, tórax y cintura escapular
- sistema urinario, huesos y tejidos de la pelvis, hasta la rodilla
- órganos respiratorios y corazón
- tracto digestivo
- sistema linfático
- glándulas endocrinas

se explorará por separado. Inmediatamente después se marcarán las zonas afectadas en la ficha de diagnóstico, antes de empezar a examinar el siguiente grupo de zonas.

Para distinguir de forma visible la intensidad de la perturbación en cada una de las zonas, adoptaremos para su representación tres grados diferentes de presión:

- zonas muy fuertemente perturbadas: **trazado fuerte**
- zonas fuertemente perturbadas: **trazado medio**
- zonas menos perturbadas: trazado fino

Algunos puntos de los pies tienen asignadas varias zonas. Pero esto no significa que deban explorarse varias veces, ya que tal coincidencia obedece a la superposición de órganos que se da en el cuerpo.

Por lo tanto, el nombre que le demos al punto afectado del pie tiene una importancia secundaria; es más importante, por el contrario, la observación de las señales indicadoras:

El dolor percibido de forma espontánea y/o las señales que indican una fuerte irritación vegetativa son indicadores de un cierto debilitamiento de la capacidad de regeneración —Paracelso lo denomina el «médico interior»—.

10.5 Excepciones a la hora de establecer el diagnóstico inicial

Habitualmente la primera sesión sirve para establecer el diagnóstico. A veces, existen buenos motivos para aplazar el diagnóstico inicial hasta una posterior sesión, o incluso para no hacerlo:

- Si el paciente, antes incluso de empezar la exploración para la elaboración del diagnóstico o al iniciarse ésta, se encontrara en un estado visiblemente alterado (manos y pies fríos y húmedos, muy sensible al dolor, agotado en exceso, muy nervioso), tan sólo podrá establecerse un diagnóstico de las zonas, completo y revelador, tras algunas sesiones de estimulación, cuya finalidad no será sino fortalecer el estado general. Para este tratamiento habrán de elegirse maniobras de regulación, combinadas eventualmente con algunos movimientos tonificantes y rítmicos en las zonas del tracto digestivo, el sistema linfático, la columna vertebral, el sistema endocrino y el plexo solar.

- En enfermos en fase terminal, lo más importante no es el diagnóstico exacto en sí, sino más bien la compañía humana a través del contacto físico, mediante maniobras de regulación, pases suaves y, también, sosteniendo con quietud los pies. En el caso de estados muy dolorosos puede ofrecerse un tratamiento de urgencia.

- En pacientes con enfermedades neurológicas, la transmisión nerviosa del estímulo está parcial o totalmente dañada. Las señales vegetativas (véase pág. 42) son, en verdad, indicadoras del umbral y de las posibilidades de dosificación, pero la atención deberá concentrarse, no obstante, en las zonas sintomáticas y en su contorno fundamental correspondiente. Adicionalmente se moverán ambos pies y se les dará un masaje caliente para estimularlos.

● Asimismo, en el caso de lactantes y niños pequeños, debido a la reducida superficie de trabajo, la mayoría de las veces se tratarán en su totalidad ambos pies y se insistirá, en especial, en las zonas sintomáticas, siempre en función de la enfermedad o trastorno momentáneo.

● En el caso de discapacidades múltiples se procederá de modo parecido al caso de los niños. Estas personas disfrutan mucho con este tipo de atención y reaccionan bien al tratamiento, con mejoras en la actividad de los órganos tanto excretores como respiratorios, en la medida en que su capacidad de regeneración lo permita. Las percepciones táctiles de estos pacientes pueden estimularse aplicando el tratamiento con determinación. Los niños con discapacidades múltiples pueden «tratarse» los pies entre ellos mismos con sumo interés y dedicación, siempre y cuando se les dirija de forma adecuada. Ello les permitirá ejercitar sus movimientos motrices de precisión. Además, de esta manera cultivan el contacto físico entre las personas, motivo por el cual deben ser apoyados y animados al máximo.

10.6 Fin de la sesión

10.6.1 Reposo posterior

A los pacientes que al final de la sesión de tratamiento siguen teniendo los pies fríos, deberá proporcionárseles el calor que les falta mediante un baño de pies caliente, rayos infrarrojos o una bolsa de agua caliente. La temperatura de los pies, a menudo, suele normalizarse simplemente al ponerse de nuevo los calcetines, calentados previamente.

Cuanto más irritado o debilitado esté un paciente, más importante será para él la fase de reposo, a fin de que el estímulo aplicado pueda ser bien asimilado. Para el reposo, los pacientes deberán poder permanecer tumbados, bien tapados y sin ser molestados, durante unos 20 a 30 minutos.

En la fase de reposo, algunos pacientes se quedarán dormidos, mientras otros aprovecharán la oportunidad para observar con atención los cambios producidos en sí mismos, en especial si antes hemos llamado la atención sobre ellos.

Sin embargo, tal y como nos sucede también a nosotros mismos, muchos de nuestros pacientes poseen, con frecuencia, una relación un tanto incorrecta con el tiempo de ocio y de descanso. No sin error es interpretado como un «no hacer nada» y suele ser tolerado a regañadientes. «¿Cuánto rato tengo que descansar?», es la pregunta que viene a ejemplificar a las claras lo dicho.

Por el contrario, el breve espacio de tiempo de reposo tras la sesión podría suponer para los pacientes el primer paso —incluso legitimado por prescripción facultativa— para desprenderse tanto de tensiones físicas como anímicas, y poder experimentar el efecto curativo en toda su profundidad.

Por este motivo, debemos intentar que dicho espacio de sosiego se convierta para los pacientes en un pequeño oasis de recuperación, a fin de que aprendan a valorarlo y puedan incluirlo en su horario habitual en sus casas.

10.6.2 Favorecer la colaboración del paciente

Antes de que los pacientes emprendan el camino de regreso a casa, conviene exhortarlos a observar con detenimiento todos aquellos cambios que se produzcan en su estado hasta la siguiente sesión. Tales transformaciones se valorarán en tanto que reacciones entre las sesiones, esto es, respuestas personales al estímulo terapéutico de la TZR.

Las reacciones pueden iniciarse ya en la fase de reposo y abarcar las horas y días siguientes hasta la próxima sesión. Este tipo de «deberes» terapéuticos, como la autoobservación, activan en el paciente, además, el interés por los efectos de la TZR y por la propia salud.

10.6.2.1 Sistemas en los que los pacientes puede observar reacciones

Si informamos bien a nuestros pacientes del tipo de respuestas que podemos esperar, obtendremos, qué duda cabe, información muy útil. Los ejemplos que se recogen a continuación son sólo una muestra somera de la gran variedad de posibles reacciones entre sesión y sesión. (Para una descripción más detallada véase el capítulo 14, págs. 119 y ss.).

Ejemplos

- Con respecto a la **sintomatología:**
«Puedo levantar el brazo un poco más arriba.» «Los dolores de garganta han disminuido.»

- Con respecto a la **región de la cabeza/cuello:**
«Anoche sentí una fuerte presión en la frente; desde hoy tengo además un resfriado acuoso.»

- Con respecto a la **columna vertebral y a las articulaciones:**
«Por las mañanas puedo levantarme sin sentir dolor de espalda.»
«Durante un corto tiempo, al andar, notaba la rodilla derecha limitada en su movilidad, pero esto ahora ha desaparecido.»

- Con respecto a los **riñones y a la vejiga:**
«Ayer por la noche tuve que levantarme dos veces a orinar, la orina era muy clara, y ahora vuelvo a tener necesidad de orinar a menudo.»

- Con respecto a la **respiración y al corazón/sistema circulatorio:**
«Mi respiración se hace, a veces, profunda hasta llegar al bajo vientre, lo cual me hace sentirme bien.»
«La pasada noche me desperté con una fuerte taquicardia. Después de una media hora ésta remitió y pude seguir durmiendo bien.»

- Con respecto al **tracto digestivo:**
«Las deposiciones tienen peor olor que de costumbre, pero defequé de nuevo y ahora me siento mucho mejor.»

- Con respecto al **sistema linfático:**
«Desde la última sesión, por las noches tengo las piernas menos hinchadas en torno a los tobillos.»
«La cicatriz en el pecho derecho ya no me duele tanto; puedo girar el brazo hacia atrás con algo más de facilidad.»

- Con respecto a los **sistemas hormonales y vegetativos:**
«La misma noche después del último tratamiento, tuve un flujo denso, pero, en cambio, me vino la regla casi sin dolor.»
«Me siento más tranquilo y las manos se me humedecen con menor frecuencia que antes.»

- Con respecto a la **piel:**
«El picor, el primer día tras la última sesión, fue mucho más intenso; ahora, por el contrario, se ha reducido de nuevo y la piel tiene mejor aspecto.»

- Con respecto a los **hábitos de sueño:**
«He dormido menos, pero me he levantado muy animado.»
«Esta mañana me he acordado de un sueño muy extraño al que todavía le estoy dando vueltas.»

- Con respecto al **estado de ánimo:**
«Por la noche, después de la última sesión, me eché a llorar súbitamente; desde entonces, no obstante, me siento mejor.»

A menudo, suelen ser también importantes otras mutaciones que aparecen independientemente del efecto de la TZR, por ejemplo, cambios

- en los hábitos alimentarios,
- debidos a viajes,
- en el ámbito familiar y profesional,
- de tipo climático,
- en la aparición de la menstruación o
- acontecimientos imprevistos, como herirse, o la noticia de acontecimientos satisfactorios, u opresivos, que pueden provocar todos ellos cambios en el estado de salud.

10.6.2.2 Significado de las respuestas

Para los terapeutas, las reacciones descritas por los pacientes constituyen la primera indicación de que las zonas reflejas se han modificado, o bien de que han surgido nuevos trastornos que deberán ser incluidos en la próxima sesión.

Los pacientes aprenden a observar sus propios procesos y a informar acerca de ellos, al tiempo que asumen una mayor responsabilidad con respecto a sí mismos.

Cuando los procesos vitales funcionan otra vez con normalidad y los dolores y molestias se han reducido, es más corriente olvidarlos que no lo contrario. Por tal motivo, también debemos preguntar a nuestros pacientes acerca de las mejoras en su estado, ya que las reacciones entre las diversas sesiones se refieren no sólo a cambios negativos y a desagradables agudizaciones del cuadro de la enfermedad, sino también, y en la misma medida, a la disminución de los dolores y a la desaparición de los síntomas.

10.7 Resumen

El resultado de un tratamiento, de acuerdo con mi experiencia, depende de muchos factores, que pueden variar de una persona a otra:

1. De la calidad del método elegido. La TZR se cuenta entre las terapias de orden, es decir, entre los tratamientos que actúan sobre la capacidad de regeneración personal, sin una sobrevaloración o represión unilateral de la sintomatología.

2. De la calidad profesional de los terapeutas. Con la complejidad de las enfermedades crece la exigencia de una buena formación.

3. De la calidad humana del terapeuta, que en toda terapia manual posee un papel central. Los pacientes sensibles perciben si estamos atentos a lo que hacemos o si, por el contrario, dejamos que tanto factores externos como internos nos distraigan.

4. De la vitalidad que tenga el paciente y de su voluntad de curarse. Entre la enfermedad, la capacidad de regeneración y la salud existen relaciones muy sutiles y en constante cambio. El fisiólogo francés Du Bois resume todos estos aspectos así: «Cada persona reacciona a todos los factores de su entorno y el tipo de respuesta da la medida de su salud».

5. Del telón de fondo personal en el que aparece la enfermedad y de la suma resultante de sus cargas y experiencias adquiridas y heredadas.

6. Del esfuerzo consecuente del paciente por apoyar de forma activa su proceso de curación, en la medida en que pone en práctica, de la mejor manera posible, los consejos que cambiarán y mejorarán su forma de vida.

7. De su misión en la vida y de su destino, que a través de la vivencia de una enfermedad le ofrece una constelación muy concreta, la cual supone una oportunidad para hacer realidad un proceso interior de maduración y de desarrollo.

La **regeneración**, como respuesta a una sesión de TZR, tiene lugar, por lo general, en tres fases:

- en el reposo posterior al final de la sesión,
- entre sesión y sesión, en forma de reacciones,
- tras terminar una serie de sesiones, sobre todo cuando el paciente está dispuesto a adoptar nuevos hábitos de conducta o, si es necesario, incluso a abandonar algunos.

11. Orden a seguir en las posteriores sesiones de tratamiento

11.1 Preliminares

En realidad, sólo puede fijarse de antemano el itinerario a seguir en la primera sesión, la cual se dedica a comprobar el estado general del paciente, ya que es en su transcurso, más allá del cuadro clínico que presente el paciente, cuando se examinan de forma sistemática todas las zonas, de acuerdo con los grupos de trabajo ya indicados, a fin de comprobar los puntos que reaccionan de modo anómalo.

En todas y cada una de las sesiones posteriores se irán incluyendo las modificaciones que hayan ido surgiendo antes o durante la misma sesión. Antes de empezar una nueva sesión de tratamiento deberán tenerse en cuenta los siguientes aspectos:

1. Averiguar si se han producido cambios en la sintomatología. La pregunta acerca de los posibles cambios que hayan experimentado las molestias del paciente, es para éste la más importante, por ello es la primera que se plantea, por ejemplo:

«¿Cómo tiene la nuca?» «¿Ha habido cambios en la sensibilidad del estómago?» o «¿Cómo siente hoy la rodilla derecha al andar?»

Dado que muchas personas han perdido en parte la capacidad de percibir la información que les proporciona su propio cuerpo, a veces no saben con exactitud qué deben contestar. A fin de obtener una respuesta útil, desde el punto de vista terapéutico, podemos ser más precisos en el planteamiento de las preguntas:

«¿Desde la última sesión, sus molestias han mejorado, han empeorado o siguen igual?»

2. Consultar los resultados de la exploración visual y de palpación, recogidos en los diagramas de la ficha. Puesto que hasta el final de la tanda de sesiones no se introducirán modificaciones gráficas en los diagramas, sino que se tomarán notas sobre las reacciones experimentadas, el diagnóstico inicial, consignado en rojo, verde y negro, nos servirá, en cada sesión, para tener una visión general de la situación de partida.

3. Releer las reacciones anotadas con anterioridad. En la cara posterior de la ficha del paciente habrán sido anotadas cuantas reacciones haya tenido el paciente entre sesión y sesión. De esta manera podremos recordar cómo y en qué sistemas ha reaccionado el paciente.

4. Palpar todas las zonas marcadas en el diagrama durante el diagnóstico inicial. Para objetivar la descripción personal del paciente sobre su propio estado y sus reacciones, comprobaremos mediante el movimiento de tratamiento básico, todas aquellas zonas que fueron marcadas en su momento en el diagrama. Así sabremos qué zonas hay que tratar de nuevo o en cuáles no es necesario ya.

Algunas de las zonas marcadas en el diagrama serán menos sensibles; otras, por el contrario, habrán enmudecido del todo. Hallaremos otras también que, debido a una intensa fase de reacción a través de los órganos excretores, estarán alteradas.

5. Averiguar qué reacciones se han producido desde la última sesión. Dada su extensión, se ha dedicado un capítulo al tema de las «Reacciones entre sesión y sesión» (cap. 14, págs. 119 y ss.).

11.1.1 Resumen

Las respuestas del paciente a las preguntas planteadas respecto a los cinco grupos que se acaban de mencionar, nos proporcionarán indicaciones muy útiles a la hora de saber qué zonas requieren un interés especial en cada una de las sesiones posteriores. Dependiendo del paciente y de la enfermedad, claro está, decidiremos en cada caso si tratamos primero la zona sintomática, o bien si la incluimos más adelante, en el transcurso de la sesión.

Justo en el transcurso de las sesiones posteriores y a tenor de las constantes mutaciones que se barajan en la TZR, podrán desarrollarse tanto la creatividad personal como la espontaneidad activa del terapeuta, en provecho siempre del paciente, lo cual colmará, la satisfacción de quien aplique la terapia.

> El resultado de la sesión de tratamiento no depende tanto de la rigidez con que se observe el orden de los grupos de zonas a trabajar como del trato competente, orientado al conjunto del ser humano, de las zonas del pie afectadas, así como de la dosificación del mismo, según requiera la situación.

11.2 Método de trabajo en las siguientes sesiones

11.2.1 Tratamiento de las zonas reflejas afectadas

Durante las siguientes sesiones, las zonas afectadas se tratarán varias veces mediante el movimiento terapéutico, aplicando el estímulo durante varios segundos, en breves intervalos de dos o tres minutos, unas dos, tres o cuatro veces, por lo general. Las breves pausas durante el tratamiento permiten que el efecto del movimiento mismo se vaya extendiendo, con lo que se conseguirá mejorar el aporte sanguíneo a los tejidos, de manera que serán menos sensibles al dolor cuando vuelva a desencadenarse el impulso.

> Una zona está normalizada cuando
>
> - es menos dolorosa y/o
> - ya no desencadena reacciones vegetativas extremas,
> - cuando al palparla se nota blanda y caliente y
> - el tejido presenta una tonalidad rosada.

Cuando, a pesar de haber aplicado repetidas veces un estímulo, determinadas zonas todavía se muestran excepcionalmente dolorosas, puede efectuarse una marcada y lenta penetración en la profundidad de los tejidos. Teniendo en cuenta el umbral de dolor del paciente, el movimiento se ejecutará con una intensidad cada vez mayor, aunque siempre prudente, y se esperará hasta que el dolor remita. Sólo entonces se llevará a cabo el siguiente paso. Esta variante se asemeja al movimiento sedante. Tampoco debe trabajarse durante demasiado tiempo en una zona cuando se siga este procedimiento.

11.2.2 Delimitar los puntos esenciales

No es necesario que tratemos cada vez con la misma intensidad todas y cada una de las zonas afectadas, pero con el tiempo, la experiencia y nuestra propia capacidad de observación deberán permitirnos reconocer aquellos puntos esenciales, a partir siempre de las respuestas a las preguntas que hagamos antes de iniciar la sesión.

El efecto de la terapia, en su calidad de proceso dinámico, se propaga siempre a aquellos ámbitos de zonas que mantienen entre sí una relación funcional, de modo parecido al efecto expansivo que produce una piedra al caer al agua. Asimismo, la terapia actúa en el conjunto del paciente regenerándolo.

● Experiencias procedentes de mis cursos

En el primer año de mi actividad docente pude observar bien a las claras la dinámica de la TZR, que actúa a distancia sobre los órganos, gracias a la respuesta de una de las participantes a un curso. El segundo día después de empezar, dicha alumna informó que había tenido la regla con un adelanto de una semana, «aunque el día anterior sólo habíamos tratado las zonas de la cabeza y el cuello».

Al indicarle que entre los ejercicios practicados en las zonas reflejas de la cabeza y del cuello se tratan al mismo tiempo las zonas de la hipófisis y del tiroides, ella comprendió su reacción, puesto que en general lo hacía de modo parecido a los cambios de lugar o de trabajo.

12. Última sesión de tratamiento

Por lo general, al final de una serie de tratamientos de TZR se efectúa una sesión más que culmine el proceso. Esta última sesión sirve para comprobar de forma objetiva todas las zonas, al tiempo que ofrece y da al paciente, pero también al terapeuta, la posibilidad de adquirir una visión global sobre el resultado del tratamiento efectuado.

12.1 Ejecución de la exploración final

Al igual que al inicio de la serie de sesiones, se lleva a cabo una exploración visual para observar, mediante la comparación, qué modificaciones han tenido lugar en la estática del pie, en los tejidos y en la piel y las uñas.

A continuación, utilizamos el movimiento elemental de tratamiento y se examinan de nuevo todas las zonas, tal y como se hace en la exploración mediante palpación, a fin de objetivizar las manifestaciones expresadas por el paciente sobre los cambios producidos en sus molestias.

Registrar el diagnóstico final

Por motivos prácticos utilizaremos la misma ficha del diagnóstico inicial y anotaremos en ella el resultado en azul:

- Rodear con un círculo azul las zonas claramente perturbadas.
- Tachar con lápiz azul las zonas que ya no estén afectadas.
- Añadir, en azul también, las zonas que hayan adquirido nueva relevancia.

Con la misma diferencia progresiva empleada en la exploración inicial, las zonas muy fuertemente alteradas se marcarán en azul fuerte, aquellas otras no tan alteradas, en azul menos intenso, mientras que las menos alteradas se indicarán con una línea fina.

12.2 Resumen

El primer y único objetivo de una tanda de sesiones de TZR no es tanto que al final de la misma no haya ningún punto doloroso en el pie, sino que el paciente, dentro de lo posible, se encuentre mejor.

Puede esperarse una clara mejoría y hasta la curación completa de los trastornos, en el caso de pacientes con enfermedades agudas de reciente aparición, sobre todo si disponen de la capacidad de regeneración física e interior suficiente. Puede, asimismo, darse por finalizado el tratamiento cuando después de seis o diez sesiones pueden palparse todavía zonas algo perturbadas, ya que hay cosas que se irán regulando por sí mismas con el tiempo.

Los enfermos crónicos suelen mostrar a menudo una voluntad de curación tan firme, que muchos de los síntomas pueden suavizarse, e incluso los dolores agudos hacerse más soportables, dado que mediante la TZR se ha movilizado la vitalidad global de la propia persona.

En enfermos crónicos, muchas zonas pueden cambiar cualitativamente, e incluso, durante un determinado espacio de tiempo, mejorar de forma evidente. Sin embargo, estos pacientes necesitan a menudo nuevas terapias y, aparte de someterse a otras aplicaciones regenerativas, deberían recibir cada año dos o tres series de tratamientos en las zonas reflejas.

13. Duración e intervalos de las sesiones

13.1 Duración de la primera sesión y de las siguientes

Para la primera sesión, deberemos tomarnos, y más aún los principiantes, el tiempo suficiente, ya que todo lo nuevo necesita calma y práctica. Al comienzo de mi actividad práctica reservaba para los nuevos pacientes la última hora de la tarde o el tiempo sumado de dos consultas.

Para los principiantes, una hora completa es una buena medida orientativa del tiempo que deberán emplear para establecer el diagnóstico; además, esto brinda tanto al terapeuta como al paciente la oportunidad de conocerse algo mejor. Cuando se posee mayor experiencia bastarán unos 45 minutos para realizar el diagnóstico inicial.

Las siguientes sesiones serán más cortas, de entre 20 y 30 minutos, aunque debido a las reacciones que se hayan podido producir y a los cambios en las zonas a tratar, deberá mantenerse una cierta flexibilidad en lo que al tiempo a emplear se refiere, ya que

- en una fase de reacción aguda, bastará quizás con 15 minutos de tratamiento,

- en la siguiente sesión, tal vez sea necesario un tiempo adicional para mantener una pequeña conversación con el paciente,

- en otra ocasión, por ejemplo debido al inicio de un resfriado, es probable que tengan que añadirse nuevas zonas.

13.2 Frecuencia de las sesiones

Normalmente se recomienda para la TZR la misma frecuencia de otros métodos procedentes de la terapia manual, es decir, dos o tres veces por semana.

A veces, la efectividad del estímulo de regeneración es más clara si el tratamiento se aplica 4 o 5 días seguidos, sobre todo si la capacidad de reacción es estable y el reposo posterior se lleva a cabo de una manera consecuente.

En estados dolorosos agudos se trabajará a diario, o incluso varias veces al día (v. pág. 171).

En enfermos crónicos y pacientes con enfermedades de duración prolongada cuyo cuadro clínico lo permita, tras una serie inicial de tratamientos de tres a cinco sesiones semanales, se reducirá la frecuencia poco a poco, hasta llegar a una sesión por semana, una vez cada quince días, o incluso una vez al mes.

Algunas series concentradas a lo largo del año, con pausas largas entre ellas y durante las cuales se apliquen otros tipos de tratamiento, son a veces más efectivas que una terapia continuada con el mismo método.

13.3 Duración de una serie de sesiones de tratamiento

Una serie debe prolongarse mientras el paciente reaccione a las medidas terapéuticas con cambios o bien con una mejoría en su estado general. Normalmente suelen ser de seis a doce sesiones.

En el caso de poseer una marcada capacidad de regeneración puede ser suficiente también un número inferior; en pacientes de reacción lenta, por el contrario, pueden aplicarse quince, veinte o incluso más sesiones.

Por respeto a la autonomía y a la propia responsabilidad del paciente, prefiero dejar que sean ellos quienes decidan cuándo creen conveniente someterse a otra serie. Yo les ofrezco únicamente recomendaciones profesionales y terapéuticas basadas en el cuadro clínico que presentan.

La experiencia demuestra que a través de una primera serie de tratamientos se establece una base correcta cara a otras series, que la mayoría de las veces serán más cortas.

14. Reacciones entre sesión y sesión

14.1 Generalidades

Las reacciones que se experimentan entre sesión y sesión son respuestas al estímulo desencadenado por la terapia. Dichas reacciones se manifiestan en forma de cambios en el estado del paciente. A menudo suelen aparecer entre la segunda y la sexta sesión; acostumbran a durar algunas horas —a veces también días— y se caracterizan por su enorme variedad. El principio según el cual una cadena es tan fuerte como su eslabón más frágil, se confirma por el hecho de que, con frecuencia, son los órganos particularmente afectados los que primero reaccionan.

Las reacciones son un episodio importante en el camino hacia la salud y pueden afectar a todos los órganos y sistemas de la persona. Sin embargo, son los órganos excretores, en su mayoría, los que actúan como un eficaz vehículo para eliminar del organismo tanto las toxinas y demás sustancias perjudiciales, como aquellos residuos metabólicos y productos finales del metabolismo almacenados en el cuerpo.

La regla de Hering, médico homeópata de principios de este siglo, es aplicable también a las fases de reacción que se producen en el ámbito de la TZR: «La curación se produce de dentro hacia afuera...». Puesto que los conceptos «dentro-fuera» se formulan sin restricción alguna, pueden aplicarse tanto a los ámbitos orgánicos como a los anímico-mentales.

Desde el punto de vista terapéutico, las reacciones, por principio, están cargadas de sentido y son necesarias, ya que sin ellas no pueden producirse modificaciones en el estado real del paciente.

Para éstos, las reacciones pueden ser agradables o bien molestas, pero en cualquier caso deben valorarse de forma positiva, aunque el desconocimiento de las relaciones internas, les empuje a verlas como malas y negativas.

Compararlas con una suerte de «limpieza de primavera» algo turbulenta llevada a cabo en nuestra «persona-casa», ayuda a algunos pacientes a sobrellevar mejor las fases agudas de las reacciones y a comprender que los síntomas desagradables encierran en sí mismos no pocas posibilidades de mejoría en el proceso de regeneración.

La forma concreta de reaccionar de cada paciente

- va ligada a las causas tanto internas como externas de su enfermedad,
- ofrece una visión global sobre trastornos anteriores y actuales, e
- indica las posibilidades de que dispone y que pueden activarse para hacer frente a su estado.

14.2 Reacciones más frecuentes

Al proponer la siguiente enumeración, soy consciente de que los procesos biológicos no están sometidos a una delimitación esquemático-lineal, sino que siempre se manifiestan

– conectados entre sí,
– extendiéndose más allá del propio sistema y
– de una manera rítmica y activa.

> Asimismo, el resultado de cada sesión depende, en lo que se refiere a las reacciones y a sus efectos, de la capacidad de regeneración global de la persona y no de la enfermedad que se padece.

Para facilitar la comprensión general de las reacciones, se clasificarán siguiendo los mismos grupos de zonas que utilizábamos en el diagnóstico inicial:

– cabeza y cuello
– columna vertebral, tórax y cintura escapular
– vías urinarias
– respiración, corazón, y sistema circulatorio
– tracto digestivo
– sistema linfático
– mucosidades y piel
– sistema hormonal y vegetativo
– sueño
– niveles afectivos y estados de ánimo

Cuando en este contexto hablamos de reacciones en los diferentes grupos de órganos, no significa que aparezcan sólo como consecuencia del tratamiento de dichos grupos. El tipo de reacciones y la elección de las vías de transporte utilizadas pueden, cierto es, apoyarse, pero no influirse desde fuera.

Cabeza y cuello

Los dolores de cabeza de distinto tipo y procedencia suelen remitir tras una breve fase de reactivación. Los senos frontales y maxilares excretan secreciones de consistencia acuosa o espesa.

Los valores de la presión sanguínea y sus amplitudes pueden modificarse, tanto en las personas hipertónicas como en las hipotónicas.

La conjuntiva de los ojos suele reaccionar en las personas alérgicas con la desaparición del exudado y la disminución del enrojecimiento y la hinchazón.

La propensión a contraer infecciones crónicas en la cavidad nasofaríngea y en el cuello desaparece.

Columna vertebral, tórax, cintura escapular

Los trastornos funcionales en la columna vertebral (por ejemplo, dolores tras accidentes o ciática) y las limitaciones motrices de las articulaciones, tanto grandes como pequeñas, mejoran, aunque a veces pueden estar precedidas de una breve y aguda fase dolorosa.

La calidad de la vertical y de la postura en general se modifican.

Las miogelosis, sobre todo si aparecen en la región de la cintura escapular y la espalda, se hacen menos dolorosas, ya que se normaliza el tono muscular.

Vías urinarias

A menudo, los riñones y la vejiga eliminan más orina. Puede ser más turbia, pero también puede ser más clara; a veces posee un olor llamativo. Un análisis de orina puede mostrar un claro aumento de las sustancias urinarias.

En el caso de pacientes con una vejiga irritable que les produce molestias durante el día y también por la noche, la irritación se reduce claramente con pocas sesiones, a condición de que posean una buena capacidad de reacción.

Indicaciones prácticas

Si una irritación de la vejiga llega a convertirse en inflamación, hay que saber respetar los límites profesionales y el alcance de los métodos y, si llegara el caso, remitir al paciente a su médico. Al tomar este tipo de decisiones, es importante para el desarrollo posterior del proceso que la sintomatología no sea reprimida, sino que los medicamentos actúen apoyando la capacidad curativa, a fin de que pueda darse una regeneración profunda en los sistemas en los que se ha originado el trastorno.

Respiración, corazón y sistema circulatorio

Una de las circunstancias que se observa con mayor frecuencia es una regulación de la respiración, esto es, se hace más tranquila y profunda. Las personas asmáticas, los pacientes con bronquitis o bronquiectasia pueden expectorar con mayor facilidad, llegando a ser las mucosidades muy variadas en cuanto a su color, consistencia y olor.

Los molestos efectos de ciertos trastornos funcionales en el corazón, como taquicardias y algunas incomodidades derivadas de la angina de pecho, remiten. Muchos pacientes describen, ya después de algunas sesiones, que los pies, de costumbre fríos, han normalizado su irrigación sanguínea, o bien que las congestiones venosas han mejorado.

Indicaciones prácticas

En pacientes con enfermedades cardíacas graves de tipo tanto funcional como orgánico, no debe centrarse el interés terapéutico en la zona del corazón como zona sintomática, ya que las molestias podrían hacerse más intensas (véase cap. 17, págs. 169 y ss.).

Tracto digestivo

Las excreciones intestinales suelen hacerse más frecuentes y voluminosas, huelen peor, contienen mayor número de mucosidades y poseen mal color. La flatulencia aumenta, aunque también podría disminuir.

El vómito espontáneo es muy poco frecuente y la diarrea no pasa de uno a dos días. En caso de que dure más días, habrá que hacer un reconocimiento para establecer un diagnóstico más preciso.

Puede disminuir la presencia de aftas y muguet en la cavidad bucal, y los dolores producidos por hemorroides suelen remitir.

Indicaciones prácticas

En pacientes con enfermedades intestinales crónicas (colitis ulcerosa, colitis mucosa, enfermedad de Crohn) nunca deberá tratarse la zona del intestino tonificándola, puesto que puede producirse una pérdida abundante de líquido y un importante trastorno en el equilibrio electrolítico.

Sistema linfático
Los pacientes con alteraciones primarias o secundarias en las regiones linfáticas a menudo reaccionan a la TZR con un claro aumento diurético. Las mujeres que han sufrido una mastectomía observan una considerable disminución de la movilidad del brazo congestionado. La TZR descrita hasta ahora produce una mejoría, pero es más efectivo aún el tratamiento linfático específico de las zonas reflejas de los pies (véase cap. 26, págs. 210 y s.).

También remiten las acumulaciones de líquidos que se forman a lo largo del día en los pies y las piernas. Se reduce la tendencia a contraer enfermedades crónicas producidas por resfriados en la cabeza y la zona de la garganta, en especial en niños que desde pequeños sufren trastornos linfáticos (véase cap. 25, págs. 207 y ss.).

Piel
Presenta una mayor actividad excretora, de ahí que adquiera un aspecto más sano. De entrada, la formación de sudor, dependiendo del estado inicial del paciente, puede, igualmente, aumentar o disminuir. A veces, suelen formarse pústulas o urticarias durante un breve espacio de tiempo.

De vez en cuando aparece un olor corporal molesto y desagradable, que en ningún caso debe ser reprimido con desodorantes sintéticos.

En las irritaciones y enfermedades crónicas de la piel, como eccemas, se reduce su sintomatología, aunque a corto plazo puede intensificarse.

Indicaciones prácticas

Cuando las reacciones cutáneas de signo agudo persisten durante más tiempo o empeoran visiblemente, es aconsejable consultar con el médico para abreviar este proceso con los medicamentos adecuados, dando preferencia a aquellos que actúen apoyando la capacidad de regeneración y que no se limiten tan sólo a reprimir los síntomas superficiales. Es ineludible también guardar un orden alimentario consecuente.

Mucosidades
Las mucosidades nasofaríngeas y bronquiales se limpian y se recuperan en la medida en que produzcan un mayor o menor número de secreciones. En mujeres y hombres puede haber un reajuste en el flujo de la vagina y de la uretra, respectivamente, que a veces será tan concentrado que llegará a producir irritación en los tejidos de las membranas y de la piel de los órganos abdominales. Sin embargo, es más frecuente, sobre todo en las mujeres, que el flujo ya existente se reduzca bastante, experimente modificaciones en su olor y color, o incluso llegue a desaparecer del todo.

Es más frecuente en las mujeres que en los hombres, que el revestimiento de los órganos genitales se altere debido a repetidas infecciones micóticas. El tratamiento en las ZR deberá ir acompañado de un decidido cambio en la alimentación, para mejorar de forma global el medio de la mucosa, también desde el intestino.

Sistema hormonal y vegetativo
Para muchos pacientes cuyas funciones endocrinas están alteradas, la TZR supondrá una terapia de apoyo concomitante. En el caso de que el paciente esté tomando hormonas, se puede y se debe contar con reacciones adicionales desencadenadas por el propio tratamiento.

Puesto que la menstruación es una reacción de las mucosas condicionada por las hormonas, las secreciones que se produzcan durante la misma pueden modificarse; se producirá un flujo mayor o menor de sangre menstrual, pero los dolores fuertes antes y durante la regla disminuirán de forma notable. Los trastornos funcionales ginecológicos obtienen unas mejorías sorprendentes con la TZR.

El ciclo suele alterarse en su duración y en sus intervalos en las mujeres debilitadas desde el punto de vista vegetativo y hormonal, y así, la mayoría de las veces sucede que la siguiente menstruación llega demasiado pronto. Lo contrario ha sido observado con menor frecuencia, aún en los casos en que se esté ingiriendo anticonceptivos. ¡Por ello hemos de muy cuidadosos en la exactitud de nuestra información!

En personas diabéticas es harto importante realizar con más frecuencia controles del nivel de azúcar en la sangre, ya que los valores de glucemia pueden cambiar de forma drástica incluso después de la primera sesión.

Los pacientes con hipertiroidismo reaccionan ante un tratamiento bien dosificado con un mayor equilibrio y tranquilidad. Estos pacientes deberán, siempre que sea posible, ser tratados por la mañana, ya que si se les aplicara una dosificación demasiado intensa por la tarde, podría alterarse su ritmo de sueño.

Aumento de la temperatura y fiebre

Una subida de la fiebre a corto plazo y una elevación de la temperatura, como reacción a la TZR, evidencian los intentos del organismo para transformar sustancias patógenas o perjudiciales. En tal caso, la fiebre constituye una manifestación de un sistema de defensa sano, por lo que no debe ser combatida con antibióticos, ya que éstos enmascaran el curso de la enfermedad al reprimir sólo los síntomas. El médico, de acuerdo con el paciente, será quien decidirá si es inevitable su uso y cuándo deberán administrarse, en función siempre de la evolución individual de la enfermedad.

● Indicaciones prácticas

Aparte de los conocidos paños fríos en las piernas para reducir la fiebre, las irrigaciones —como remedio casero— actúan aliviando y regulando la temperatura (26).

Agudización de antiguas enfermedades

Enfermedades anteriores, enmascaradas o mal curadas, pueden reavivarse a corto plazo, aunque casi siempre con mucha menos virulencia. Esta reacción no debe entenderse como un empeoramiento, antes bien pone de manifiesto que una terapia adecuada puede poner en marcha procesos crónicos y ocultos para encaminarlos hacia su curación.

● Indicaciones prácticas

Aunque la vitalidad del paciente sea óptima, pueden reactivarse, a corto plazo, toda una serie de antiguas enfermedades, y estimularlas al objeto de ser curadas, en el sentido de «una vicariación regresiva encaminada a la destrucción de agentes nocivos acumulados en las fases de deposición» (28). Esto no es en modo alguno preocupante, pero requiere una buena colaboración entre el terapeuta y el médico, al tiempo que una clara dirección psicológica del paciente.

Sueño y sueños

En lo que se refiere a la calidad y a la cantidad del sueño, algunos pacientes reaccionan con una enorme necesidad de aumentar las horas de sueño, lo cual debería satisfacerse sin demora; otros se sienten particularmente intranquilos o necesitan, por el contrario, menos sueño de lo habitual, a pesar de lo cual, al día siguiente se encuentran descansados y capaces de rendir en su trabajo.

Tanto los sueños agradables como aquellos otros que nos hacen sentir miedo suponen importantes señales del subconsciente, al tiempo que son una necesaria «operación de limpieza» anímica. En este contexto sería indicado, también, aconsejar al paciente acerca de la ayuda adicional de un buen psicoterapeuta o de grupos de autoayuda, a fin de que antiguos problemas, que hasta el momento se hubieran mantenido reprimidos o relegados al subconsciente, puedan solucionarse sin dificultades. La absoluta integridad y credibilidad del profesional al que los pacientes confíen su intimidad cuando decidan enfrentarse a temas importantes de su vida que han ido aplazando, tiene una importancia decisiva.

Niveles afectivos y estados de ánimo

A veces, puede producirse un aumento de la intranquilidad y los estados de miedo, durante unas horas, a modo de breve reacción primaria. Sin embargo, gracias al contacto con los pies se tiene la sensación «de no estar ya tan en suspenso» y se reducen, en buen grado, el nerviosismo, la indecisión y el temor.

El aumento de la vivacidad y el equilibrio interiores pueden manifestarse en:

- una actitud abierta frente a otras personas,
- la libre manifestación de sentimientos como la risa, el llanto, la dedicación, la alegría, la ira,
- una mayor predisposición a tomar iniciativas y emprender cambios personales, y

– decididos esfuerzos para hallar el espacio propio tanto en el círculo familiar como en el de las amistades.

Suele ignorarse que la homeopatía clásica, desde Samuel Hahnemann, dispone de todos los medios y recursos idóneos para actuar, de un modo clarificador, purificador y fortalecedor, sobre las cargas heredadas y los niveles más profundos del paciente, y con ello también en su esencia y en el mundo de sus sentimientos.

14.3 Cómo actuar cuando se producen reacciones de carácter intenso

14.3.1 Generalidades

En el caso de que aparezcan múltiples reacciones inesperadamente fuertes (¡sucede con muy poca frecuencia!), podemos decidirnos por distintas variantes en la asistencia y el cuidado del paciente. Sin embargo, éste siempre necesita tener la certeza de que, en esos momentos, somos interlocutores fiables, y que, en caso de que sea necesario, informaremos al médico sobre la marcha de las reacciones y las consultaremos con él.

14.3.2 Asistencia al paciente durante los procesos de reacción intensos

Existe gran variedad de distintas posibilidades:

- Ofrecer un tratamiento intermedio, en el que los síntomas agudos ocupen un lugar central (véase pág. 171).

- Se puede postergar una sesión para que la intensidad de las reacciones pueda remitir con tranquilidad.

- Cuando los pacientes sufren un miedo excesivo, pueden ser tratados y atendidos, de manera eventual, a diario, e incluso a veces varias veces al día, si bien de forma breve. Al hacerlo, elegiremos maniobras de regulación, que permitan al sistema vegetativo recuperarse. La duración de la sesión suele limitarse entonces a unos diez o quince minutos.

- En la siguiente sesión no será la sintomatología la que ocupe un lugar central, sino los grupos de órganos o sistemas correspondientes, a través de cuyo tratamiento se harán más suaves las fuertes reacciones de carácter sintomático. En este caso, gozarán de una particular importancia las zonas originarias del trastorno, ya que son la base donde se origina la sintomatología.

Ejemplos

– **Intensos dolores de cabeza:**
En este caso se tratarán las zonas del intestino, el epigastrio o los genitales tonificándolas. (En muchos casos los motivos de los dolores de cabeza se localizan en el tracto digestivo, y también en la zona abdominal, en las mujeres).

– **Fuertes resfriados en la región de la cabeza y el cuello:**
Aplicaremos el estímulo tonificante en los órganos de la pelvis menor, en el sistema linfático y en el intestino. (Desarrollo de las mucosas a partir de la misma hoja blastodérmica.)

– **Asma aguda:**
Por lo general, los pacientes reaccionan bien al estímulo tonificante y a las maniobras de regulación de las zonas correspondientes a las cápsulas suprarrenales, intestino delgado (fuerte hiperacidez), el hígado, la vesícula biliar y el suelo pelviano, junto con el ano.

En muy pocos casos pueden aparecer reacciones tan fuertes como para que tengamos que remitir de nuevo a los pacientes a su facultativo o a su especialista. Debemos entonces asumir la responsabilidad de informar al médico de que se trata de reacciones al estímulo del tratamiento. De esta manera, y en el mejor de los casos, evitaremos que se receten medicamentos que sólo enmascaren la sintomatología.

14.3.3 Ejemplos de reacciones particularmente intensas

De vez en cuando puede suceder

– que un dolor de cabeza latente llegue a convertirse en migraña,
– que aparezca en todo el cuerpo una fuerte urti-

caria que, la mayoría de las veces, desaparece por sí misma transcurridos unos días, sin que requiera un tratamiento especial,

- que se desencadene un cólico nefrítico o hepático,
- que una fase de diarreas indique una limpieza muy intensa del intestino,
- que los pacientes tengan de pronto dolores de muelas agudos,
- que una mujer experimente en pleno climaterio una inesperada e intensa hemorragia menstrual.

Algunos casos concretos tratados en mi consulta

Tres veces en el transcurso de muchos años —dos veces en niños y una vez en una mujer joven— he comprobado que una sobrecarga linfática crónica, se convertía, gracias a la TZR y tras un proceso de fiebre, náuseas y dolores, en una apendicitis aguda que requirió una intervención quirúrgica. Durante el postoperatorio, los pacientes siguieron siendo tratados con la TZR y el resultado final fue una estabilidad bastante superior y una mayor capacidad de rendimiento.

Pero es mucho más frecuente que tras una o varias series de TZR, los trastornos crónicos reincidentes en el lado derecho del hipogastrio, sobre todo en el caso de niños, se normalicen, a veces pasando por una ligera agudización.

En el caso de reacciones muy intensas debemos informar tan pronto como sea posible al médico, para que éste no las valore —por desconocimiento de las relaciones existentes entre las fases de reacción— como una nueva enfermedad. De la misma manera, las reacciones que indican la posible existencia de enfermedades importantes, si bien no diagnosticadas hasta ese momento, deben comunicarse de inmediato al médico.

14.4 Reacciones negativas

Pueden aparecer reacciones realmente negativas que empeoran de forma evidente la situación existente, cuando

- se aplica el tratamiento durante demasiado tiempo y la intensidad es excesiva,

- se sobrevalora la sintomatología y se le otorga una importancia desmesurada en el tratamiento, y/o

- no se han tenido en cuenta las contraindicaciones.

14.5 Enfermedades de nueva aparición

En la actualidad las personas se sobrecargan con mayor rapidez que en épocas anteriores. La marea de estímulos, a muchos niveles, y la ingestión de medicamentos han sufrido un claro aumento.

Por ello, en el caso de pacientes debilitados en extremo y sobrecargados por una excesiva cantidad de medicamentos, debemos observar con particular atención las reacciones que se produzcan entre sesión y sesión, al objeto de percibir enseguida cuándo una fase de reacción se prolonga durante demasiado tiempo o se instaura provocando, en circunstancias desfavorables, la aparición de una nueva enfermedad.

Normalmente, las reacciones que se producen como respuesta directa al estímulo terapéutico aplicado, remiten al cabo de unas horas, aunque a veces sólo lo hacen después de tres, seis u ocho días. Si se prolongan durante más tiempo, debe averiguarse escrupulosamente por qué se mantiene la situación de reacción.

Dadas las numerosas ofertas de tratamientos que existen en la actualidad, los facultativos y terapeutas deberían utilizar su influencia profesional para que los pacientes no se sometan a excesivas aplicaciones distintas en un plazo de tiempo demasiado corto.

Los tratamientos de estimulación específica, sobre todo, deben poder desarrollar su efecto por lo menos durante unas horas, incluso mejor durante todo un día, sin sufrir interferencias de otras formas de terapia. Esto presupone un buen conocimiento profesional de las formas de terapia más habituales hoy en día, así como de su forma de actuar.

15. Ejemplos de tratamientos

Puesto que no es posible, y tampoco tiene demasiado sentido, aconsejar el tratamiento a aplicar en cada cuadro clínico, he decidido elegir dos o tres ejemplos para cada grupo de zonas.

Las propuestas de tratamiento se presentan en el marco de los ya conocidos siete grupos de zonas, y en cada caso se dividen en las siguientes secciones:

- Diagrama de las zonas
- Propuestas para el tratamiento
- Como resumen, después de dos o tres ejemplos: otras experiencias terapéuticas de ese mismo ámbito.

Las sugerencias que se presentan tanto en los diagramas como en el texto pretenden señalar el amplio y variado espectro de posibilidades iniciales y de relaciones existentes, y no están pensadas para que se tomen como modelo a seguir, sin efectuar las correspondientes comprobaciones.

También en los ejemplos de tratamientos utilizaré los colores, tal y como se ha especificado en el capítulo 10:

- rojo para las zonas sintomáticas, y
- verde para las zonas originarias del trastorno (véase pág. 111).

En muchos tratamientos, el plexo solar entraña una importancia capital. Por ese motivo se hablará de él antes que de los siete grupos de zonas.

El plexo solar constituye un valioso centro del sistema neurovegetativo (autónomo), y se compone de un gran entramado de células nerviosas (ganglios), que nacen en el tronco simpático de la región dorsal de la columna vertebral media e inferior, y, sobre todo, es el principal responsable de las funciones internas involuntarias del cuerpo.

El sistema neurovegetativo trabaja en estrecha colaboración con las glándulas endocrinas. Si somos conscientes de que ambos están íntimamente ligados a nuestros niveles emocionales, pueden comprenderse mejor muchos trastornos funcionales y percibirse en una fase incluso en la que todavía no se han manifestado orgánicamente.

El tratamiento del plexo solar mediante el movimiento sedante relaja estados espásticos, por ejemplo cólicos hepáticos y nefríticos, neuralgias del trigémino u otras, espasmos estomacales e intestinales, asma aguda. En pacientes con hipertonía, taquicardia y demás estados de excitación, se aplica también el movimiento sedante.

Cuando se manifiesta una excitación de las glándulas endocrinas o se da una marcada hipotonía, se tratará la zona tonificándola con suavidad, incluso en pacientes muy debilitados, agotados o con un sistema circulatorio lábil.

15.1 Grupo de zonas de la cabeza y del cuello

15.1.1 Paciente con dolores de cabeza en el lado derecho

Sugerencias para el tratamiento (fig. 60)

- En el caso de pacientes con dolores crónicos de cabeza, pueden tratarse, tanto las zonas sintomáticas como las zonas originarias del trastorno, tonificándolas durante una fase relativamente libre de molestias. Se aconseja empezar el tratamiento con suavidad en las zonas de la cabeza (= zonas sintomáticas).

- Cuando las molestias son agudas se aplicará el movimiento sedante en las zonas sintomáticas. Las zonas del lado izquierdo de la cabeza se incluirán siempre en el tratamiento, y en el supuesto de que sean dolorosas, se tratarán también con el movimiento sedante.

- Sobre todo en las mujeres, el punto correspondiente a la vesícula biliar se manifiesta a menudo como «zona clave»; aplicándole un intenso tratamiento tonificante, en combinación con otras zonas, es posible mejorar las molestias, con efecto duradero.

- Pocas veces se da una indicación en la que las zonas originarias del trastorno puedan aparecer

Paciente con dolores de cabeza en el lado derecho

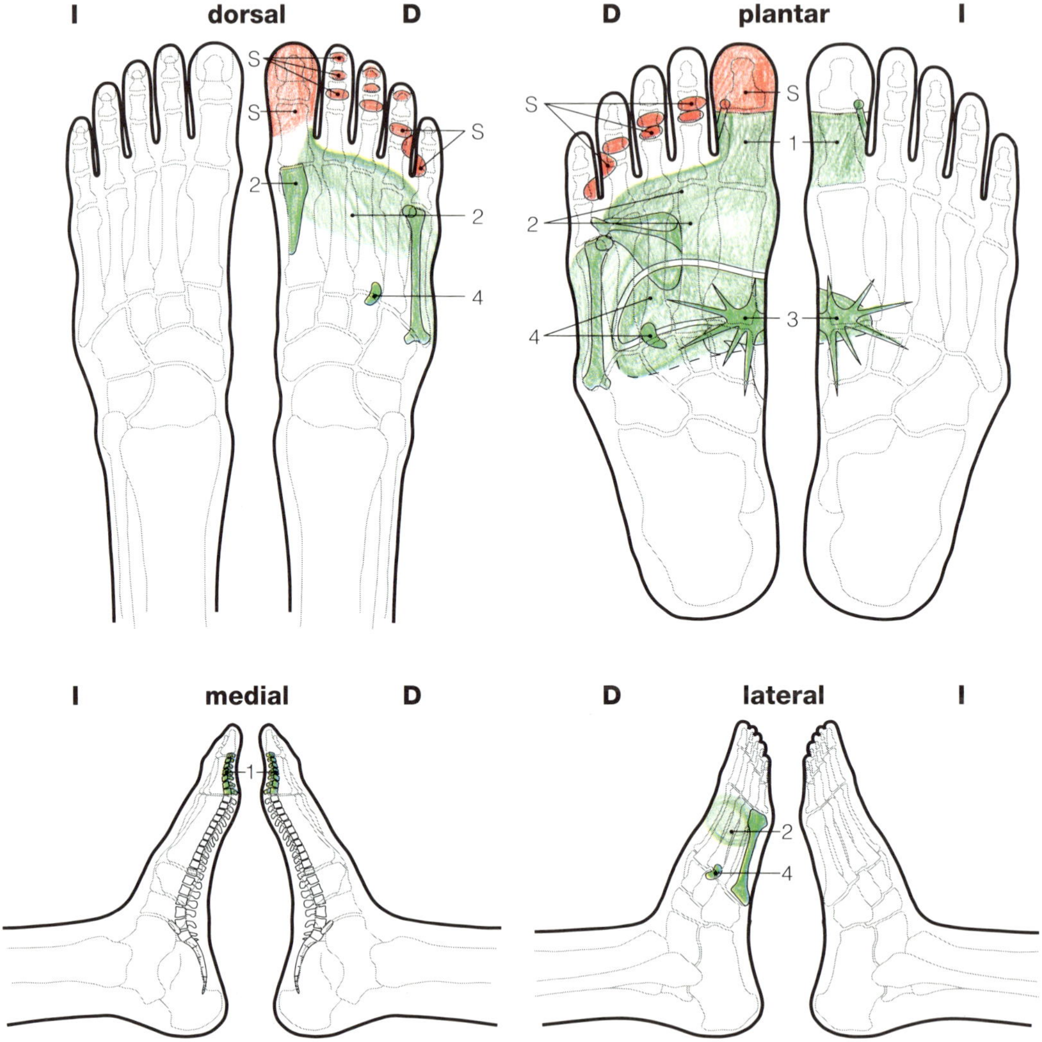

Zonas sintomáticas (S):
Lado derecho de la cabeza, junto con el ojo, el oído, los senos nasales accesorios,
base del cráneo, junto con la apófisis mastoides

Zonas originarias del trastorno:
Lados derecho e izquierdo de la nuca (1)
Cintura escapular y esternón (2)
Plexo solar (3)
Hígado / Vesícula biliar (4)
(Los dolores de cabeza en el lado derecho indican relaciones segmentales y meridianas perturbadas con el hígado y la vesícula biliar.)

Figura **60**

Paciente con sinusitis crónica

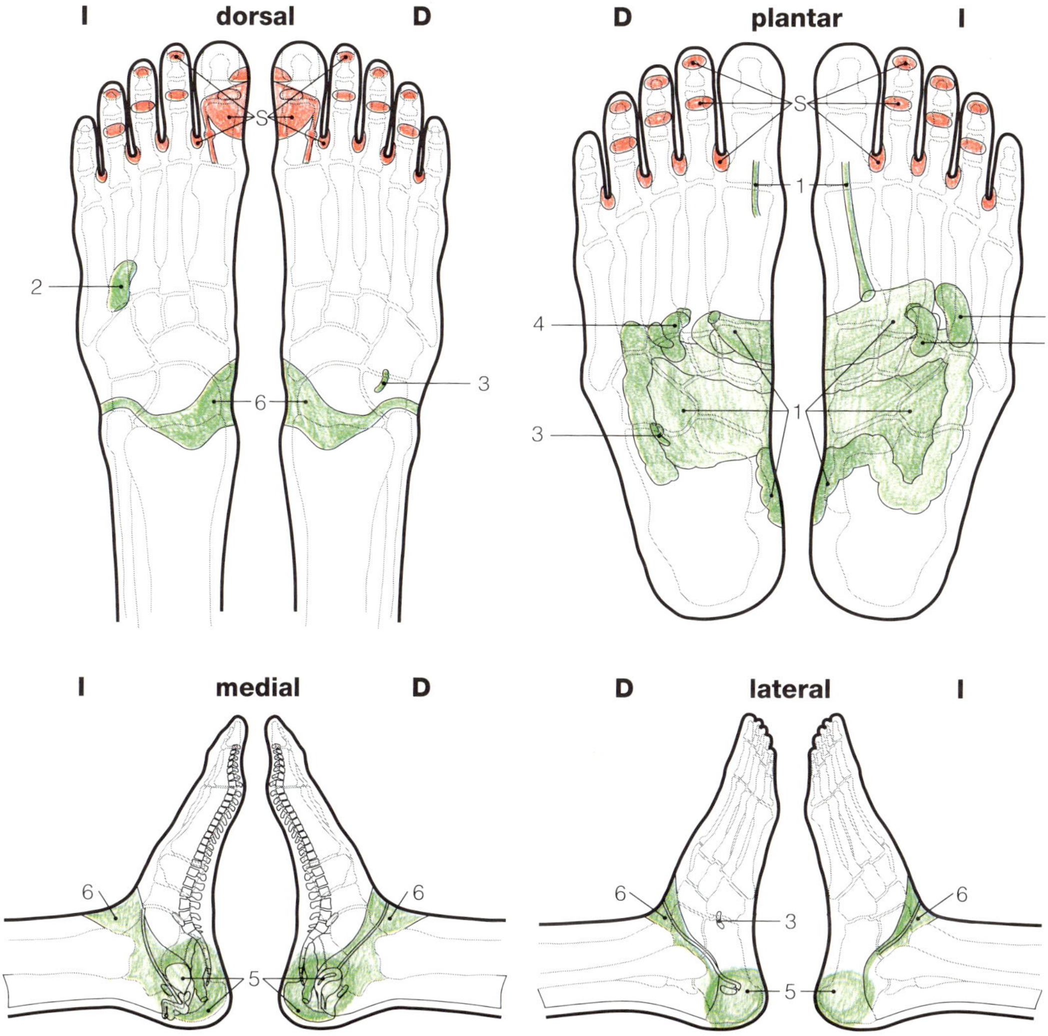

Zonas sintomáticas (S):
Senos nasales accesorios
región linfática de la cabeza y del cuello
Cavidad nasofaríngea

Zonas originarias del trastorno:
Estómago / Tracto intestinal (1)
Bazo (2)
Apéndice (3)
(2 + 3: activación del sistema linfático)
Riñones y cápsulas suprarrenales (4)
(estimulación de la excreción)
Órganos de la pelvis menor (5)
(relación con los senos de la cabeza)
Región linfática de la ingle (6)

Figura **61**

con tanta variedad y frecuencia, además de con tanta claridad, como en el caso del dolor de cabeza, en todas sus distintas variantes específicas, como la migraña, la neuralgia occipital o del trigémino, y la hipertonía.

En el diagnóstico inicial, las zonas originarias del trastorno se encuentran, la mayoría de las veces, solas o acopladas en los siguientes ámbitos:

- intestino, sobre todo el intestino delgado,
- hígado/vesícula biliar, junto con el estómago y el páncreas,
- genitales, en especial en las mujeres,
- riñones, en el caso de personas hipertónicas, cuyo dolor de cabeza se propaga por toda la cabeza hasta los ojos (principio del meridiano vesicular),
- columna vertebral y cintura escapular,
- dientes, junto con los senos nasales accesorios.

15.1.2 Paciente con sinusitis crónica

Sugerencias para el tratamiento (fig. 61)

● En el caso concreto de la sinusitis **crónica** se tratarán todas las zonas, tonificándolas. Las membranas interdigitales —correspondientes a las zonas linfáticas de la cabeza y del cuello— se exprimirán varias veces hasta que presenten una buena irrigación sanguínea. Puesto que los pacientes suelen reaccionar en este punto con dolores fuertes y cortantes, hay que estar muy atento al umbral de dosificación.

● En el caso de sinusitis **agudas**, los espacios interdigitales serán tratados de la misma manera que las zonas de los vasos linfáticos laterales del cuello, pasando dos dedos de forma alternativa de distal a proximal, para evitar así estímulos provocativos y reforzar el flujo de la linfa. Dicho procedimiento arrancará en la membrana interdigital, para terminar en la línea de la articulación metatarsofalángica.

● En los estados **agudos**, se ha comprobado la eficacia de tratar las zonas del intestino delgado y de las cápsulas suprarrenales antes de abordar las zonas sintomáticas. De esta manera, si la capacidad de reaccionar del paciente es buena, se pueden tonificar con intensidad.

En las zonas sintomáticas, sobre todo en la cavidad nasofaríngea, debe utilizarse el movimiento sedante. En los vasos linfáticos laterales del cuello se repetirán los pases alternos de seis a ocho veces, para conseguir una buena eliminación de las cargas agudas en la cabeza a través de los vasos linfáticos.

● En el caso de padecer **hongos en los pies**, se exprimirán las respectivas membranas interdigitales de la mano, o bien se dejará esta tarea al paciente, como «deberes de la terapia».

● En **infecciones crónicas** persistentes en los senos frontales y maxilares, el estado de los dientes deberá ser examinado por un dentista que trabaje de forma integral, con la finalidad de descubrir la posible existencia de focos de interferencias. A menudo, para cambiar el medio de las mucosas, habrá que introducir también modificaciones en la alimentación. Asimismo, son muy frecuentes las reacciones alérgicas producidas por la leche y sus derivados, así como por los cereales (incluso cereales integrales) (6).

● El tratamiento puntual con la propia uña de las mitades proximales de las uñas de los dedos 2 a 4 —zonas correspondientes a los senos frontales— a veces desencadena, ya después de la primera sesión, una intensa limpieza de los senos frontales en forma de secreciones acuosas o aún más espesas, acompañadas de un aumento de la temperatura. Deberá alentarse a los pacientes a fin de no reprimir de forma artificial la fase aguda que se haya podido desencadenar (véanse págs. 123 y s.). La mayoría de las veces observarán que no se encuentran tan mal como durante otras infecciones, lo cual les servirá de señal alentadora.

15.1.3 Paciente con pérdida de audición en el lado izquierdo

Sugerencias para el tratamiento (fig. 62)

● Las zonas sintomáticas se tratarán siempre, incluso durante las fases exentas de molestias, con el movimiento sedante (si se aplica un movimiento tonificante existe el riesgo de que se produzca un empeoramiento agudo). Se procederá de la misma manera tanto con las zonas del lado opuesto de la cabeza, como con todas aquellas que se encuentren cerca de las zonas sintomáticas.

Paciente con pérdida de audición en el lado izquierdo (síndrome de Menière)

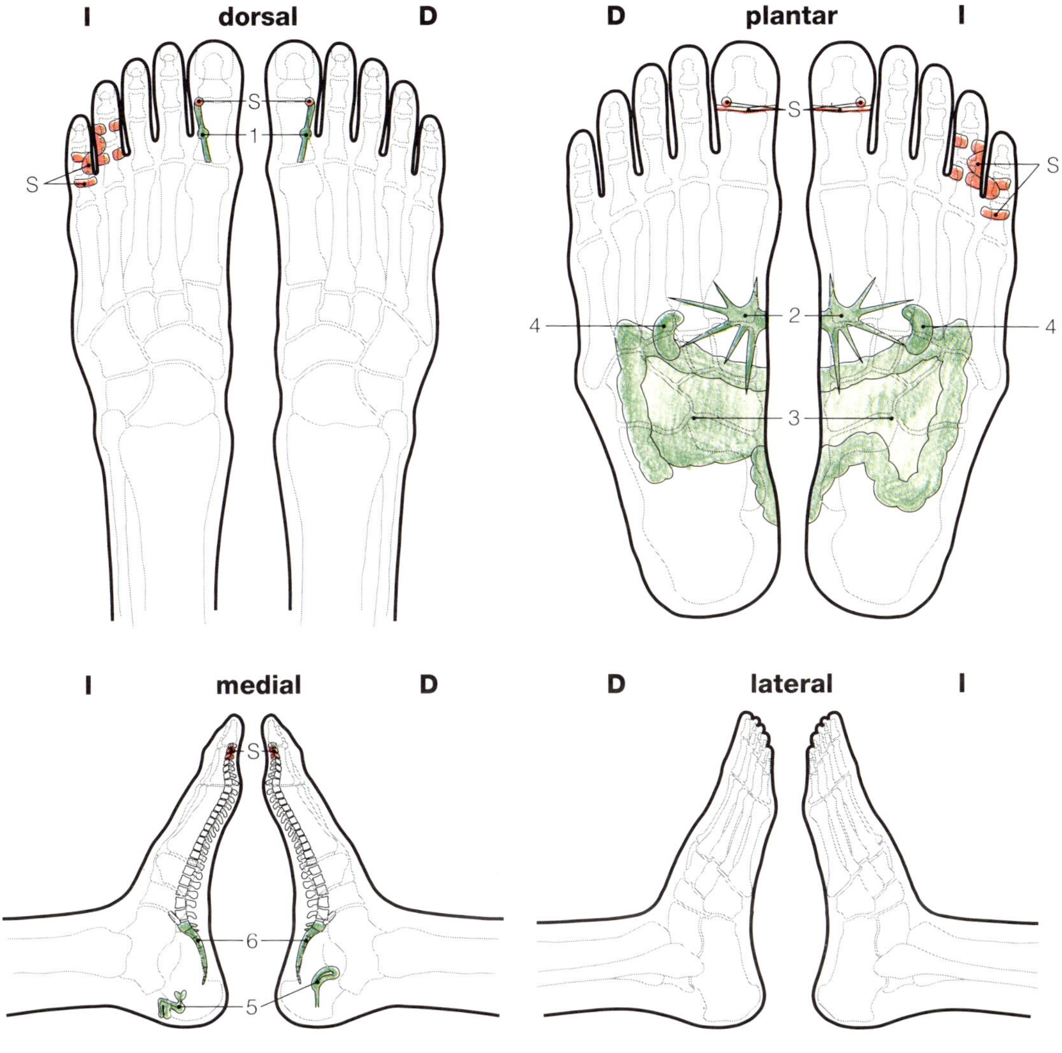

Zonas sintomáticas (S):
Oído izquierdo
Apófisis mastoides
Articulación de la mandíbula
Región occipital
Parte superior de la región cervical de la columna vertebral
Muelas de atrás junto con las muelas del juicio

Zonas originarias del trastorno:
Vasos linfáticos laterales del cuello (1)
Plexo solar (2)
Intestino (3) (el meridiano del intestino delgado pasa, entre otros, por los oídos)
Riñones (4)
Genitales (5) (se desarrollan a partir de la misma hoja blastodérmica que los oídos)
Hueso sacro / Cóccix (6)
(Relaciones craneosacrales)

Figura **62**

Efectuar una y otra vez pases alternos en los vasos linfáticos laterales del cuello, hasta que el tejido se perciba «permeable». También el plexo solar se tratará con el movimiento sedante, debiéndose intercalar con una cierta frecuencia.

Todas las demás zonas pueden tratarse tonificándolas.

- En las primeras sesiones no se deben aplicar estímulos demasiado intensos, para poder valorar correctamente la capacidad de reacción. Utilizar con frecuencia maniobras de regulación. Es importante un reposo posterior suficiente.

- Siempre hay que averiguar si existe un campo perturbador en forma de cicatriz, foco dental o bloqueo de vértebras en la región cervical de la columna. Unas buenas medidas terapéuticas manuales o quiroprácticas suelen ser de gran ayuda.

- En el caso de pacientes con secuelas del síndrome de Menière, es muy útil la regulación de la respiración, ya que una respiración ordenada actúa sobre el sistema nervioso vegetativo, armonizándolo.

- Con mucha más frecuencia de la que se supone a primera vista, las experiencias de shock, u otros traumas psíquicos, van ligadas a la aparición de estados de vértigo, aunque haya pasado mucho tiempo desde entonces. Para hablar de estos temas es necesario mucho tacto y experiencia.

En conjunto, este cuadro clínico es una cruz, tanto para los pacientes como para los terapeutas, y su terapia requiere mucha paciencia y no poca pericia. Todos los pacientes afectados deberán reducir tanto como sea posible los factores de estrés en el trabajo y en su vida familiar.

15.1.4 Otras experiencias terapéuticas

En el caso de pacientes con **glaucoma**, sobre todo con glaucoma primario en edades avanzadas, lo que provoca fatiga excesiva, labilidad general o trastornos psíquicos, se observa que la presión interna del ojo puede normalizarse de forma considerable y durante un largo período de tiempo, mediante una o dos series de TZR. Las zonas sintomáticas, tanto las del ojo como las del centro de la vista, se tratan al principio con el movimiento sedante.

Las zonas originarias del trastorno (a menudo riñones, zona linfática lateral del cuello, páncreas, región lumbar de la columna vertebral, tiroides) se establecen durante el diagnóstico inicial y pueden tonificarse. La mayoría de las veces, la armonización del sistema nervioso vegetativo mediante maniobras de regulación y un reposo posterior suficiente, desempeñan un importante papel.

- En pacientes con agudos **dolores de oído**, sobre todo los niños, el movimiento sedante (véase pág. 38) en las zonas de los oídos y de la apófisis mastoides es muy eficaz si se combina con pases alternos en los vasos linfáticos laterales del cuello (v. pág. 37), a fin de eliminar congestiones.

- En el caso de pacientes con **dolores de muelas** agudos se aplicará el movimiento sedante en las zonas de los dientes correspondientes. A menudo, se conseguirá que el tiempo de espera hasta la visita al dentista transcurra relativamente libre de dolores. El paciente puede autoaplicarse, en su propia casa, varias veces al día, el movimiento sedante. El mismo efecto se obtendrá tratando las zonas de las manos correspondientes a los dientes, cuya asignación sigue la misma distribución que en los dedos de los pies.

– Los pacientes con enfermedades en las encías y en los senos de los dientes, como gingivitis y paradoncias, son pacientes agradecidos para la TZR, en tanto que preparación o terapia concomitante encaminada a un saneamiento dental de orientación integral. En cuanto a las zonas originarias del trastorno, la mayoría de las veces se encuentran fuertes cargas en el tracto estomacal-intestinal y en el sistema linfático.
– En el caso de sufrir algunas dificultades a la hora de la aparición de los dientes, por ejemplo en los lactantes, o durante el cambio de dientes en la infancia o en el transcurso de la aparición de las muelas del juicio, el tratamiento tonificante de estas zonas y los pases alternos en las zonas linfáticas de la cabeza y del cuello han demostrado ser muy eficaces.
– En niños y adolescentes que llevan aparatos, la TZR supone una eficaz ayuda para su adaptación y habituación.

– Es posible que a lo largo de una serie de tratamientos de TZR aparezca una inflamación dental crónica aguda, no como un empeoramiento del estado general, sino como una «clarificación del terreno» que hará posible un adecuado tratamiento del foco por parte del dentista.

15.2 Grupo de zonas de la columna vertebral, el tórax y la cintura escapular

15.2.1 Paciente con molestias lumbares

Sugerencias para el tratamiento de un estado agudo (fig. 63)

● Es aconsejable empezar con el movimiento sedante justo en los puntos donde se produce el paso hacia la región torácico-lumbar, es decir en la parte inferior de la región dorsal de la columna vertebral, incluido también el sacro y la articulación iliosacral. Puesto que los músculos laterales del abdomen y la espalda (por ejemplo, los músculos psoasilíaco y el cuadrado lumbar) se encuentran en relación directa con la región lumbar de la columna, se tratarán de igual forma con el movimiento sedante.

Se tonificarán todas las zonas originarias del trastorno.

● Deberán examinarse las cicatrices, sobre todo en el abdomen, y los dientes muertos o alterados, por si fueran posibles campos perturbadores.

● La inclusión de la zona del esternón es importante, en tanto zona que conecta entre sí las regiones anteriores y posteriores, superiores e inferiores, así como derecha e izquierda.

Se tonificarán todas las zonas; la región linfática del pliegue inguinal se tratará con pases alternos.

● En los pacientes cuya columna vertebral aparezca «aplastada» o «encorvada» por el peso de las preocupaciones o dificultades, se obtendrá un claro efecto sobre el sistema nervioso vegetativo (movimiento sedante), a partir del plexo solar.

● Una corrección de la postura que incluya o se fundamente asimismo en una actitud interior, otorgará al paciente una mayor confianza en sí mismo, al tiempo que lo «enderezará» en todos los aspectos.

● Con mucha frecuencia los pacientes de riñón presentan molestias poco claras en la región lumbar inferior, sin que en verdad se conozcan sus causas. Cuando en este grupo de pacientes las zonas de los riñones resultan claramente dolorosas, es aconsejable determinar las causas por medio de un diagnóstico.

15.2.2 Paciente con dolores en la nuca y el hombro derecho

Sugerencias para el tratamiento (fig. 64)

● Las zonas sintomáticas se tratan con el movimiento sedante, y las zonas originarias del trastorno tonificándolas. Aunque estas últimas se hallen en proximidad directa con las zonas sintomáticas, se elegirá igualmente el movimiento sedante.

● En lo que se refiere al movimiento óseo-muscular, deben incluirse en el tratamiento las zonas opuestas de la totalidad de la cintura escapular y las del mismo lado de la región de la cadera, asignadas como contralaterales o colaterales. Cuando la zona de la cintura escapular del lado izquierdo también se revele dolorosa, se tratará asimismo con el movimiento sedante.

● Puesto que el meridiano del intestino grueso inerva el hombro desde la posición ventral, debe esclarecerse si las zonas del intestino grueso reaccionan de forma anómala. Teniendo en cuenta tales interrelaciones, se explica el alivio espontáneo que se consigue en pacientes con dolores en el hombro mediante una irrigación intestinal.

● En el supuesto de sufrir dolores agudos, se deberá empezar tratando el lado libre de molestias. Ha demostrado ser muy eficaz no tratar directamente la zona del hombro en estado agudo, sino conceder preferencia a las zonas originarias del trastorno.

Paciente con molestias lumbares

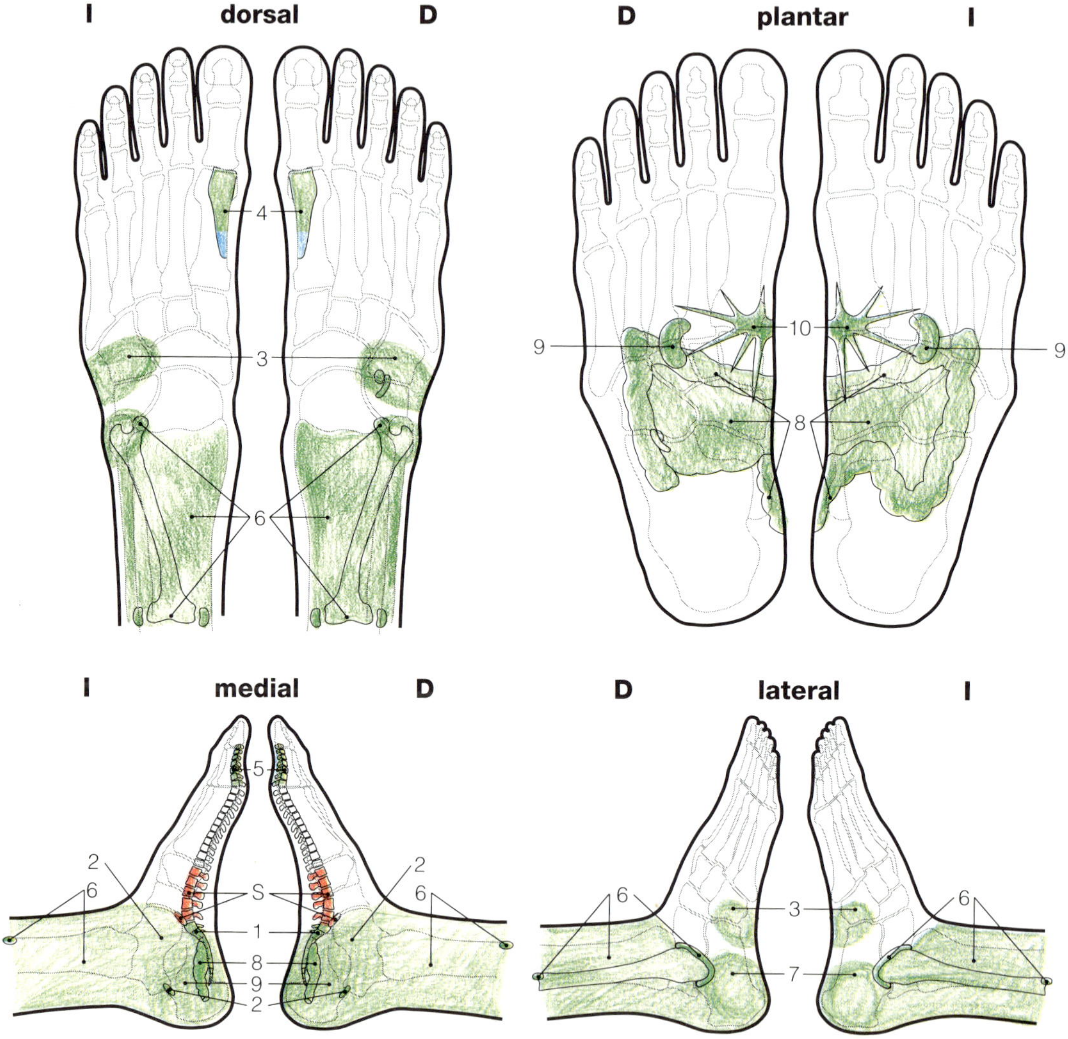

Zonas sintomáticas (S):
Región lumbar de la columna vertebral y articulación iliosacral

Zonas originarias del trastorno:
Hueso sacro / Cóccix (1)
Sínfisis y región sínfica (2)
Músculos abdominales laterales (3)
Esternón (4)
Región cervical de la columna vertebral (5)
Articulación de la cadera y de la rodilla, junto con el muslo (6)
Glúteos (7)
Intestino (8)
Riñones, vejiga, pelvis menor (9)
Plexo solar (10) (motivos de fondo, psíquicos)

Figura **63**

Paciente con dolores en la nuca y el hombro derecho

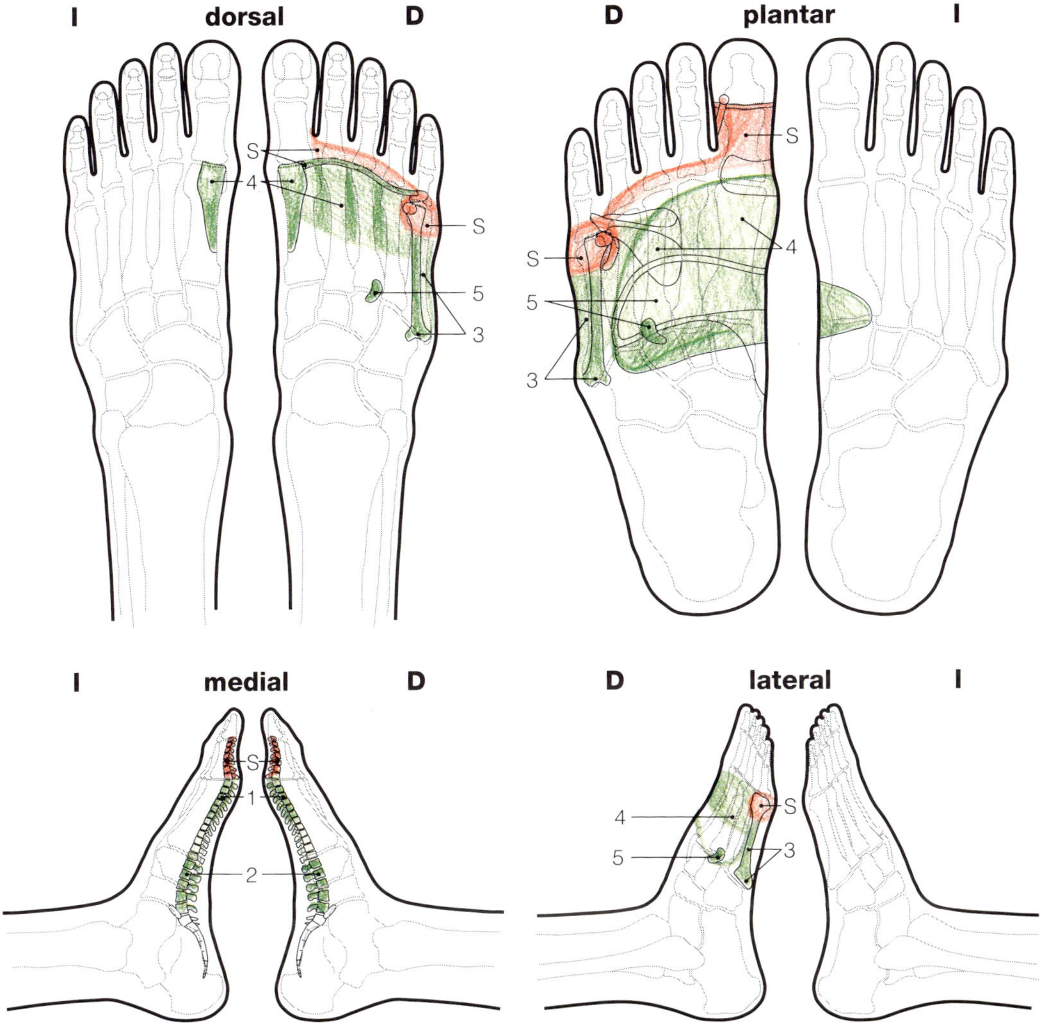

Zonas sintomáticas (S):
Articulación del hombro derecho
Nuca
Región cervical de la columna vertebral, derecha e izquierda
Articulación esternoclavicular
Borde superior del trapecio

Zonas originarias del trastorno:
Parte superior de la región cervical de la columna vertebral (1)
Región cervical de la columna vertebral (2)
Brazo, hasta el codo (3)
Cintura escapular y esternón (4)
Hígado y vesícula biliar (5)
(correspondencia segmental con la cintura escapular)

Figura **64**

- A veces, a raíz de una mejora espontánea de las molestias tras un tratamiento a base de terapia neural de la cicatriz de la vacuna de la viruela, he podido deducir que la cicatriz era un claro campo de interferencia. Cuando ésta se halla localizada en sentido ventral, en el músculo deltoides, justo en la trayectoria del meridiano del intestino grueso, una inyección en la cicatriz con un producto terapéutico neural puede producir además una mejora funcional en el sistema digestivo.

15.2.3 Paciente con neuralgia en el quinto espacio intercostal izquierdo

Sugerencias para el tratamiento (fig. 65)

- Las zonas sintomáticas se tratarán con el movimiento sedante; las zonas originarias del trastorno, por su parte, podrán tonificarse.

  En el caso de que una de las zonas originarias del trastorno se encuentre próxima a las zonas sintomáticas (por ejemplo el bazo, en la neuralgia intercostal lateral izquierda), este órgano no se tonificará, antes bien se tratará con el movimiento sedante, al igual que sucede con las zonas sintomáticas.

- Si la neuralgia es debida a un bloqueo costal, se tratarán las zonas de todas las vértebras dorsales, hasta pasar a las lumbares, también con el movimiento sedante. La TZR, en este caso, representa una opción, como terapia concomitante, a las medidas terapéuticas manuales o quiroprácticas.

- En el caso de neuralgias intercostales virales, como el herpes zoster, que en la fase dolorosa aguda va acompañado de intensos dolores y escozor, se trabajará a diario aplicando un tratamiento para estados agudos (v. pág. 171); a menudo, con pocas sesiones suele conseguirse un claro alivio. Dicha mejoría se producirá tanto en el estadio del exantema (las alteraciones infecciosas de la piel suelen presentarse en trayectorias segmentales), como también tras la curación de pústulas y llagas, y en los dolores neurálgicos, que a menudo persisten durante semanas o incluso meses.

  De otro lado, las zonas del sistema linfático y del tracto digestivo se tratarán con más intensidad que en las neuralgias intercostales producidas por un bloqueo costal. La mayoría de las veces es inevitable una modificación en los hábitos alimentarios del paciente para neutralizar la hiperacidez general existente.

15.2.4 Otras experiencias terapéuticas

En ciertas ocasiones, las limitaciones en el movimiento de las articulaciones son indicios personales íntimamente relacionados con estados anímicos, que indican, por ejemplo, que en la relación de pareja o frente a un problema, el camino (= movimiento) está bloqueado por una barrera.

Basta con que nuestras manos perciban de forma intuitiva este tipo de interrelaciones para que sean incluidas en el flujo del contacto. Deberá procederse con una enorme sensibilidad, y en modo alguno se decidirá operar sólo de forma racional, siempre y cuando el paciente esté abierto y dispuesto a mantener una conversación que le lleve a reconocer relaciones causales de esta naturaleza y a trabajar sobre ellas.

15.2.4.1 Columna vertebral

- La TZR ha demostrado ser muy eficaz como preparación tanto para la quiropráctica como para la terapia manual, además de constituir un excelente tratamiento posterior a ambas. Las tensiones musculares pueden tratarse previamente a través de las zonas reflejas del pie, de manera que la reposición de cada una de las vértebras se lleve a cabo de una manera mucho más suave y elegante. De vez en cuando, y merced a la relajación obtenida en los músculos y tendones, puede ocurrir que una vértebra se deslice, de modo audible y perceptible, hacia su posición correcta, sobre todo en la región de las vértebras cervicales y lumbares.

- Las perturbaciones de las zonas en torno a la articulación iliosacral (columna vertebral inferior, articulación de la cadera, glúteos, sínfisis, muslos y rodillas) suelen indicar una diferencia en cuanto a la longitud de las piernas se refiere, lo cual es el origen de las molestias. Esto deberá comprobarse y, cuando sea necesario, tendrán que adoptarse otros métodos de forma adicional.

- Puesto que a través de los meridianos existen notables relaciones de energía entre las muelas del juicio y la articulación iliosacral, en pacientes con

Paciente con neuralgia intercostal

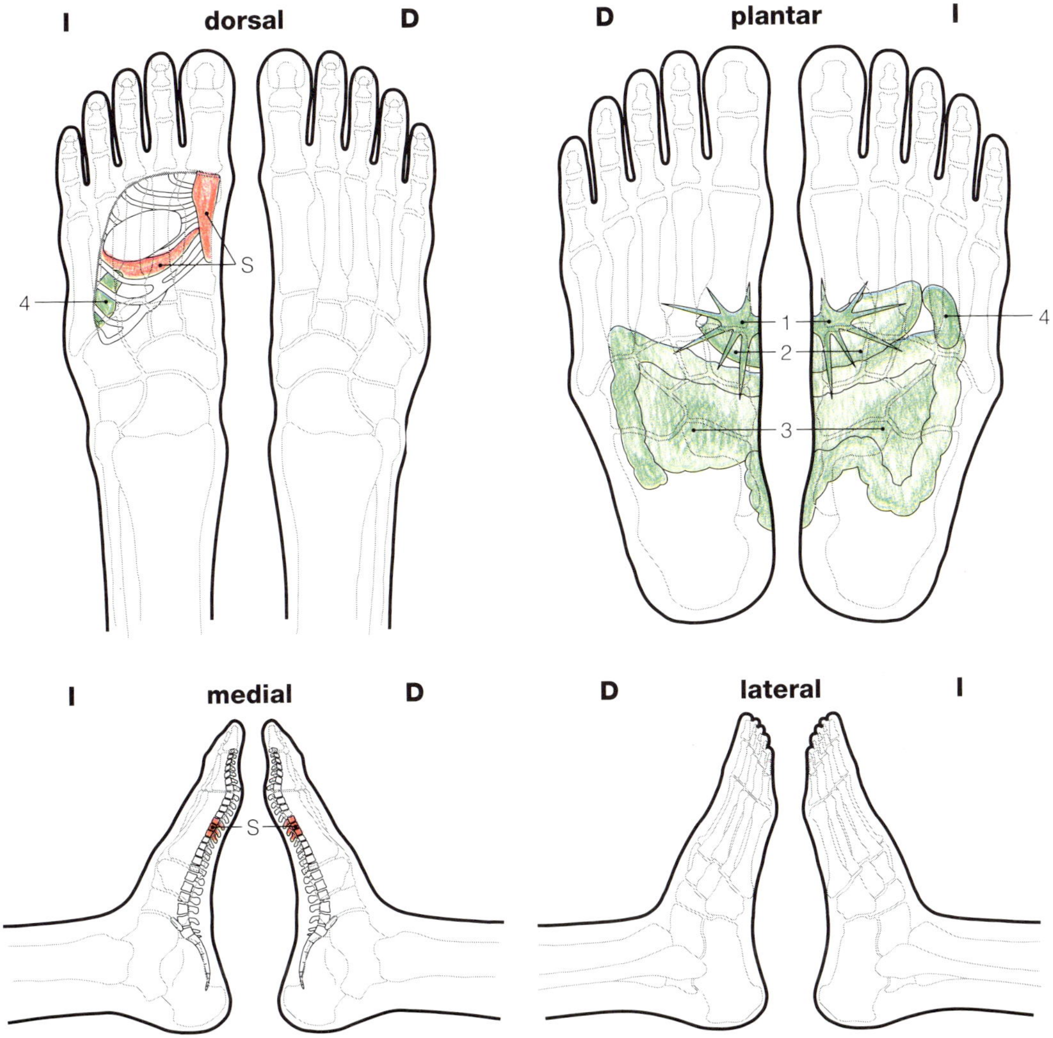

Zonas sintomáticas (S):
Quinto espacio intercostal izquierdo
Parte central de la región dorsal de la columna vertebral
Parte izquierda del esternón

Zonas originarias del trastorno:
Plexo solar (1)
Estómago (2)
Intestino delgado (3)
(balance incorrecto en el equilibrio ácido-básico del tracto intestinal, como requisito para la aparición de infecciones)
Bazo (4) (participación linfática en todos los casos de infección)

Figura **65**

fuertes molestias en dicha área vale la pena examinar también las zonas de las muelas del juicio, o bien remitirlos al dentista cuando exista esa sospecha.

Puesto que los puntos de transición, especialmente en la columna vertebral, a menudo se manifiestan como puntos débiles o menos resistentes, quisiera mencionar las zonas más importantes:

- **Articulación atlantooccipital:** cuidado con los movimientos demasiado rápidos del dedo gordo en pacientes que hayan sufrido un accidente (traumatismos craneales o centrífugos)

- **Punto de transición cervico-torácico:** este punto se reconoce, en el caso de modificaciones patológicas, como *hallux valgus* (flexión lateral demasiado pronunciada del dedo gordo). Debido a la alteración estática del pie, las ZR de la nuca, el corazón y el tiroides pueden verse perturbadas. No es tan relevante, desde el punto de vista terapéutico, qué relaciones son primarias y cuáles secundarias; la mayoría de las veces se trata de efectos mutuos entre la disposición estática y la orgánica, que se manifiestan como un debilitamiento de la articulación metatarsofalángica del dedo gordo.

  Por la articulación metatarsofalángica del dedo gordo, en su superficie dorsal, pasan los meridianos del bazo/páncreas y del hígado, cuyo flujo de energía puede estar alterado a causa de un cambio patológico de la posición del dedo gordo en la articulación metatarsofalángica.

  Las cicatrices que quedan tras una operación de *hallux valgus* deben ser tratadas (véanse págs. 194 y ss.), ya que pueden convertirse en campos de interferencia tanto para las zonas reflejas como para las trayectorias de los meridianos.

  En el caso de padecer trastornos de este tipo en la articulación metatarsofalángica del dedo gordo, éste deberá moverse y manipularse con sumo cuidado.

- **Tórax central:** esta zona a menudo es dolorosa a causa de vicios posturales. La cifosis de la columna vertebral superior torácica, a la altura de las vértebras sexta y séptima dorsales, debería convertirse en una suave lordosis, al objeto de garantizar un espacio libre y móvil entre los omóplatos. El hígado y el estómago encuentran allí su asignación segmental.

- **Punto de transición torácico-lumbar:** se halla a la altura de la zona de los riñones. Al principio se trabaja siempre con suavidad y precaución. Puesto que la inervación de las extremidades inferiores procede de la región lumbar del plexo, estas zonas responderán en pacientes aquejados de dolores y molestias en la cintura pelviana y las piernas.

- **Punto de transición lumbo-sacral:** debido a una errónea colocación de la pelvis, suelen aparecer ciertas debilidades y no pocas molestias que llegan hasta la articulación iliosacral y la cintura pelviana óseo-muscular. Todas ellas, en combinación con otras zonas, pueden ser tratadas muy bien con la TZR.

15.2.4.2 Cintura escapular

● Puesto que el movimiento del hombro tiene su origen en la articulación esterno-clavicular (paso del esternón a la clavícula), dicha área deberá examinarse en todos aquellos pacientes que presenten una sintomatología escapular; las zonas que presenten dolores deberán ser tratadas conjuntamente.

● Las tensiones musculares en el lado derecho de las regiones de la nuca, el trapecio o el hombro, están relacionadas a menudo con trastornos del hígado/vesícula; en el lado izquierdo, indican trastornos del corazón y el estómago.

● A menudo la zona de la cintura escapular indica relaciones interiores de carácter anímico: un arco transversal muy tenso y poco móvil no sólo representa una malformación estática y posibles alteraciones en la cintura escapular, sino que denota también una posible carga psíquica que la persona lleva sobre los hombros. Por supuesto, ante el paciente no deberemos hacer ningún tipo de alusión arbitraria y preestablecida al respecto.

15.2.4.3 El esternón

Considero la zona del esternón como uno de los puntos capitales de la TZR. En él se concentra una gran variedad de relaciones de dependencia que pueden comprobarse y, al mismo tiempo, utilizarse terapéuticamente:

Puesto que la línea alba representa una relación tendinoso-muscular del esternón con la sínfisis, en el caso de pacientes con trastornos óseomusculares en la cintura pelviana deberá tratarse también el esternón.

En la zona del esternón puede tratarse asimismo el timo, cuya extraordinaria significación para el sistema inmunitario, formación de la sangre y metabolismo óseo es de todos conocida.

Dado que la zona del esternón es parcialmente idéntica a la zona del corazón, en pacientes con trastornos orgánicos y funcionales del corazón y de los órganos respiratorios, al principio se trabajará con suavidad, hasta que pueda valorarse mejor su capacidad de reacción real.

Un bloqueo de las articulaciones esternocostales se propaga por las costillas como una limitación dolorosa del movimiento del tórax y de la columna vertebral en su tramo dorsal. Como terapia adicional, se ha demostrado la eficacia de la TZR en tanto que tratamiento previo y posterior a otras prácticas terapéuticas manuales.

Una estática incorrecta del esternón repercute de forma negativa en la estática general de toda la persona, incluidas la región de la pelvis y las extremidades inferiores (5).

El esternón, como hueso plano, participa en la formación de la sangre, de ahí que en el caso de pacientes con anomalías en la formación de la sangre deba incluirse en el tratamiento, y más si se tiene en cuenta que a menudo presenta dolores.

Las personas demasiado retraídas suelen revelar su introversión encorvando los hombros y retrayendo de forma ostensible el esternón. En este caso concreto desaconsejo las correcciones superficiales de la postura, ya que un cambio de la postura meramente externo no afecta a la raíz del problema. Algunas personas necesitan pasar temporadas de un cierto retraimiento interior, que se manifiesta en una postura defensiva en el más estricto sentido de la palabra.

El esternón está en nuestro círculo cultural estrechamente relacionado con la propia persona, ya que de forma instintiva lo elegimos como punto de referencia cuando nos hablamos de nosotros mismos. En ciertas manifestaciones religioso-rituales, el hombre se golpea el pecho para confesar sus culpas ante el Creador, golpes con los que estimula también la actividad de la glándula del timo.

15.2.4.4 Resumen

Los pacientes con problemas tanto en la columna vertebral como en los hombros, además de verse afectados por alteraciones funcionales físicas, a menudo lo están también por graves problemas internos, tal y como lo pone de manifiesto el uso simbólico de expresiones como:

- llevar una carga demasiado pesada sobre los hombros
- un problema que nos tiene acogotados
- la persona está doblada o rota
- llevar una cruz sobre las espaldas
- tener un comportamiento rígido
- doblar el espinazo... y otras similares.

> Considero importante resaltar que no sólo debemos hablar con nuestros pacientes *sobre algo* o *de* algo, sino que nosotros mismos debemos estar alertas a nuestras propias dificultades vitales y aprender a manejarlas, ya que sólo así seremos fiables en nuestro quehacer y dignos de merecer confianza.

15.3 Grupo de zonas del aparato urinario, de los huesos y tejidos de la pelvis, hasta la rodilla

15.3.1 Paciente con retención de orina postoperatoria

Sugerencias para el tratamiento (fig. 66)

- Todas las zonas sintomáticas se tratarán primero con el movimiento sedante; las zonas originarias del trastorno, por el contrario, se tonificarán, a no ser que se encuentren próximas a las zonas sintomáticas, por ejemplo el hueso sacro, los genitales, el recto y la sínfisis. En este caso será más adecuado el movimiento sedante. Las zonas linfáticas de la pelvis y de los muslos se tratarán efectuando algunos pases con suma suavidad. Para tratamientos posteriores, todos los puntos sintomáticos se tratarán con un masaje tonificante.

- Un estudio llevado a cabo a lo largo de todo un año en un hospital suizo, documenta que de

Paciente con retención de orina postoperatoria

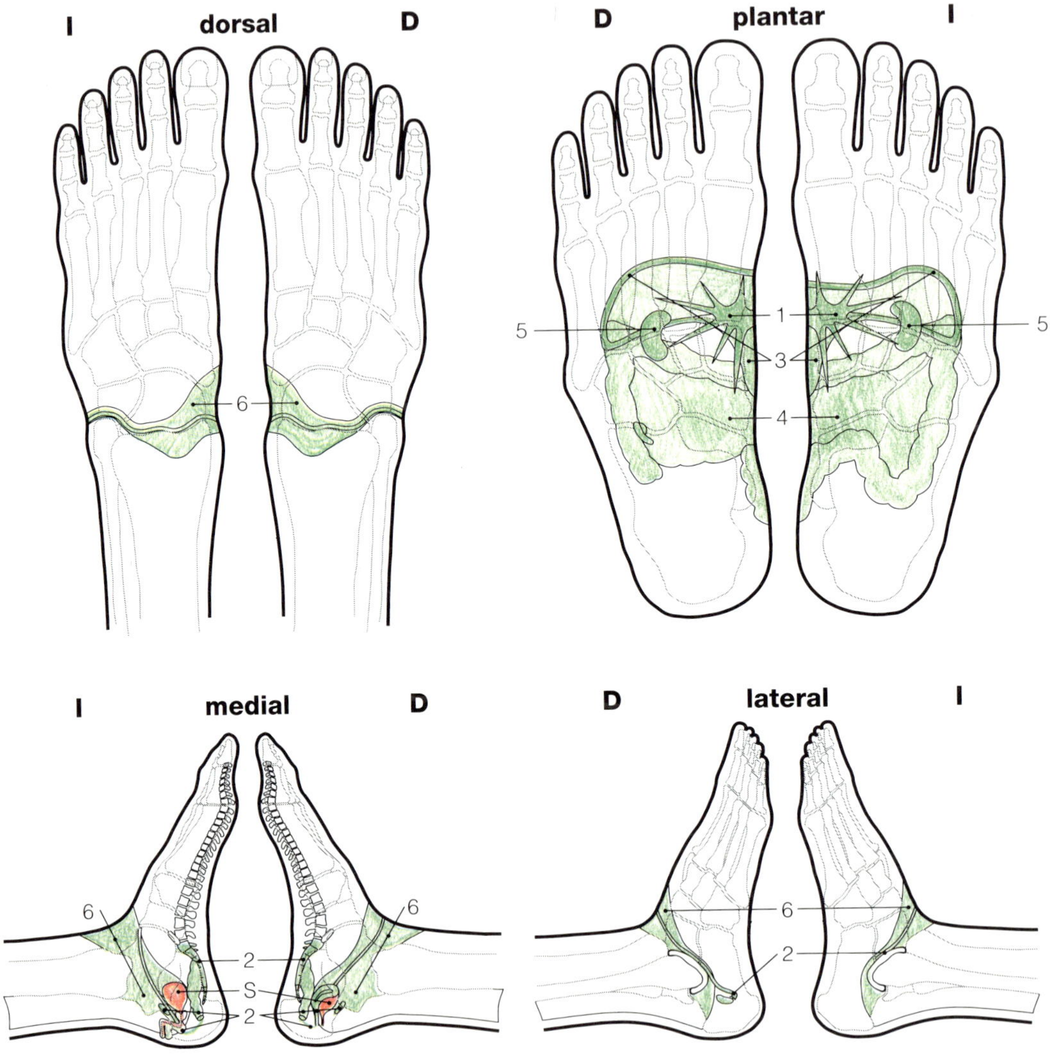

Zonas sintomáticas (S):
Vejiga
Uretra

Zonas originarias del trastorno:
Plexo solar (1)
Pelvis menor, genitales, recto / ano, hueso sacro, sínfisis (2)
Diafragma (3)
(para un masaje dinamizador de los órganos de la pelvis menor)
Intestino, sobre todo el intestino delgado (4)
Riñones (5)
Sistema linfático de la pelvis y del pliegue inguinal (6)

Figura **66**

56 pacientes con retención de orina postoperatoria, 41 se vieron libres de molestias, sin necesidad de medicamentos, después de tan sólo dos o tres sesiones de unos diez minutos cada una, sin necesidad de ingerir medicamentos.

15.3.2 Niños con enuresis nocturna

Sugerencias para el tratamiento (fig. 67)

- Puesto que el caso de niños con enuresis nocturna se trata de un debilitamiento y, las más de las veces, de un trastorno funcional, las zonas sintomáticas y las zonas originarias del trastorno deberán ser tonificadas ligeramente al principio, con pases alternos aplicados a los conductos linfáticos tanto inferiores como superiores.

- Aparte de conocer las relaciones del niño afectado con su entorno psicosocial, deberá aclararse, mediante un diagnóstico, si existe un desarrollo orgánico incorrecto de carácter congénito o una enfermedad en el sistema de excreción urinaria.

- Una buena relación de confianza entre el terapeuta y el niño es decisiva, ya que es evidente que en este cuadro clínico no sólo el esfínter urinario está debilitado, sino que es todo el niño el que sufre, aunque no lo sepa. Al margen del tratamiento de las zonas mencionadas más arriba, cuanto más se consiga ayudar al niño a desarrollar y estabilizar su propia respiración, mejor podrá soportar las cargas procedentes de su entorno, las que, por lo general, podrán modificarse poco y, en todo caso, de manera muy lenta.

- A la vista de las estrechas conexiones existentes entre la atmósfera familiar, la respiración, el sistema nervioso vegetativo, las funciones orgánicas y las glándulas endocrinas, se aconseja, además, el tratamiento de los tres «diafragmas»: suelo de la boca, diafragma y suelo pelviano, ya que la normalización de su tono implica una considerable aportación a la armonización de la vitalidad en su conjunto.

- Las cicatrices que en el caso de esos niños suelen apreciarse en las cejas o en la frente, deberán ser examinadas a lo largo del meridiano de la vejiga en cuanto a su posible condición de campo perturbador y, llegado el caso, incluso deberán tratarse al mismo tiempo.

- Además de los distintos tratamientos terapéuticos (manuales, respiratorios o psicológicos), cambiar la cama de lugar también puede ser de gran importancia para el desarrollo posterior de la enfermedad.

- Deberá indicarse a los familiares con claridad y en detalle que, con castigos y negando el afecto y la dedicación, se le presta un flaco favor al niño, así como también a los adultos que lo rodean.

15.3.3 Otras experiencias terapéuticas
15.3.3.1 Aparato urinario

Con relativa frecuencia, las enfermedades de los riñones siguen un curso tal que sus síntomas apenas si llaman la atención. De ahí que los dolores de espalda crónicos, difusos y poco claros, deban tomarse en serio y haya que establecer un diagnóstico claro acerca de su origen. Por principio, las zonas de los riñones no deberán tonificarse con demasiada intensidad, ya que en lugar de estimular su función, ésta se vería más bien entorpecida.

- En pacientes con síndrome nefrótico, por ejemplo glomerulonefritis, la TZR representa una posible terapia coadyuvante, aunque como tratamiento básico se recomiendan, no obstante, las diferentes posibilidades que ofrece una medicina de orientación integral y natural, a fin de producir un cambio profundo en el medio incubador de la enfermedad.

- Si debido a una enfermedad renal se producen retenciones de líquidos en órganos y tejidos, puede incluirse en el desarrollo de una sesión el tratamiento de las zonas reflejas del sistema linfático, sobre todo las de la cavidad abdominal y de los muslos, antes de abordar el sistema excretor urinario.

  En tal caso, se aplicarán estímulos suaves y delicados, y no sólo en el sistema linfático, sino también en los riñones, uréteres y la vejiga, los cuales resultan ser mucho más efectivos que los estímulos demasiado intensos, todo ello encaminado a la normalización de la actividad de los sistemas de flujo.

Niños con enuresis nocturna

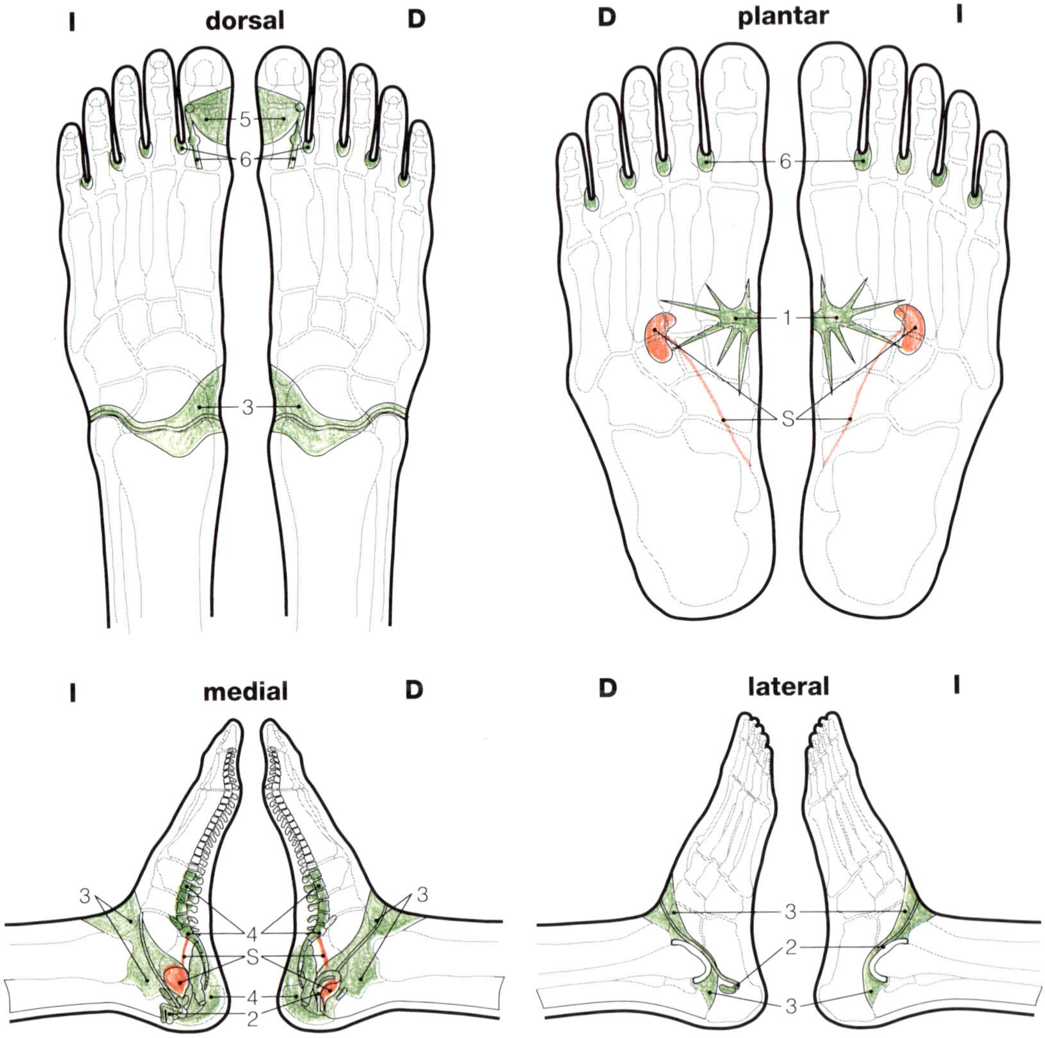

Zonas sintomáticas (S):
Vejiga
Riñones
Uretra

Zonas originarias del trastorno:
Plexo solar (1)
Genitales (2)
Sistema linfático de la pelvis y de la ingle (3)
Parte inferior de la columna vertebral, sobre todo, el hueso sacro y la pelvis menor (4)
Cavidad nasofaríngea (5)
(desarrollo de las mucosas a partir de la misma hoja blastodérmica)
Vasos linfáticos superiores (6)

Figura **67**

● La TZR, en particular el tratamiento linfático de las zonas reflejas, a menudo tiene como resultado una buena diuresis, tanto en pacientes con edemas en las piernas como en enfermos con ascitis graves y derrames de pleura. Por lo menos durante unas horas obtendrán así un alivio en los síntomas que afectan a la circulación cardíaca y a la respiración.

● En el caso de sufrir un cólico nefrítico agudo, el movimiento sedante aplicado a la zona de los riñones tiene una eficacia probada.

● Cuando existe una formación de cálculos en el riñón, puede establecerse el tamaño exacto del cálculo mediante una radiografía, una ecografía o bien una tomografía computerizada: si puede ser expulsado por las vías normales, excepcionalmente se tonificará con intensidad la zona de los riñones. Existen entonces buenas posibilidades de provocar el movimiento del cálculo, aunque a veces también se desencadenan cólicos. En el caso de que el cálculo sea mayor que el radio del uréter, la zona de los riñones no deberá tratarse, para evitar cólicos.

Cuando un cálculo renal ya se ha introducido en el uréter (si se encuentra localizado muy abajo, la mayoría de las veces aparecerán dolores intensos en la vejiga, sínfisis, genitales, e incluso en la cara interior de los muslos) se tonificará primero la vejiga y después el uréter, partiendo de la ubicación de la piedra.

En el punto de las zonas asignadas al uréter, que se corresponde con la localización del cálculo, se trabajará tonificando de forma intensa. Éste puede localizarse muy bien en el pie, ya que el paciente siente de forma espontánea un agudo dolor punzante en dicho punto. Desde ahí se ejecutarán algunos pases vigorosos en la zona del uréter, en dirección a la vejiga. Con un poco de suerte, el cálculo se expulsará por sí solo durante las horas o los días siguientes.

El «porcentaje de éxito», es decir, la posibilidad de atajar el estado agudo del cólico, es mayor en los pacientes de cálculos biliares que en los que padecen cálculos renales; en cualquier caso, es aconsejable la aplicación del tratamiento intenso. Si la TZR resultara efectiva, el punto culminante del cólico se superaría utilizando el movimiento sedante tras unos minutos.

● En el marco de las reacciones habituales entre sesión y sesión se observa a menudo la expulsión de arenilla renal.

● En épocas anteriores, el tratamiento de la vejiga se realizaba exclusivamente en la región de la zona del hueso sacro. Todavía en la actualidad puede influirse en sentido positivo en la función de la vejiga partiendo de ese punto. Sin embargo, el efecto obtenido no se explica solamente por la vejiga en sí, sino por la relación segmental existente entre el sacro y ella; en los masajes que se efectúan sobre el tejido conjuntivo, en la parte caudal del sacro, se reconoce la llamada zona de la vejiga, la cual suele manifestarse en forma de hinchazón o de contracción.

En la práctica, la reacción misma del paciente decantará cuál de las dos posibilidades de tratamiento de la vejiga es más idónea, ya que será la más dolorosa.

15.3.3.2 Huesos y músculos de la cintura pelviana, junto con muslos y rodillas

En la superficie medial del calcáneo hay que actuar con mucha precaución, ya que éste es uno de los puntos más sensibles en la TZR; y lo es, por un lado, debido a que se le asignan los órganos de la pelvis menor y, además, porque el calcáneo está menos protegido por tejidos de recubrimiento. Frecuentemente se muestran allí cargas tóxicas procedentes del saco de Douglas.

En pacientes con prótesis de cadera, tras la operación se observa, a menudo, una hinchazón más o menos considerable en torno al maléolo externo. Los movimientos ligeramente tonificantes, bien adaptados a la capacidad de reacción del paciente, o los pases alternos, tanto en las zonas de los muslos como en las de la cadera y de la pelvis, producen gran alivio postoperatorio.

En las zonas musculares del muslo hay que tener en cuenta también el estado anatómico de los tejidos locales de la pierna. Si el tejido posee un aporte sanguíneo normal y no está congestionado, podrá aplicarse el tratamiento básico, de distal a proximal; si, por el contrario, existen hinchazones de tipo venoso o linfático, se utilizarán los pases alternos en el sentido del flujo linfático. En este caso no nos referimos al sistema linfático de la pierna propiamente dicho, sino a sus zonas reflejas. De acuerdo con esta asignación, se trabajará de proximal a distal, es decir, desde las zonas del muslo hacia las zonas del pliegue inguinal.

También el tejido que se halla en torno a los maléolos y al calcáneo, en tanto que zona asignada a la cintura pelviana, tiende a la congestión, la cual puede estar condicionada cardial, renal, linfática o venosamente. Siempre y cuando se tenga en cuenta el umbral individual de dosificación (véanse págs. 42 y s.), se puede trabajar en ellas con suavidad, mediante el tratamiento básico con el pulgar y el índice.

El meridiano de la vesícula biliar (G 40) pasa cerca de la parte anterior del maléolo externo. Por tal motivo, un punto bien perfilado, pequeño y doloroso, cercano a la zona de la articulación de la cadera, no debe indicar necesariamente una sobrecarga de ésta, antes bien, puede referirse a un trastorno en el flujo de energía en el meridiano de la vesícula biliar. La mayoría de las veces, un examen de su zona refleja proporciona un resultado positivo en los pacientes de cadera, ya que la trayectoria de este meridiano pasa al lado de la articulación de la cadera, por el trocánter mayor.

● A una altura aproximada de la anchura de la mano, por encima del maléolo interno, se encuentran el meridiano de los riñones, del hígado y del bazo/páncreas. Estos puntos resultan a menudo dolorosos, incluso al más delicado contacto, lo que con frecuencia indica un trastorno en el ámbito de dichos meridianos, así como una sobrecarga de la zona medial del muslo. En este caso cualquier estímulo intenso está fuera de lugar. Lo más adecuado son los pases alternos con la yema del pulgar en posición plana. Para la descripción detallada de esta región véanse págs. 178 y s., «Indicaciones para la terapia».

En la mujer, dentro de las zonas de los músculos de los glúteos, en la superficie lateral del calcáneo, se encuentran asimismo las zonas de los ovarios y de la región pelviano-linfática. En la parte inferior del calcáneo y en torno al maléolo lateral suelen encontrarse puntos dolorosos claramente delimitados, sobre todo en pacientes cuya posición estático-muscular de la pelvis es incorrecta. Las mujeres que sufren molestias en la pelvis menor, en especial durante el embarazo, también presentan dolor en dichos puntos. Aquí pueden tratarse los ligamentos laterales de la pelvis de modo neutral (11) (¡movimiento sedante!).

La superficie plantar de las zonas de la pelvis en el calcáneo, debido a su estructura compacta no es particularmente eficaz desde el punto de vista terapéutico. Las superficies laterales del calcáneo son más adecuadas para las zonas de la pelvis y permiten una mayor exactitud en el tratamiento de cada uno de los órganos. Sin embargo, en pies de niños y pies delicados de adultos el tratamiento dispensado a tales zonas puede provocar el desencadenamiento de tensiones incorrectas en toda la pelvis.

15.4 Grupo de zonas de la respiración y del corazón

15.4.1 Paciente con asma bronquial

Sugerencias para el tratamiento (fig. 68)

● En pacientes con un estado asmático agudo ha demostrado ser eficiente realizar —antes de iniciar el tratamiento de las vías respiratorias— una tonificación intensa de las zonas originarias del trastorno del intestino delgado, las cápsulas renales, el diafragma y el recto/ano. Las zonas sintomáticas de la laringe, la tráquea y las regiones bronquiales se tratarán mediante el movimiento sedante, al igual que el plexo solar. Puesto que las zonas de los pulmones son casi idénticas a las de la caja torácica óseo-muscular, toda la región del tórax puede tratarse mediante una ligera tonificación.

Desde el punto de vista de la TZR, el asma interesa menos como enfermedad que el estado en sí del paciente, esto es, el síntoma opresor que requiere una mejora y estabilización mediante el tratamiento del espacio en el que se localiza el origen de la dolencia. En el caso de las personas asmáticas, precisamente, el intestino será un importante punto de arranque de la terapia, dada su frecuente condición de «campo perturbador más extenso» (25).

● Aprovechando alguna de las fases libres de ataques, deberá elaborarse a fondo un diagnóstico inicial, y a lo largo de una o varias series de tratamiento, serán tratadas todas aquellas zonas afectadas, a fin de que en lo posible se normalicen. Para ello, utilizaremos movimientos tonificantes adecuadamente dosificados. Con respecto a la estabi-

Paciente con asma bronquial

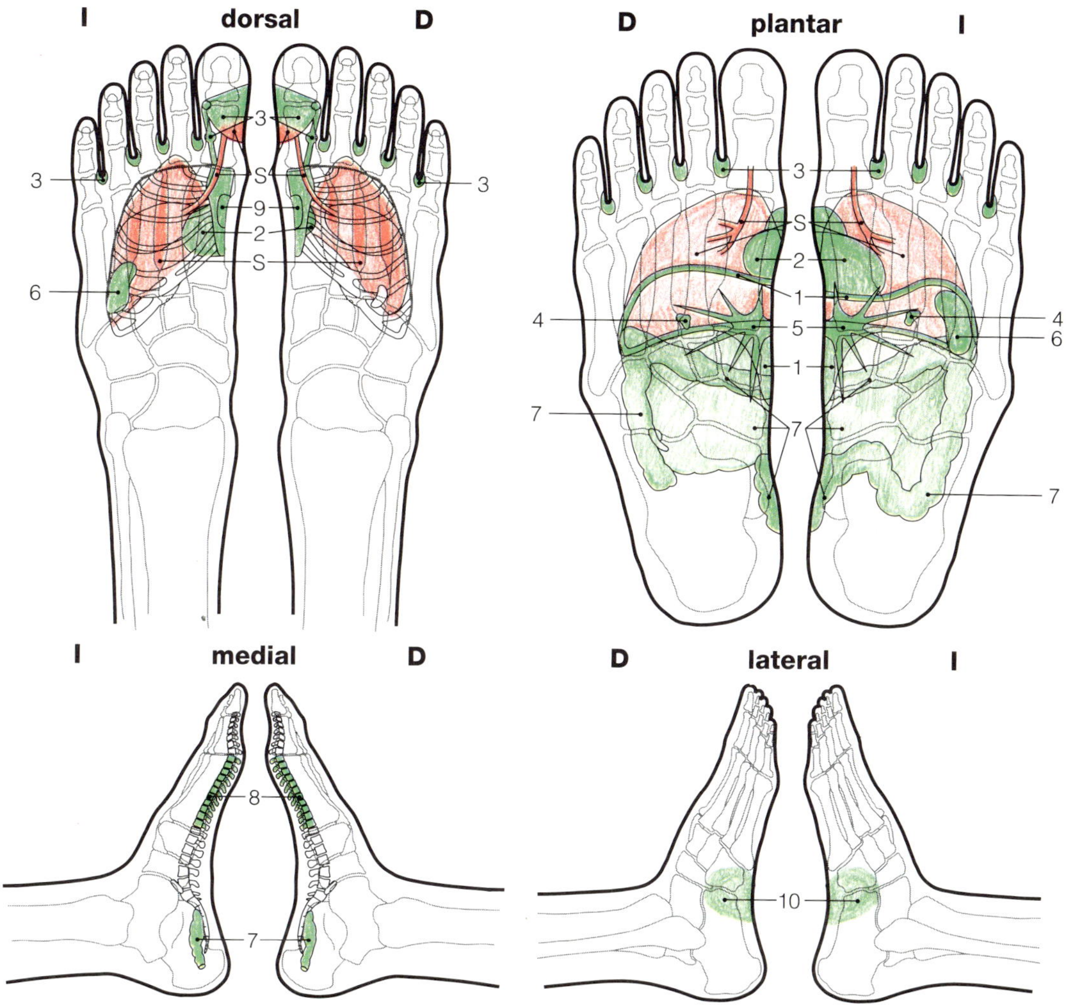

Zonas sintomáticas (S):
Laringe
Tráquea
Bronquios
Pulmones

Zonas originarias del trastorno:
Diafragma (1)
Corazón (2) (relación con la respiración a través del la circulación menor)
Cavidad nasofaríngea y vasos linfáticos superiores (3)
Cápsulas suprarrenales (4)
Plexo solar (5)
Bazo (6)
Intestino (7) (hiperacidez condicionada metabólicamente)
Región dorsal de la columna vertebral (8)
Esternón y timo (9)
Músculos abdominales laterales (10)

Figura **68**

lización de la tensión vegetativa, se examinarán a fondo también las zonas de los esfínteres, y en el supuesto de que se manifestaran dolorosas, se tratarían mediante el movimiento sedante.

> Si durante un período libre de molestias las zonas sintomáticas fuesen tonificadas con demasiada intensidad, podría desencadenarse un ataque agudo de asma como respuesta a una evidente sobrevaloración de la sintomatología.

● En el capítulo 20, pág. 179, se hablará más extensamente de la necesidad de introducir cambios en los hábitos alimentarios, así como del tratamiento de los focos de infección, que en las personas asmáticas han de tenerse en cuenta también.

No todos los pacientes aquejados de asma poseen una carga psicógena primaria. A veces, ocupan un lugar preponderante los efectos de agentes nocivos (sustancias perjudiciales) procedentes tanto de alimentos como de medicamentos tratados con sustancias químicas, además de otros factores alérgicos existentes en la vivienda y en el entorno exterior, los cuales deberían eliminarse en la medida de lo posible.

Puesto que algunas de nuestras condiciones de vida no podrán modificarse o sólo muy difícilmente, el objetivo del tratamiento deberá ser tanto la estabilización del paciente como la eliminación de los agentes nocivos. Este tipo de pacientes pueden mantenerse durante largo tiempo relativamente libres de síntomas, a cambio de recibir dos veces al año de diez a doce sesiones de tratamiento en las zonas reflejas de los pies.

15.4.2 Paciente con angina de pecho

Sugerencias para el tratamiento (fig. 69)

● Las zonas sintomáticas se tratarán mediante el movimiento sedante; las zonas originarias del trastorno, por su parte, se tonificarán de forma adecuada. El nombre del cuadro clínico indica la sintomatología principal de la insuficiencia coronaria. En principio, las personas aquejadas con angina de pecho deben contemplarse como posibles pacientes de infarto en el futuro, de ahí que deban ser tratados como corresponde. Es evidente que la TZR sólo puede cumplir la función de terapia coadyuvante, pero la experiencia dice mucho en favor de su aplicación regular.

● Debido a que en enfermos del corazón y una sobrevaloración de las zonas sintomáticas puede empeorar las molestias, más que mejorarlas, aconsejo una prudente dosificación, incluso cuando se trate de aplicar el movimiento sedante en la zona del corazón (véase cap. 17, págs. 169 y s.).

● No deberán llevarse a cabo manipulaciones ni movimientos en la articulación metatarsofalángica del dedo gordo durante las primeras sesiones, hasta que la capacidad de reacción del paciente pueda apreciarse mejor, ya que la zona del corazón y la de los grandes vasos conductores, la aorta y la vena cava superior, se encuentran en la cabeza del primer metatarsiano.

● El bazo posee una importancia singular en los enfermos de corazón, ya que, por un lado, es un órgano secundario del sistema linfático, pero, por otro, está conectado a la totalidad de la circulación sanguínea. En la teoría de los meridianos se afirma que en el llamado circuito de energía de los meridianos (32) existe una relación directa entre la inervación meridiana del bazo y del corazón.

Estos conocimientos se han confirmado también en la TZR, puesto que la zona del bazo es muy sensible en casi todos los enfermos del corazón, mucho más en la superficie dorsal de la base del metatarsiano 4 que en la plantar.

Por regla general, dichos pacientes, desde que el bazo se incluye en el tratamiento, experimentan un mayor alivio en sus molestias que el que sentían cuando estas relaciones terapéuticas de dependencia aún no se conocían tan a fondo. Por tal razón aconsejo tratar la zona del bazo en todos aquellos pacientes que sufren del corazón, antes incluso de abordar la zona misma del corazón.

● Si alguna vez surge una situación inesperada en la consulta, y el paciente sufre un ataque agudo de angina de pecho, aconsejo aplicar a manera de primeros auxilios una sencilla receta de urgencia:

6-8 tabletas de natrón disueltas en un vaso de agua tibia que daremos a beber al paciente, le proporcionarán, por lo menos a corto plazo, un gran

Paciente con angina de pecho

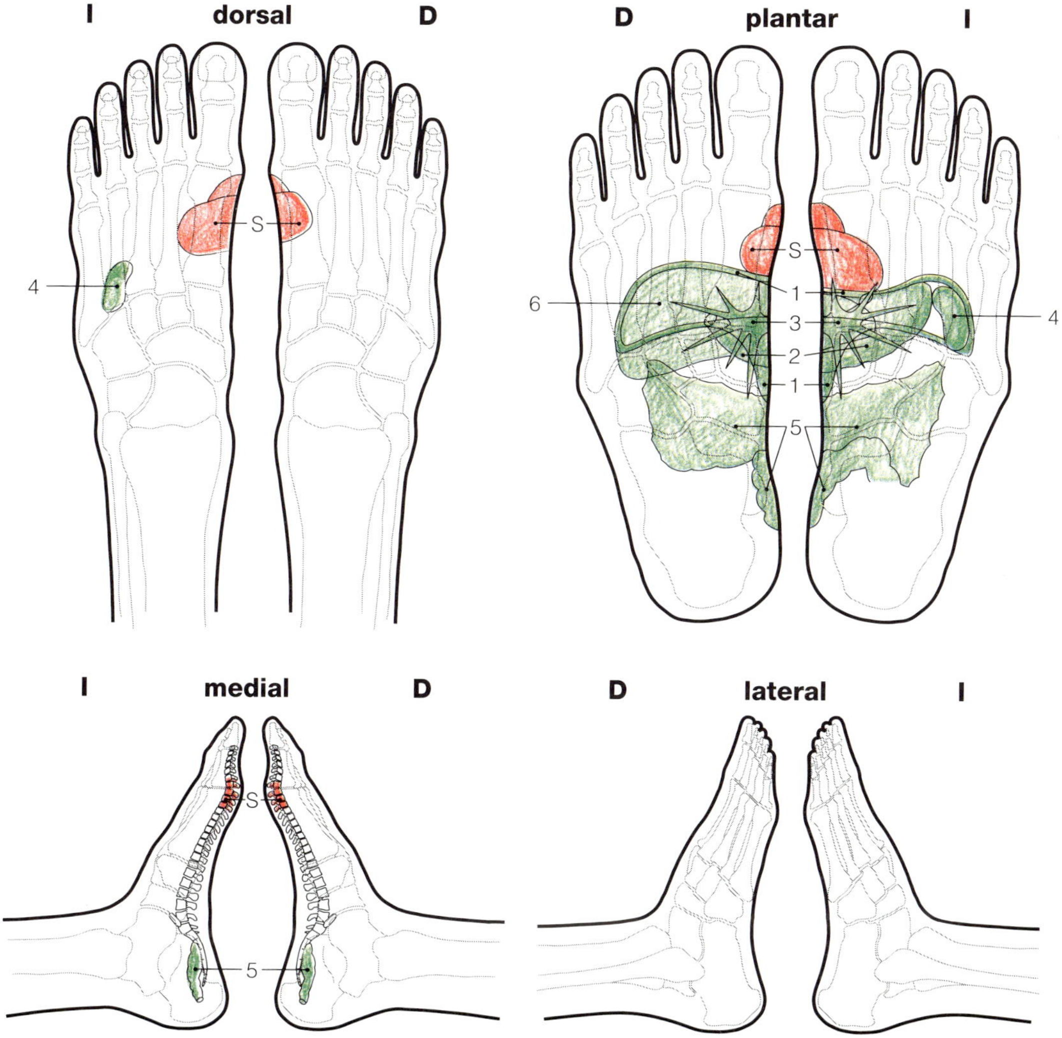

Zonas sintomáticas (S):
Corazón
Parte inferior de la región cervical de la columna vertebral y parte superior de la región dorsal de la columna vertebral (como correspondencia segmental)

Zonas originarias del trastorno:
Diafragma (1)
Estómago (2) (complejo de síntomas gastrocardíacos)
Plexo solar (3)
Bazo (4)
(órgano de elaboración de sangre)
Intestino, sobre todo el intestino delgado y el recto (5)
Hígado (6) (relación a través de la circulación de la vena porta con la vena cava superior)

Figura **69**

alivio espontáneo ya que dichas tabletas poseen un fuerte efecto alcalinizante que contrarresta los efectos de la hiperacidez en los tejidos.

Por supuesto, los pacientes que presenten síntomas amenazadores deben ser atendidos con la mayor rapidez posible.

15.4.3 Paciente con trastornos funcionales del sistema circulatorio

Sugerencias para el tratamiento (fig. 70)

● Las zonas sintomáticas deberán tratarse, en primer lugar, aplicando con prudencia el movimiento sedante. Al mismo tiempo, se observará con atención la capacidad de reacción del paciente, ya que puede producirse, con relativa rapidez, un exceso en la dosificación. En las zonas del tiroides y del cerebro, sobre todo, los estímulos deberán aplicarse con sumo cuidado al principio. Después podrá trabajarse tanto en las zonas sintomáticas como en las zonas originarias del trastorno tonificándolas ligeramente.

● A menudo, en pacientes con trastornos circulatorios funcionales no es posible demostrar con métodos clínicos ninguna causa orgánica. Sin embargo, mediante la TZR pueden percibirse enfermedades incluso en la fase en que se produce el trastorno funcional, antes de que el proceso de la enfermedad orgánica esté tan avanzado como para que pueda advertirse de forma clínica. De esta manera, los pies muestran gran número de alteraciones en las zonas reflejas, aunque a la persona afectada «no le acontezca nada», aparte de su labilidad circulatoria.

Estos pacientes suelen contarse entre aquellos en quienes, al principio de una serie de sesiones, todas las zonas reaccionan con irritación, como expresión de su desajuste global. En estos casos, un diagnóstico inicial podría ofrecer la falsa impresión de que el paciente está gravemente enfermo. Lo más adecuado sería aplicar primero algunos tratamientos de estímulo no específico, hasta que el trastorno vegetativo general se haya, en cierto modo, estabilizado. Para el procedimiento a seguir en este tratamiento véase capítulo 10 (págs. 111 y s.).

● Cuando los trastornos circulatorios se manifiestan como un síndrome cardíaco hipercinético (taquicardia, aumento de la distancia entre los valores de la presión arterial, fuertes oscilaciones emocionales, sensación súbita de frío y sudoración), deberán tratarse mediante el movimiento sedante las zonas del tiroides, del corazón y del plexo solar. En las otras zonas sólo se actuará tonificándolas con suavidad y acompañando los movimientos con varias maniobras de regulación.

● Si la hipotonía que sigue a la insuficiencia circulatoria aparece tras enfermedades o infecciones, deberá darse preferencia a las zonas del hígado, bazo, intestino, sistema linfático y glándulas endocrinas. Suelen acompañar a este cuadro clínico síntomas de cierto aumento de la secreción sudorípara, tendencia al colapso, extremidades frías y un rápido agotamiento.

También se tratarán esas mismas zonas en el caso de sufrir trastornos y pérdida de equilibrio al pasar de la posición yacente a la posición erguida, aunque, según la experiencia, todas las zonas de la columna vertebral y de la cabeza también responden bien.

15.4.4 Otras experiencias terapéuticas

Abordaré ahora con detenimiento el **diafragma**, ya que este músculo está estrechamente relacionado tanto con el corazón como con la respiración.

Años atrás sólo se trataba un pequeño punto de la zona del diafragma, en ambos pies, justo en el centro del borde inferior del arco transversal. En la actualidad, este punto sigue siendo muy efectivo.

Basado en la rica experiencia, respaldada por la valiosa información que aportan los participantes en los cursos procedente de sus propias consultas, fue perfilándose poco a poco la localización de la zona a lo largo de la totalidad proximal del borde del arco transversal; su efectividad práctica la he podido comprobar. La clara semejanza de la zona con la forma abovedada del diafragma se hace evidente para el observador al colocar las plantas de ambos pies una junto a otra.

Muchas personas asmáticas y algunos pacientes aquejados de otras limitaciones respiratorias responden de forma positiva al tratamiento de las llamadas zonas lumbares de la columna vertebral. Estos son algunos de los motivos:

Paciente con trastornos funcionales en el sistema circulatorio

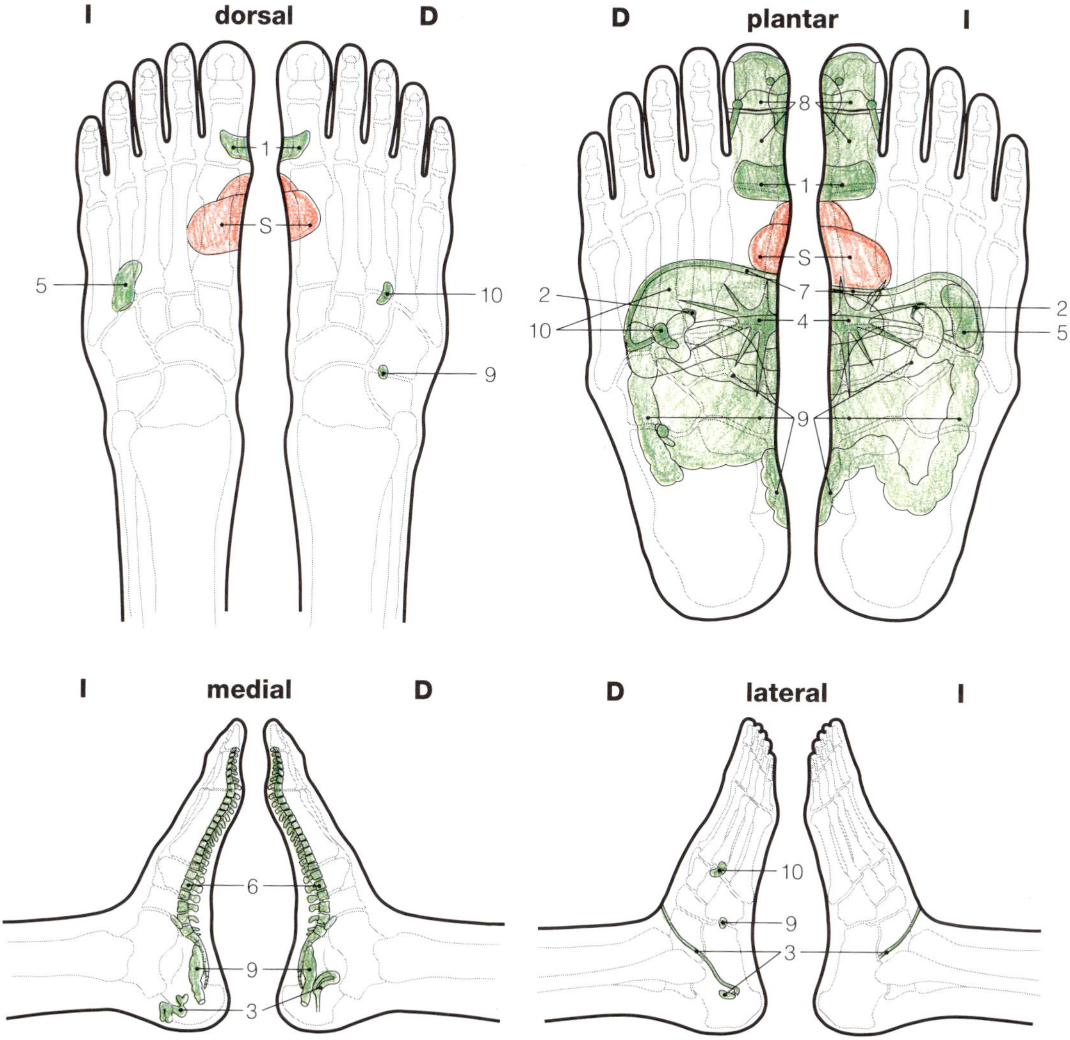

Zonas sintomáticas (S):
Corazón, desde la superficie plantar y dorsal

Zonas originarias del trastorno:
Glándula tiroides (1)
Cápsulas suprarrenales (2)
Genitales (3)
Plexo solar (4)
Bazo (5)
Columna vertebral (6)
Diafragma (7)
Cerebro y cerebelo, junto con la región occipital y la nuca (8)
Tracto digestivo (9), junto con hígado / vesícula biliar (10)

Figura **70**

- La región lumbar, a través del esqueleto, mantiene una relación funcional tanto con el tórax como con el esternón.
- La evidente proximidad y la relación existente entre la zona lumbar de la columna vertebral y el intestino, no sólo *in situ*, sino también en las zonas reflejas, indica alteraciones producidas por desajustes metabólicos, cuyas manifestaciones a menudo aparecen como trastornos agudos o crónicos en la parte inferior de la espalda.
- Los llamados extremos del diafragma, situados en el origen del músculo respiratorio, están ligados a la parte ventral de la región lumbar de la columna vertebral, hasta aproximadamente L2, L3, y, a veces también L4, de manera que el espacio lumbar está directamente implicado en cada movimiento respiratorio.

Dependiendo del punto de vista del observador, el diafragma une o bien separa el tórax y el abdomen, y en su calidad de puente dinámico entre ambos es responsable de un intercambio que es posible gracias a la respiración. No sólo los órganos intestinales se benefician de este masaje interno, sino también los pulmones, el corazón y los grandes vasos de la aorta y de la vena cava superior, que suben por la pared del fondo del tronco hasta desembocar en el corazón.

Los pulmones y el corazón constituyen una unidad rítmica a la que también pertenece el diafragma. Tanto los trastornos funcionales como las enfermedades orgánicas perjudican siempre a todas las regiones implicadas en la alternancia de actividad y reposo.

De acuerdo con mis observaciones existe una clara relación entre los múltiples trastornos de los procesos externos vitales y las enfermedades, cada vez más frecuentes, del sistema cardíaco-circulatorio y los órganos respiratorios. Por este motivo hago expresa referencia a la importancia de la armonización de esta unidad funcional diafragma-pulmones-corazón, ya que, en cuanto se presta atención a la respiración del paciente durante el tratamiento, ésta manifiesta y comunica cualquier cambio habido en la persona, sin importarle a qué nivel se produce.

En más personas de lo que se sospecha, las enfermedades del corazón y de los órganos respiratorios tienen como telón de fondo unas difíciles condiciones de vida y problemas y preocupaciones sin solucionar. Habida cuenta de que estos problemas suelen reprimirse u «olvidarse» con facilidad, o que tampoco los pacientes los relacionan en absoluto con su trastorno cardíaco o respiratorio, debemos tenerlo todo ello presente en el transcurso del tratamiento.

Introducir insinuaciones de este tipo en la conversación o plantearlas a modo de sugerencia requiere una gran sensibilidad, ya que exigen del paciente valor, paciencia y sinceridad. Sin embargo, el dolor que aparece al analizar dificultades de carácter anímico es curativo, y su clarificación proporciona una mayor libertad interior.

15.5 Grupo de zonas del tracto digestivo

15.5.1 Paciente con colon irritable, colitis ulcerosa o enfermedad de Crohn

Sugerencias para el tratamiento (fig. 71)

● La irritación del tracto digestivo evidencia, la mayoría de las veces, un cierto malestar en toda la persona. Por eso, sobre todo durante las primeras sesiones, la intensidad del tratamiento deberá ser dosificada; las zonas sintomáticas sólo se tratarán mediante el movimiento sedante.

● Puesto que debido a la incorrecta tensión vegetativa de estos pacientes también la musculatura de los esfínteres suele estar contraída, el movimiento sedante en sus zonas reflejas produce, las más de las veces, una regularización general del tono muscular. A lo largo de la sesión se tratará varias veces, asimismo, el plexo solar mediante el movimiento sedante.

● Se aplicarán pases fluidos en el sistema linfático. Las zonas de las glándulas endocrinas, por lo menos durante las primeras sesiones, responden bien al movimiento sedante, que tras la estabilización del estado general puede ser sustituido por movimientos tonificantes. La columna vertebral también se trata tonificándola ligeramente, sobre todo la parte central e inferior de la zona dorsal (relación segmental con el estómago, el hígado y el páncreas). En la región lumbar de la columna ver-

Paciente con colon irritable, colitis ulcerosa enfermedad de Crohn

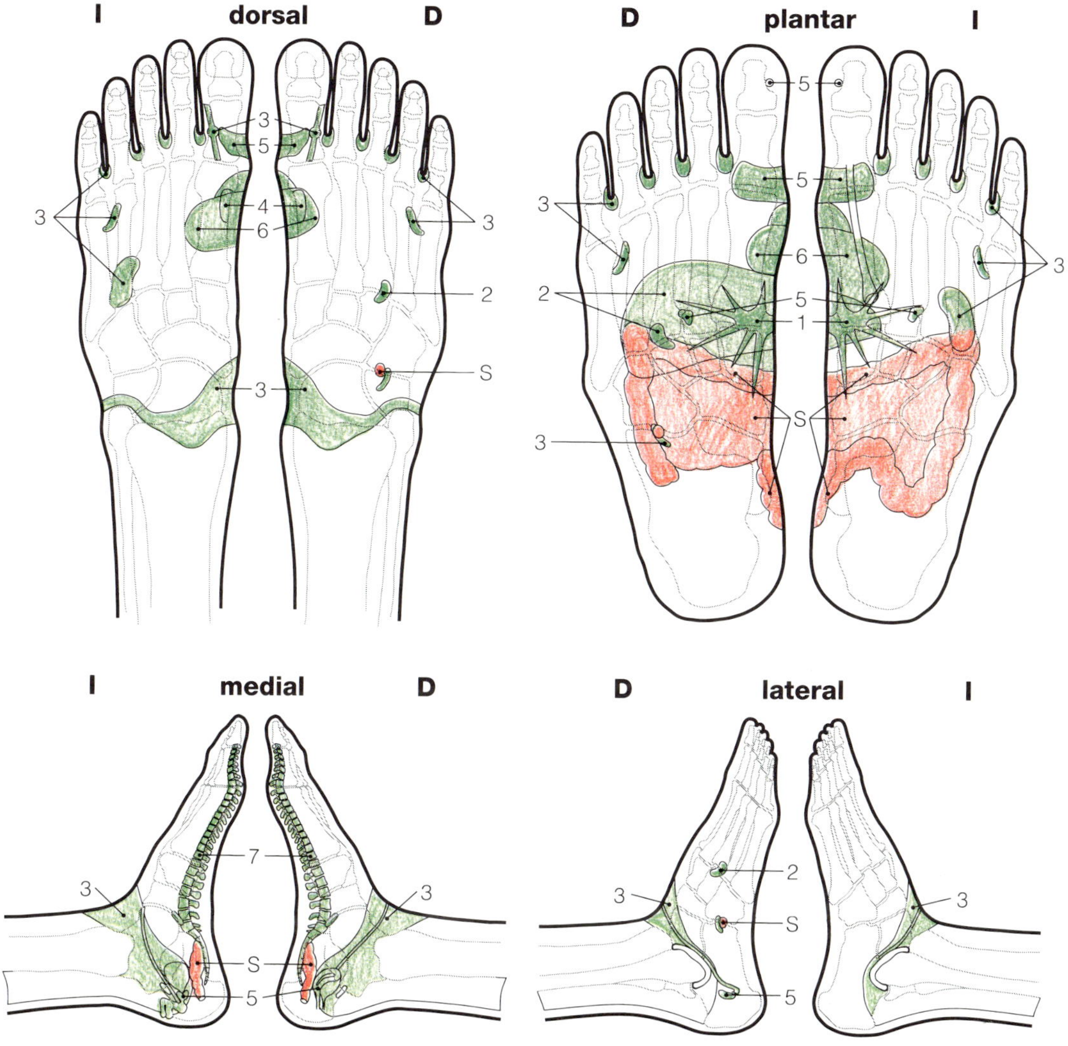

Zonas sintomáticas (S):
Dependiendo de las manifestaciones sintomáticas tanto en el intestino delgado como en el grueso

Zonas originarias del trastorno:
Plexo solar (1)
Hígado / Vesícula biliar (2)
Sistema linfático, sobre todo el bazo (3)
Timo (4)
Glándulas endocrinas (5)
Corazón (6)
Columna vertebral (7)

Figura **71**

tebral, debido a la proximidad directa con el intestino, aconsejo utilizar, al principio, el movimiento sedante.

● Dado que en los pacientes con el colon irritable se alternan la diarrea con el estreñimiento, aconsejo prestar una particular atención a la capacidad de reacción del paciente. La experiencia demuestra que incluso en las fases de estreñimiento no siempre se deben tonificar las zonas.

● En pacientes con colitis ulcerosa se procurará, de modo especial, establecer un equilibrio vegetativo a través de las zonas del plexo solar, el sistema linfático y las glándulas endocrinas, las cuales representan una unidad funcional de tratamiento.

● Las zonas del recto, en las que se manifiestan con particular frecuencia las infecciones del intestino grueso, deberán tratarse con suma atención mediante el movimiento sedante, para evitar una deshidratación del intestino producida por un incremento de la eliminación de líquidos a través de deposiciones mucoso-sanguinolentas.

Aunque estos pacientes se quejan de molestias sintomáticas en la parte baja de la espalda, sólo se podrá trabajar en ellas mediante el movimiento sedante, ya que el recto está emplazado sobre el sacro y no es posible una diferenciación exacta entre estas dos regiones, que conforman una unidad funcional.

● Por lo general, los pacientes que se encuentran en los estadios 1 y 2 de la colitis ulcerosa reaccionan bien a la TZR. Por supuesto, son de gran importancia otras medidas adicionales, empezando por un cambio en los hábitos alimentarios, para seguir por un tratamiento de los focos de infección, hasta llegar a un apoyo psíquico.

● Los pacientes aquejados de la enfermedad de Crohn en sus fases agudas, que presentan espasmos abdominales y cólicos intestinales, reaccionan ante un tratamiento agudo (v. págs. 171 y s.) con una clara mejoría de sus molestias. Las diarreas, los dolores en las articulaciones, los trastornos de la vista y del hígado que aparecen en enfermos que padecen la enfermedad desde hace tiempo, pueden ser tratados con el objetivo de aliviar los síntomas.

Una ligera tonificación de las zonas del corazón y de las cápsulas suprarrenales suele tener un efecto vitalizador en el estado general.

15.5.2 Paciente con trastornos en el epigastrio

Sugerencias para el tratamiento (fig. 72)

● Suelen ser hombres los que padecen el llamado complejo de síntomas gastrocardíacos, también llamado síndrome de Römheld. A menudo, este cuadro patológico aparece como consecuencia del estrés y de la falta de adaptación a ciertas situaciones tanto externas como internas que suponen una sobrecarga. Las maniobras de regulación proporcionan una relajación general harto positiva, ya que mediante una armonización vegetativa pueden neutralizarse, al mismo tiempo, las congestiones en el epigastrio. La zona del plexo solar, que en esta ocasión se tratará mediante el movimiento sedante, posee una particular importancia.

● Puesto que la sintomatología concomitante afecta también al corazón debido a la elevación existente del diafragma, la zona del corazón deberá, en un principio, tratarse con cuidado, al igual que la zona de la región dorsal de la columna vertebral, ya que ésta guarda relaciones segmentales con el corazón, el estómago y el hígado. Son muy importantes, en este sentido, los ejercicios físicos que puedan introducir una corrección en la postura.

● En el caso de los esfínteres, se tratará, además del cardias y el píloro, el ano: cuando se normaliza el tono de este esfínter, se establece un equilibrio de tensiones en el suelo pelviano (el diafragma inferior), y se estimula una armonización en los movimientos de todo el diafragma, que, a su vez, puede descargar al corazón y al estómago.

● Una buena tonificación en la región lumbar de la columna vertebral, sobre la que están dispuestos los extremos del diafragma, origen tendinoso de los grandes músculos respiratorios, desencadena de forma espontánea el estímulo necesario para que se produzca un movimiento respiratorio hasta el abdomen, y de esta manera se consigue un claro alivio en todo el epigastrio.

Paciente con trastornos en el epigastrio

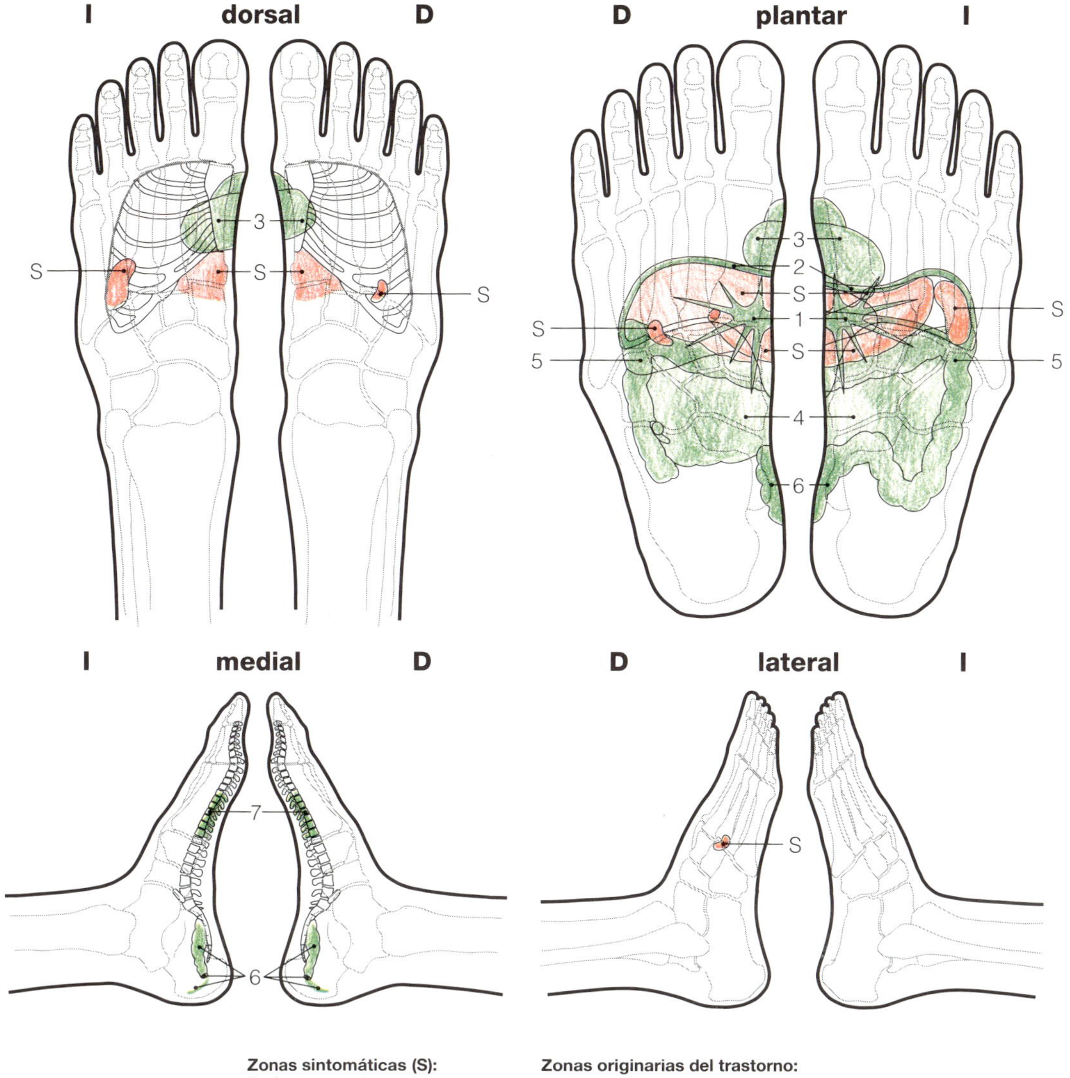

Zonas sintomáticas (S):
Estómago, cardias y píloro
Hígado / Vesícula biliar
Bazo
Ángulo epigástrico

Zonas originarias del trastorno:
Plexo solar (1)
Diafragma (2)
Corazón (3)
Intestino delgado (4)
Flexura hepática del bazo y del intestino grueso (5)
Recto y ano, junto con el suelo pelviano (6)
Región dorsal de la columna vertebral, sobre todo la parte central e inferior (7)
(Inervación de los órganos del epigastrio)

Figura **72**

15.5.3 Paciente con hemorroides

Sugerencias para el tratamiento (fig. 73)

● En estados agudos, el movimiento sedante suele tener un rápido efecto. Puesto que tanto el esfínter superior como el esfínter inferior, en tanto que principio y fin del sistema digestivo, mantienen una relación directa de efecto recíproco, pueden tonificarse con intensidad las zonas de la cavidad bucal y de los labios. Los ejercicios mímicos y muecas que logren liberar a la boca de sus tensiones negativas, y en especial la risa, actúan de un modo relajante hasta en el suelo pelviano incluso.

● En el caso de pacientes que se ven asaltados de un modo crónico y reincidente por hemorroides, debe producirse toda una profunda regeneración en las zonas del tracto estomacal e intestinal, y sobre todo también en el hígado, los órganos de la pelvis menor y el sistema linfático de la cavidad abdominal y de la pelvis. Dichas áreas han de incluirse en un movimiento tonificante y bien dosificado.

● Habida cuenta de que el cóccix —debido a su proximidad con el ano— y el nivel atlantooccipital —como polaridad opuesta— están en una relación de efecto recíproco, en pacientes con trastornos agudos causados por hemorroides se ha revelado muy eficaz la tonificación intensa de las zonas de la base del cráneo que se hallan junto a la región cervical de la columna vertebral, tanto *in situ* como en las zonas reflejas.

● Las hemorroides suelen ser consideradas como simples trastornos desagradables, pero deberá comprobarse si pueden ser indicio de una enfermedad grave no diagnosticada.

15.5.4 Otras experiencias terapéuticas

En la mayoría de los casos, los pacientes que padecen procesos patológicos acelerados o ralentizados en el tracto estomacal e intestinal, ya antes de que enfermen orgánicamente presentan cierta debilidad funcional en dichos órganos, o bien debido a una predisposición constitucional, o bien a una propensión adquirida más adelante por influencias negativas (alimentación incorrecta, factores de estrés, etc.). A menudo, estos procesos patológicos van ligados a un sistema vegetativo sobrecargado y a una escasa inervación desde la columna vertebral.

La experiencia confirma que el tracto digestivo no sólo debe asimilar y digerir la alimentación diaria, sino también «digerir» problemas vitales, cuyos efectos se prolongan a veces a lo largo de un amplio espacio de tiempo. Expresiones extraídas del lenguaje coloquial así lo confirman: «se me revuelven las tripas», «cagarse de miedo», «tener que tragarse algo»... Según el doctor F. X. Mayr (27), el tracto digestivo representa la «fuente» de donde tiene que partir toda regeneración, a fin de poder alimentar de forma adecuada cada uno de los sistemas.

● Existen algunos informes aislados, procedentes de clínicas, acerca de pacientes con una amenazadora paralización del intestino u oclusión intestinal, que tras ser sometidos a una tonificación intensa en las zonas del intestino han recuperado los movimientos peristálticos.

Con el fin de elaborar una información objetiva y favorecer una mayor aceptación de la TZR y de sus efectos, sería deseable que se ofrecieran posibilidades de estudio en clínicas sobre estos y otros temas de interés.

Paciente con hemorroides

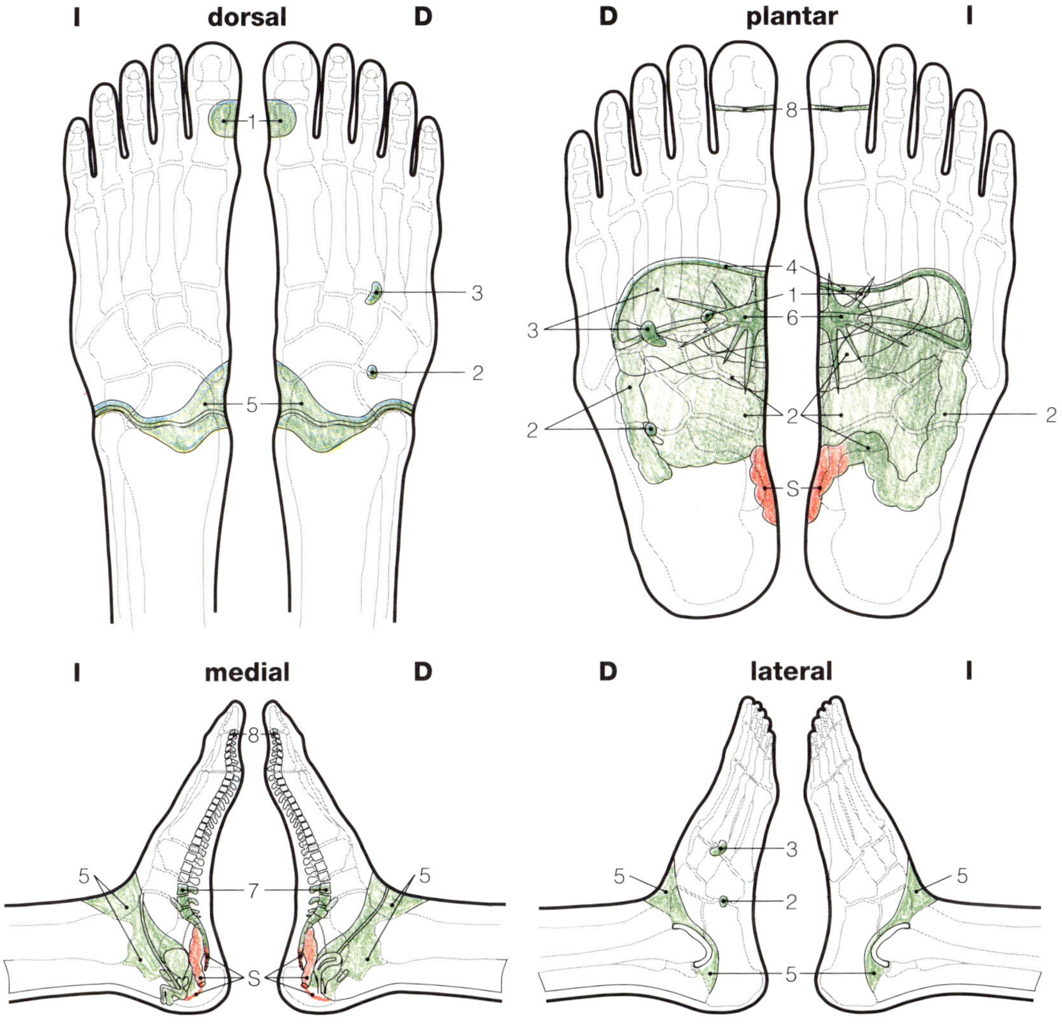

Zonas sintomáticas (S):
Recto / ano
Suelo pelviano
Hueso sacro

Zonas originarias del trastorno:
Todos los demás esfínteres, y también los labios y la cavidad bucal (1)
Intestino delgado e intestino grueso junto con la válvula de Bauhin (2)
Hígado y vesícula biliar (3)
Diafragma (4)
Sistema linfático del pliegue inguinal y de la pelvis menor (5)
Plexo solar (6)
Parte inferior de la columna vertebral (7)
Base del cráneo junto con el atlas / axis (8)

Figura **73**

15.6 Grupo de zonas del sistema linfático

15.6.1 Paciente con mastectomía de la mama izquierda

Sugerencias para el tratamiento (fig. 74)

- Antes, durante y después del tratamiento son muy importantes las maniobras de regulación, ya que las mujeres no sólo tienen que asimilar la intervención quirúrgica físicamente, sino que además deben enfrentarse, en el plano emocional, a la merma y deterioro de su simetría física, con todas las dificultades, incluyendo la reorientación de su relación de pareja, que ello comporta.

- La TZR ofrece, por un lado, la posibilidad de respaldar los procesos de curación postoperatorios, y por otro, que las mujeres afectadas reencuentren su equilibrio interior, ya que cada sesión de tratamiento en los pies refuerza la capacidad de recuperación y la estabilidad no sólo externa sino también interna.

  Hay experiencias convincentes y ampliamente confirmadas, que muestran las relaciones de orden tanto fisiológico como patológico existentes entre el pecho femenino y el mundo anímico de la mujer.

- En el caso de mujeres con un carcinoma de mama, haya sido operado o no, una asistencia coadyuvante a través de las zonas reflejas ha demostrado ser eficaz, en especial cuando las mujeres son tratadas con métodos propios de la medicina natural. De acuerdo con mi experiencia, la TZR no favorece la metástasis, antes bien fortalece la capacidad de regeneración y la voluntad curativa de las mujeres.

> Parto de la base de que dosificando con corrección el tratamiento y respetando las contraindicaciones, una terapia de orden no interfiere jamás de forma negativa en los procesos sanos. Asimismo, puede fortalecer los órganos y sistemas debilitados, siempre dentro de las posibilidades de regeneración existentes.

- Para las mujeres que son atendidas clínicamente siguiendo los métodos habituales, hay que tener en cuenta que:

  Durante los períodos en que se les aplica radioterapia o quimioterapia, se trabajará mediante movimientos suaves, sin aplicar estímulos específicos, sobre todo en las zonas de la columna vertebral, el tracto estomacal e intestinal, el corazón y los órganos respiratorios. Algunas semanas más tarde, en función de cómo se encuentre la paciente, el tratamiento podrá ganar en intensidad.

- El tratamiento en el sistema linfático sirve para armonizar la totalidad del flujo linfático, ya que un tratamiento unilateral de la zona de la glándula mamaria no se adecuaría al cuadro clínico de las pacientes.

  Tanto en la región linfática superior como en la inferior se trabajará mediante pases alternos. Las zonas del bazo, el tracto estomacal e intestinal, el corazón y la columna vertebral deberán ser tratadas con suavidad al principio, y más tarde, dependiendo de la resistencia de la propia mujer, se tonificarán con cierta intensidad. Mediante la aplicación del movimiento sedante en las articulaciones esternocostales y de los tejidos que las rodean, pueden aflojarse las tensiones tendinoso-musculares en la caja torácica.

- Las zonas de los genitales, que están íntimamente relacionadas con el pecho de la mujer, deberán tratarse siempre con sumo celo, ya que en este tipo de cuadros clínicos suelen ser harto sensibles.

- La formación de edemas en los brazos, como secuela postoperatoria, puede evitarse en parte o bien suavizarse con apoyo de la TZR. La posible aparición de dolores en la cicatriz, limitaciones en el movimiento del hombro y del brazo, así como problemas de columna derivados del cambio en la distribución del peso entre el lado derecho y el izquierdo, reaccionan bien ante la TZR, siempre y cuando se posean conocimientos profesionales suficientes como para aplicarla con eficacia y, a ser posible, en combinación con el drenaje linfático manual y la gimnasia terapéutica.

- Antes de las operaciones que afectan al ámbito íntimo y estético de la mujer, puede ser de gran ayuda mantener una conversación con ella acerca

Paciente con mastectomía de la mama izquierda

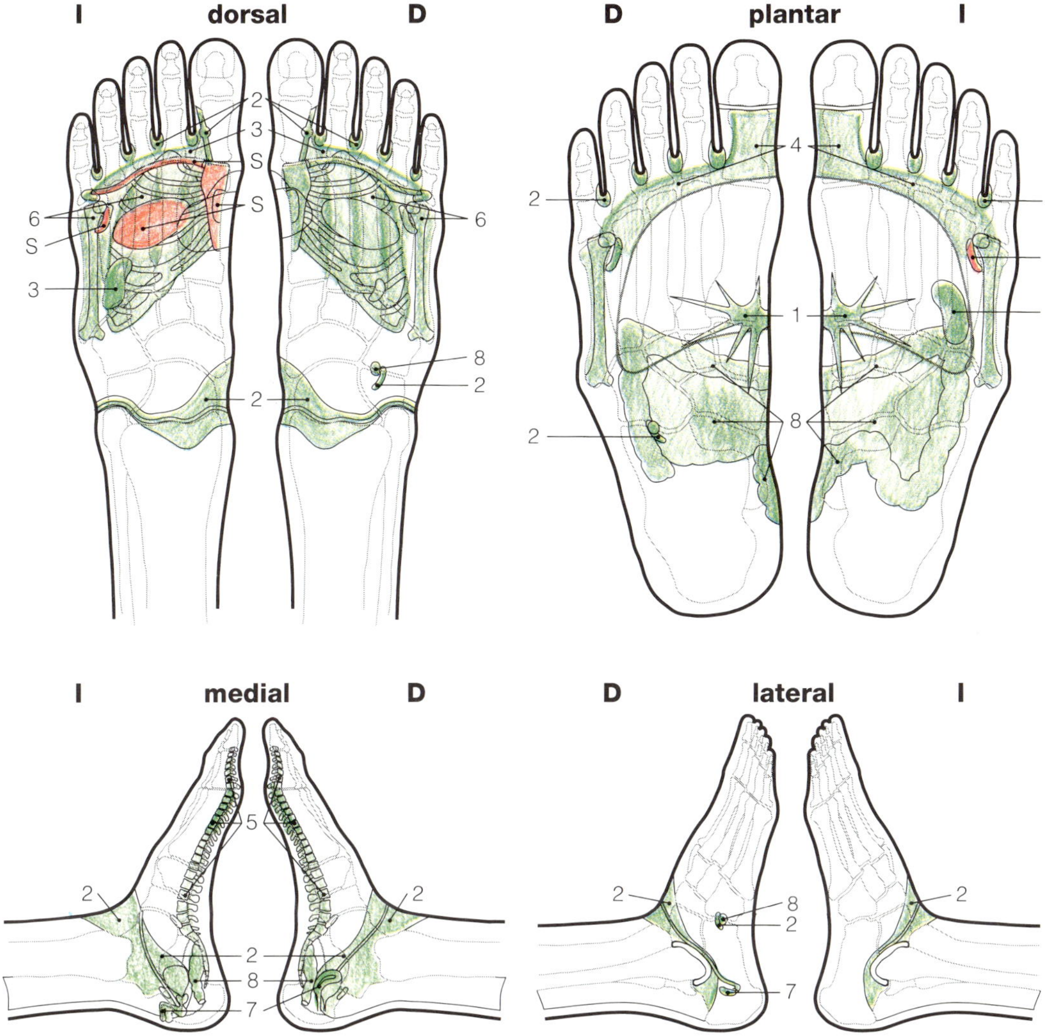

Zonas sintomáticas (S):
Pecho derecho
Región linfática de la axila
Esternón junto con el timo y la clavícula

Zonas originarias del trastorno:
Plexo solar (1)
Sistema linfático de la cabeza y del cuello, del abdomen, la ingle y la pelvis (2)
Bazo (3)
Nuca y parte superior del trapecio (4)
Columna vertebral, sobre todo la parte superior y central de la región dorsal de la columna vertebral (5)
Tórax, junto con ambos lados del brazo (6)
Genitales (7)
Intestino (8)

Figura **74**

de los problemas que la intervención puede acarrear consigo, para que pueda ir asimilando mejor la sensación de aislamiento y los temores al rechazo.

Siempre que es posible, incluyo en el tratamiento a los compañeros o a las personas más cercanas, animándoles a que cuiden o ayuden a cuidar a diario la cicatriz, mediante la aplicación de alguna pomada indicada para estos casos.

● Sin embargo, lo más importante es que la propia mujer aprenda a tocar y a aceptar su cicatriz. Esto puede suceder de una manera natural en el marco de la sesión: mientras se trata la zona refleja del pecho, la mujer coloca la mano sobre la cicatriz y así, sin necesidad de entablar grandes conversaciones, podrá ir asimilando mejor las consecuencias de su enfermedad. Es evidente que este tipo de sugerencias deben proponerse con enorme delicadeza; no obstante, las mujeres suelen depender de nosotros a la hora de dar el primer paso y atreverse a caminar en esa dirección.

15.6.2 Niños con trastornos linfáticos

Sugerencias para el tratamiento (fig. 75)

● Tanto las zonas sintomáticas como las zonas originarias del trastorno pueden ser tonificadas en el caso de niños con trastornos crónicos. Se recomiendan los pases alternos en las zonas de los vasos linfáticos laterales del cuello.

● En estados agudos ha demostrado ser más eficaz dar preferencia a las zonas del tracto digestivo, tonificándolas. En las zonas de la cavidad nasofaríngea, por su parte, se empleará el movimiento sedante y se incluirán en el tratamiento las membranas interdigitales.

● Ya en los lactantes, pero también en niños pequeños, llama la atención el fuerte aumento de la sensibilidad experimentado en las zonas linfáticas. Esto obedece, con toda probabilidad, a muchas causas:

- alimentación inadecuada de la madre durante el embarazo y la lactancia,
- exceso de productos a base de harina blanca, azúcar refinado y derivados lácteos,
- frecuente administración de medicamentos, en lugar de utilizar otros remedios,
- abuso de vacunas, que restan al niño la posibilidad de fortalecer sus propias defensas,
- carencia de calor familiar. El sistema linfático, a través del sistema vegetativo, está ligado también a nuestros sentimientos, y a menudo reacciona con congestiones ante la falta de atención.

Es frecuente oír a los padres que los niños que padecen trastornos linfáticos no sólo manifiestan una mejoría en sus síntomas tras una serie de ocho a diez sesiones, sino que también están mucho más equilibrados y «patalean» menos.

Niños con trastornos linfáticos

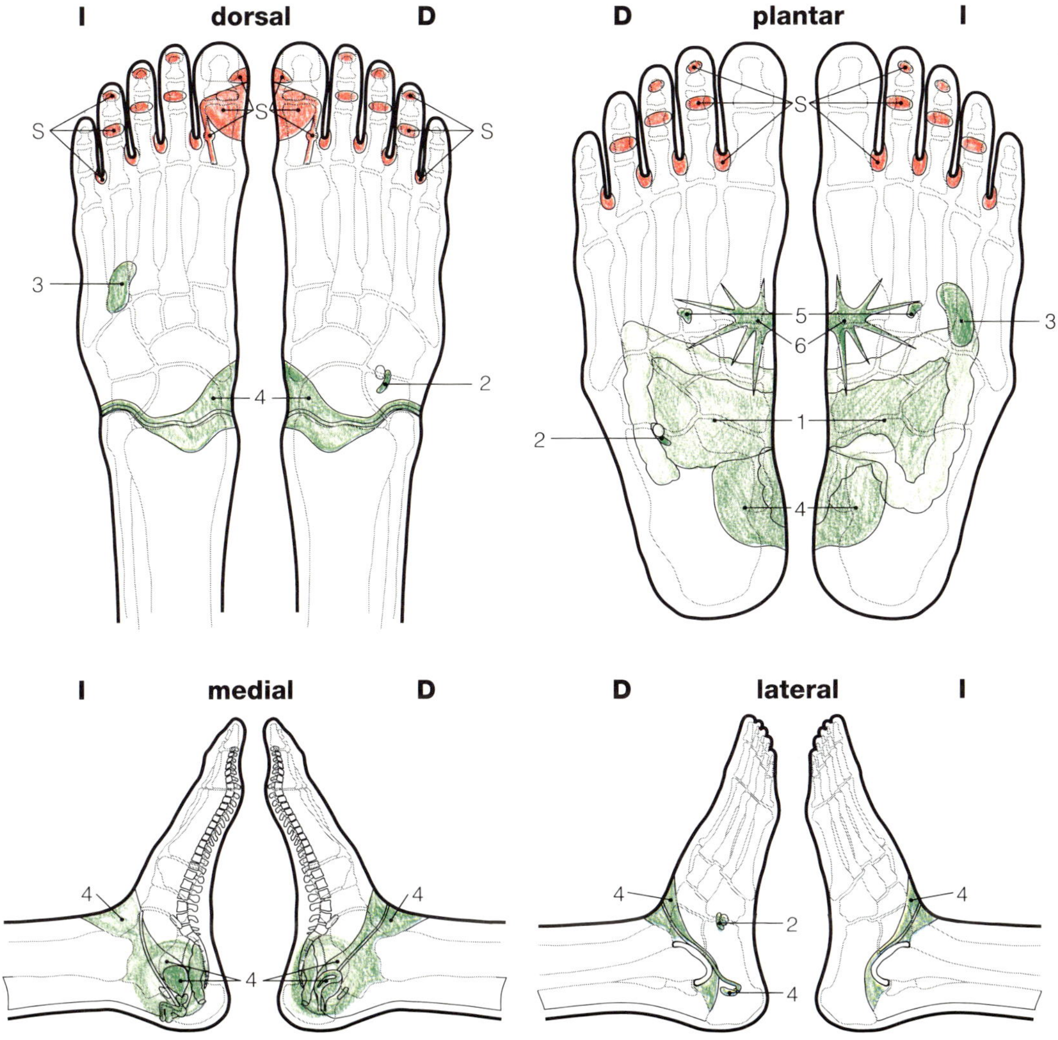

Zonas sintomáticas (S):
Cavidad nasofaríngea
Amígdalas, junto con los vasos linfáticos laterales del cuello y senos frontales

Zonas originarias del trastorno:
Intestino, sobre todo el intestino delgado (1)
Apéndice (2)
Bazo (3)
Órganos de la pelvis menor, junto con el sistema linfático (4)
Cápsulas suprarrenales (5)
Plexo solar (6)

Figura **75**

15.6.3 Paciente con congestión linfática en las piernas

Sugerencias para el tratamiento (fig. 76)

● En las regiones linfáticas se trabajará mediante pases alternos; el resto de las zonas pueden tonificarse como se hace habitualmente. A menudo, la congestión de los tejidos de las piernas se debe a una debilidad, ya sea congénita o bien adquirida, de las vías linfáticas, a una insuficiencia general circulatoria u hormonal, o a una intolerancia frente a determinados alimentos, como los productos lácteos o ciertos derivados de cereales.

Para consolidar el resultado positivo del tratamiento, es aconsejable, además de tratar las zonas propuestas en el diagrama, tonificar ligeramente las zonas de las glándulas endocrinas y del plexo, al mismo tiempo que se reducen o se eliminan del todo de la dieta los alimentos perturbadores.

● En las mujeres, las zonas de los genitales suelen indicar la existencia de puntos alterados, ya que las congestiones linfáticas de este tipo pueden deberse a ciertas infecciones crónicas de los órganos de la pelvis menor. Cuando la capacidad de reacción es buena, tras unas pocas sesiones las mujeres efectúan una limpieza excelente a través de los riñones y observan un cambio en el tejido cutáneo de las piernas, que ven reducida la hinchazón nocturna que suele manifestarse tanto en ellas como en los pies.

● Cuando existen cicatrices en el abdomen/pelvis o el estado general de los dientes manifiesta claras deficiencias, es importante realizar una exploración exhaustiva intentando buscar posibles zonas de interferencia.

Deberán realizarse de forma adicional otras formas de movimiento activo como caminar, nadar, montar en bicicleta. La utilización de la hidroterapia de Kneipp resulta ser, también, de gran utilidad.

15.6.4 Otras experiencias terapéuticas

La unidad funcional de la linfa, el sistema vegetativo y las glándulas endocrinas indican que las congestiones sufridas en los sistemas de flujo están estrechamente ligadas al estado anímico de los pacientes.

No es ninguna casualidad, pues, que las palabras fluidos y soluciones posean un significado harto semejante, ya que en la vida cotidiana con frecuencia experimentamos que los sistemas de flujo que funcionan bien conducen a soluciones en forma de sudor, orina, lágrimas, leche materna y otras secreciones.

El objetivo primordial de un tratamiento en el sistema linfático es eliminar las congestiones que se producen en la persona a distintos niveles, y provocar el flujo de lo que se ha retenido a través de los órganos de transporte correspondientes. Estoy segura de que la popularidad de que gozan aquellos métodos terapéuticos que sitúan al sistema linfático en el centro de todo tratamiento, se debe a que no pocos procesos tanto físicos como anímicos en la vida actual se ven frenados y necesitan con urgencia un estímulo para poder fluir. Además, los nuevos métodos aparecen siempre cuando existe una necesidad real y concreta (véase cap. 26, pág. 210).

La zona del **bazo** merece una particular atención: en todas las sesiones deberá examinarse su reacción dolorosa, ya que el bazo participa en muchos procesos en los que está implicada la persona en su totalidad:

- Actúa como órgano de almacenamiento y de transformación de la sangre (por ejemplo, para la fagocitosis, para la destrucción de eritrocitos y trombocitos envejecidos).
- En el bazo se producen los linfocitos, que son los responsables tanto de la defensa ante las infecciones como de las reacciones inmunitarias.
- En las enseñanzas de la acupuntura es conocido el efecto conjunto del meridiano del corazón y el del bazo/páncreas. En ellas se afirma que en el llamado sistema circulatorio de energía, el meridiano del bazo transmite su energía al del corazón.
- En la medicina antroposófica se asigna al bazo la función de coordinación de todos los procesos rítmicos que tienen lugar en la persona.

Paciente con congestión linfática en las piernas

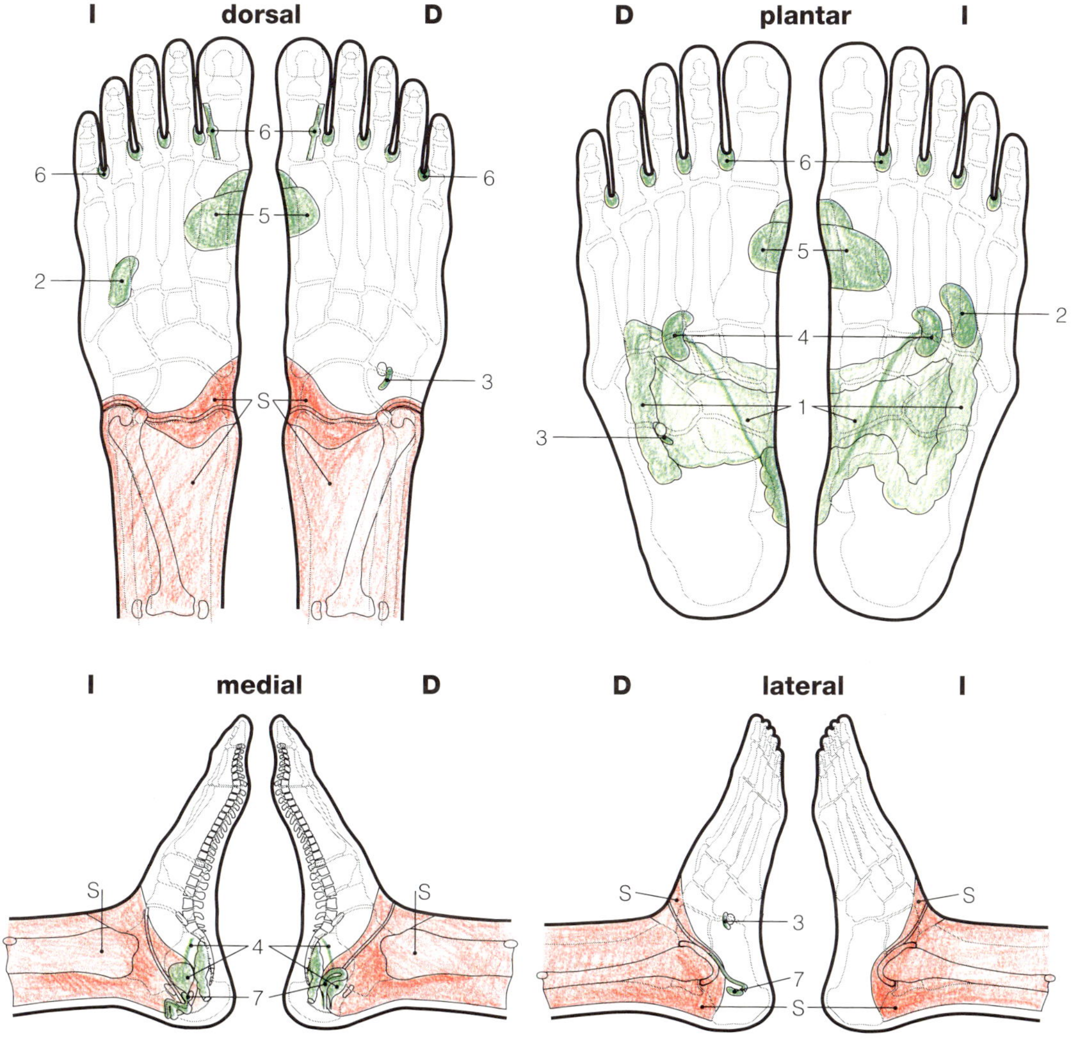

Zonas sintomáticas (S):
Región linfática del pliegue inguinal, de la pelvis y del muslo

Zonas originarias del trastorno:
Intestino (1)
Bazo (2)
Apéndice (3)
Riñones, uretra, vejiga (4)
Corazón (5)
Vasos linfáticos superiores (6)
Región de los genitales (7)

Figura **76**

De todo ello se deduce que la zona del bazo suele necesitar tratamiento en:

- pacientes con anomalías en la formación de la sangre, inflamaciones e infecciones,
- personas alérgicas, también en la fase prealérgica, todavía libre de síntomas,
- pacientes cardíacos,
- todos los pacientes con irritaciones de carácter vegetativo.

15.7 Grupo de zonas de las glándulas endocrinas

15.7.1 Paciente con trastornos menstruales

Sugerencias para el tratamiento (fig. 37)

● En mujeres con dolores menstruales agudos se aconseja el tratamiento intenso (v. págs. 171 y ss.). Aplicar con frecuencia el movimiento sedante en la zona del útero y del plexo solar; tonificar con intensidad las zonas de la región inferior de la columna vertebral, junto con la articulación sacroilíaca; y administrar pases alternos en la región linfática de las zonas de la pelvis, así como en las de los muslos.

● Si se padecen trastornos menstruales que se prolongan durante largo tiempo, por ejemplo,

- dismenorrea,
- formas leves de endometriosis crónica,
- trastornos del ciclo en forma de adelantos o retrasos en las menstruaciones,
- hemorragias menstruales de mayor intensidad o múltiples,

pueden tratarse tonificando tanto las zonas sintomáticas como las originarias del trastorno, teniendo siempre la precaución de adaptar la intensidad del movimiento a la capacidad real de reacción de la mujer.

● A menudo, las zonas del intestino y del saco de Douglas se muestran muy alteradas a causa de una manifiesta dispepsia fermentativa u otros trastornos en el equilibrio ácido-básico del tracto digestivo. Los conocidos efectos positivos de una cura de ayuno y regeneración del intestino en mujeres con trastornos menstruales y molestias abdominales de toda índole, confirman a las claras estas relaciones de dependencia.

● En el caso de enfermedades abdominales, y siempre como reacción al tratamiento, un flujo ya existente puede a corto plazo hacerse más abundante, en cuanto constituye una fase de limpieza de las mucosas abdominales, o bien un flujo existente durante largo tiempo puede desaparecer del todo al cabo de uno o dos ciclos menstruales. Si el ciclo, por su parte, se mantuviera durante más tiempo y cambiase de color, consistencia u olor, deberá determinarse la causa exacta por métodos ginecológicos.

● Los desarreglos funcionales del ciclo aparecen muy a menudo en relación con otras insuficiencias hormonales, por ejemplo, del tiroides o de las cápsulas suprarrenales, así como con trastornos vegetativos que también pueden desencadenarse a raíz de la aparición de dificultades en la relación de pareja.

Paciente con trastornos menstruales

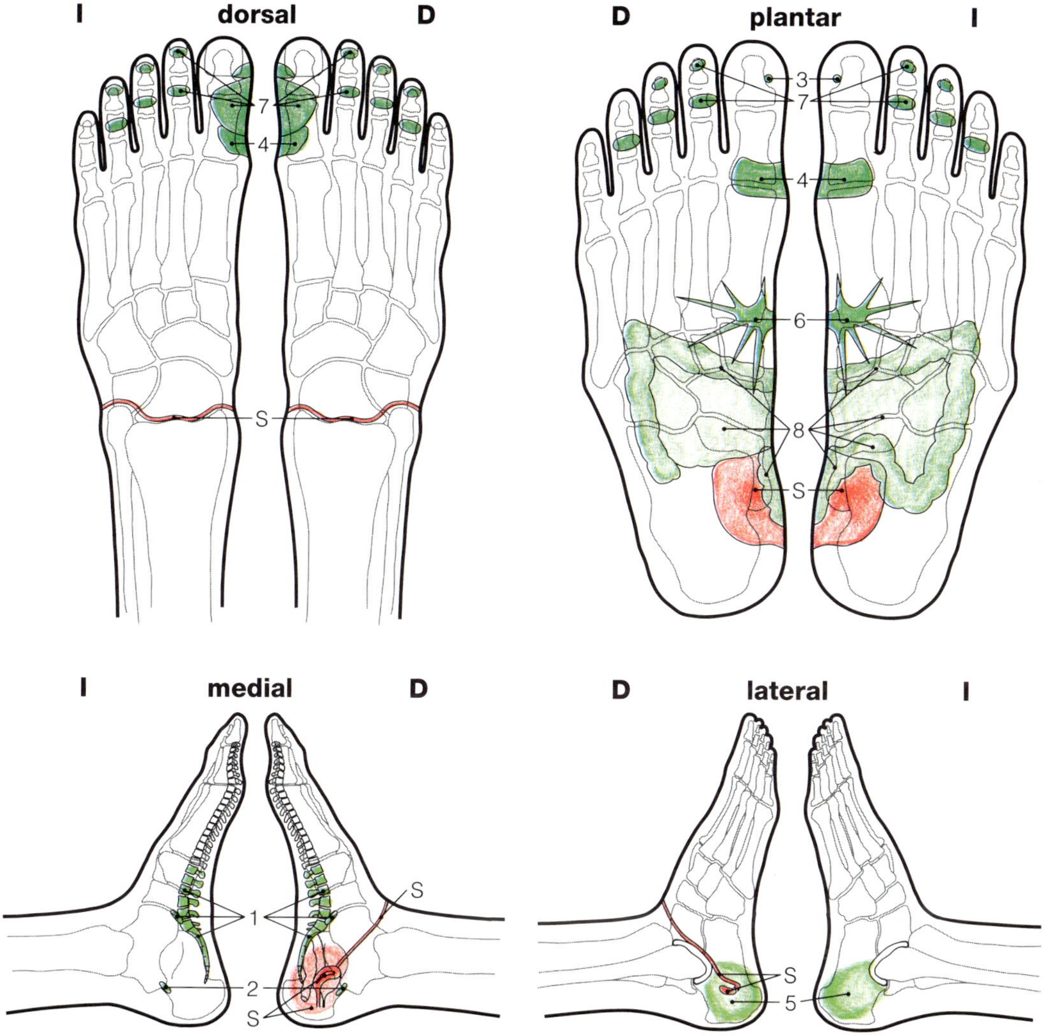

Zonas sintomáticas (S):
Útero
Ovarios
Trompas uterinas
Pelvis menor
Suelo pelviano
Todas las zonas a la derecha y a la izquierda

Zonas originarias del trastorno:
Parte inferior de la columna vertebral y articulación sacroilíaca (1)
Sínfisis (2)
Hipófisis (3)
Tiroides (4)
Glúteos (5)
Plexo solar (6)
Cavidad nasofaríngea y senos frontales (7)
Intestino grueso e intestino delgado (8)

15.7.2 Paciente con adenoma de la próstata

Sugerencias para el tratamiento (fig. 78)

● El aumento de tamaño de la próstata en forma de tumor benigno, formado por tejido epitelial, es una enfermedad que aparece con relativa frecuencia en hombres de más de 50 años.

● Las zonas sintomáticas se tratarán mediante el movimiento sedante, y las zonas originarias del trastorno mediante tonificación, como es habitual. En el estadio inicial de la enfermedad existe la posibilidad de que los síntomas concomitantes como polaquiuria, disuria, frecuente y dificultoso deseo de orinar con escasa expulsión, remitan o desaparezcan del todo. También puede mejorar la micción dificultosa y con poca fuerza en el chorro de orina.

● En pacientes con molestias en la próstata deberán examinarse las zonas del intestino, ya que una alteración de la flora bacteriana intestinal actúa sobre el cuadro clínico empeorándolo. La proximidad de las zonas reflejas de los órganos genitales con las del recto (cara interior del talón) indica relaciones terapéuticamente aprovechables.

Puesto que los síntomas iniciales a menudo son más molestos que dolorosos en sí mismos, tiene sentido estabilizar el sistema vegetativo utilizando maniobras de compensación y tratando la zona del plexo solar mediante el movimiento sedante.

● Deberá examinarse al paciente, asimismo, para ver si existen zonas de interferencia en forma de cicatrices, en particular en la línea mediana, y dientes con focos de infección.

15.7.3 Otras experiencias terapéuticas

En general, en todos los pacientes aquejados de disfunciones hormonales se trabajará con suavidad y precaución. Se intercalarán, al mismo tiempo, muchas maniobras de regulación. Es muy importante que el reposo posterior sea lo suficientemente largo.

● En pacientes con **hipertiroidismo**, por ejemplo en la enfermedad de Basedow, y sus síntomas concomitantes de exoftalmía y taquicardia, habrá que organizar toda la estructura del tratamiento con mucho celo, ya que una excesiva intensidad podría reactivar las molestias durante algunas horas, o incluso varios días.

Al principio, la duración de las sesiones no deberá exceder los 20 minutos y deberá combinarse con las maniobras de regulación más adecuadas. Se tratará el plexo solar varias veces durante la sesión mediante el movimiento sedante. Siempre que sea posible, la sesión no se llevará a cabo a última hora de la tarde, a fin de evitar una hiperactividad del tiroides. En la medicina de orientación integral, este último recibe también el nombre de tercer ovario, denominación que hace referencia a la estrecha relación que guarda con el sistema genital.

● En pacientes cuyos trastornos entren dentro del ámbito formal de las **molestias reumáticas**, se tonificarán las zonas de las cápsulas suprarrenales, así como también las zonas del tracto digestivo y de los sistemas urinario y linfático.

● La TZR no está contraindicada en las personas **diabéticas**; sin embargo, su empleo exige cierta experiencia terapéutica y una comprobación meticulosa del nivel de azúcar en la sangre y en la orina, ya que pueden producirse claras oscilaciones en la dosis de insulina necesaria, lo que en circunstancias particularmente desfavorables puede conducir a la hipoglucemia, con síntomas que irían desde los temblores, sudor frío, taquicardia y palidez de la piel, hasta la apatía. El modo más eficaz de eliminar el síntoma agudo de la falta de azúcar es la administración inmediata de glucosa (un terrón de azúcar o una cucharada de miel servirían).

En diabéticos infantiles y juveniles, a su vez, no podrá modificarse el crecimiento del páncreas, pero la calidad de vida puede mejorarse en su conjunto mediante un seguimiento adicional con la TZR:

- Las manos y pies crónicamente fríos reciben un mejor aporte sanguíneo.
- La tendencia a sufrir infecciones en el tracto respiratorio y urogenital disminuye.
- El estado anímico experimenta un cambio y se adquiere un mayor equilibrio y vivacidad.
- El sueño es más reparador.

Paciente con adenoma de la próstata

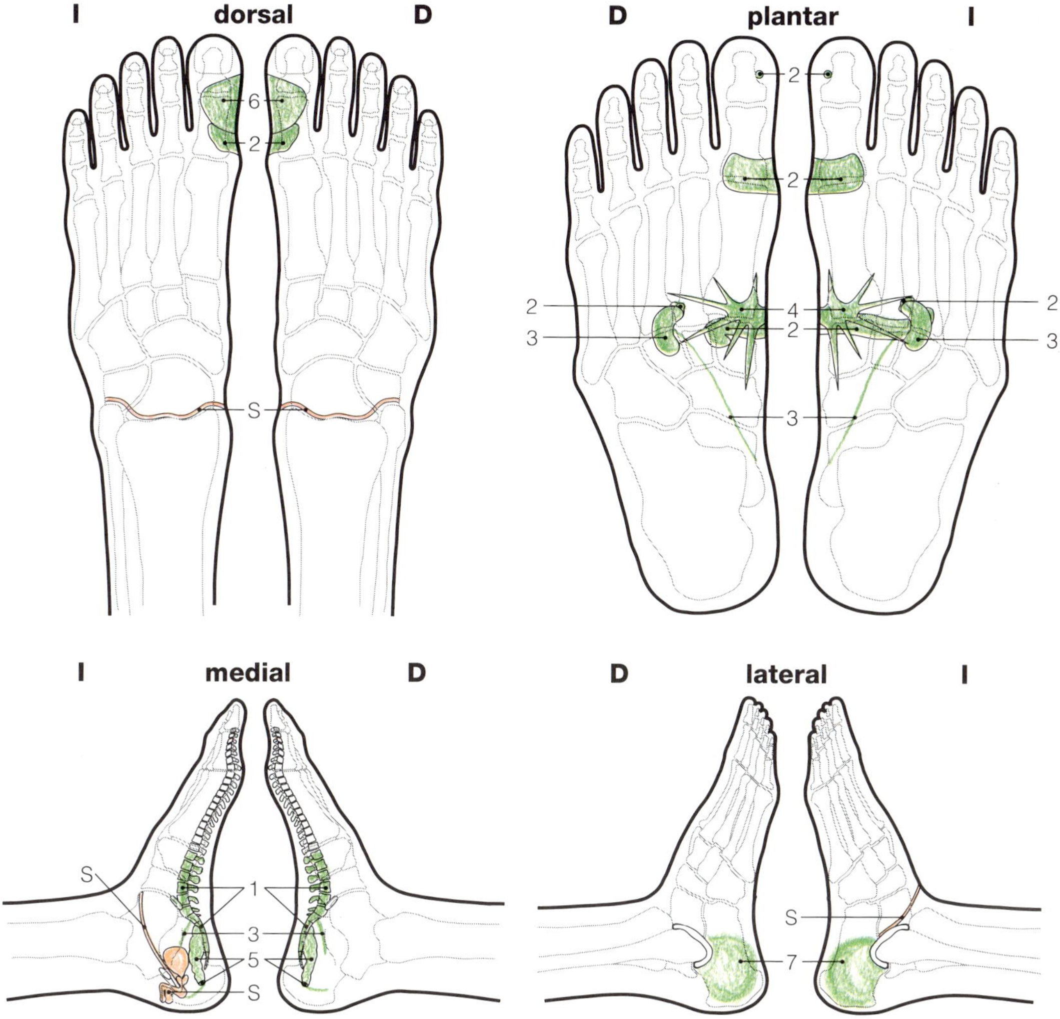

Zonas sintomáticas (S):
Próstata
Vejiga
Uretra
Testículos
Canal inguinal
Todas las zonas a la derecha y a la izquierda

Zonas originarias del trastorno:
Parte inferior de la columna vertebral (1)
Todas las glándulas de secreción interna (2)
Riñones y uréteres (3)
Plexo solar (4)
Recto, ano y suelo pelviano (5)
Cavidad nasofaríngea (asignada a la pelvis menor) (6)
Glúteos (7)

Figura **78**

En los diabéticos adultos, la TZR, como terapia adicional, puede a menudo detener un progresivo empeoramiento del estado general de salud. El estímulo de la circulación sanguínea que se produce a través de las zonas reflejas de los pies, más allá de su efecto específico, desencadena una mejor hiperemia de las extremidades inferiores.

La zona del páncreas en modo alguno se tratará al principio con demasiada intensidad e insistencia.

Es aconsejable «introducirse» de forma progresiva en la terapia y aumentar poco a poco tanto la duración como la intensidad del estímulo, en combinación con una suave tonificación de las otras zonas endocrinas (v. págs. 169 y s., «Tratamiento de las zonas sintomáticas»). En el tratamiento adicional del tracto estomacal-intestinal hay que tener en cuenta el solapamiento de las zonas del estómago, el plexo solar y el páncreas, y en consecuencia, actuar allí con la misma suavidad.

Las zonas de la cabeza, sobre todo las de los ojos, se incluirán también para contrarrestar mayores daños en la vista.

El examen de posibles focos infecciosos en los dientes, así como de cicatrices en la trayectoria del meridiano del bazo/páncreas (a veces, la existencia de cicatrices microscópicas, por ejemplo en el primer punto de este meridiano, medial, en la uña del dedo gordo del pie) puede esclarecer útiles relaciones terapéuticas.

En las diabetes que aparecen en edades avanzadas es donde deben esperarse resultados más visibles con la TZR, sobre todo si todavía no necesitan insulina. También en este grupo de edad hay que observar con atención posibles oscilaciones en el nivel de azúcar. Además de una modificación en los hábitos alimentarios hay que señalar la gran importancia que merece en todos los diabéticos realizar mucho ejercicio al aire libre, con el fin de estimular el proceso natural de combustión de los hidratos de carbono.

● Se han obtenido resultados sorprendentes mediante la TZR en niños con testículos ectópicos, los que, debido a influencias tanto externas como internas (trastornos del desarrollo, presión psíquica, miedo o frío), se retraen al canal inguinal.

En general, se aplicarán al niño maniobras de regulación, el plexo solar se tratará mediante el movimiento sedante, y las zonas de la pelvis menor, junto con la región inferior de la columna vertebral, así como todas las demás glándulas de secreción interna, se tonificarán en consonancia con la capacidad de reacción del paciente.

Con algo de experiencia en la palpación del pie, se podrá percibir en la zona refleja del canal inguinal, justo en el punto correspondiente a los testículos retenidos, una hinchazón o engrosamiento de los tejidos del tamaño aproximado de una lenteja.

El tratamiento de la región inguinal siempre deberá tener lugar, como es obvio, de lateral a medial, hasta más allá de la zona de la vejiga y de la próstata, en dirección al escroto. Siempre que se pueda deberá explicarse a los padres que en el caso de criptorquidia hay que hacer lo posible para que los testículos desciendan al escroto, ya que debido a la elevada temperatura interna del tronco, con el tiempo pueden verse perjudicados hasta el punto de producirse una posterior esterilidad.

III Particularidades y ámbitos de aplicación especiales

16. Limitaciones a la hora de plasmar por escrito la situación de las zonas reflejas

Casi todas las formas de terapia manual se han ido constituyendo a partir de observaciones prácticas y sólo más tarde se han recogido por escrito. Podemos fiarnos siempre de lo que observemos a diario en nuestros pacientes y en sus zonas reflejas. Dicho conocimiento no podrá ser sustituido jamás por ningún libro.

Por lo tanto, establecer con antelación procesos determinados de tratamiento es una contradicción en sí misma, ya que la terapia es, en sentido literal, una sucesión dinámica. De ahí que insista en señalar que la concreción escrita de determinados puntos encierra no pocas limitaciones. Mi consejo es agudizar al máximo la sensibilidad de las propias manos, de manera que a través de nuestras experiencias táctiles vayamos adquiriendo un conocimiento independiente de cualquier tipo de valoración preestablecida.

16.1 Desviaciones de las zonas

16.1.1 Desviaciones fisiológicas en la localización de las zonas

Incluso desde el punto de vista fisiológico existen ciertas modificaciones completamente naturales en las zonas de los órganos:

Ejemplos:

○ La zona del útero, en mujeres con un embarazo avanzado, se hace mucho más extensa.

○ La zona del estómago, tras un ayuno de quince días, es menor que después de una comida abundante.

○ La zona de la vejiga se modifica en cuanto a la tonicidad y el tamaño después de una micción abundante.

○ De la misma manera que los órganos dentro del cuerpo adoptan una posición diferente si la persona está echada o de pie, la localización de las zonas reflejas también es distinta si durante la sesión el paciente está tumbado o sentado, por ejemplo en el caso del estómago o del bazo.

16.1.2 Desviaciones patológicas

En la práctica, sin embargo, nos encontramos casi exclusivamente con modificaciones patológicas en nuestros pacientes. También en este caso, las desviaciones que se manifiestan en las zonas alteradas de los pies se corresponden con las variaciones en la localización o en la forma de los órganos dentro del cuerpo.

Ejemplos:

○ En pacientes con riñones ectópicos, tanto las zonas regulares de los riñones como también la zona correspondiente a la situación patológica de aquéllos mostrarán alteraciones, ya que ambas ponen de manifiesto la existencia de desajustes.

○ En el caso del relativamente frecuente estómago caído, la zona de éste se extenderá a menudo hasta la región del intestino delgado.

○ En mujeres con prolapso del útero o de la vejiga, las zonas de la pelvis en la región medial del talón se trasladan en dirección proximal.

○ Y al contrario: en las personas cuyos pies manifiestan deformaciones congénitas o adquiridas por traumatismos, la localización de las zonas se modifica de acuerdo con las deformaciones anatómico-patológicas del esqueleto del pie y con su estructura tisular. No tengo constancia de que las anomalías del pie condicionen asimismo cambios en la localización de los órganos dentro del cuerpo, pero, sin embargo, sí pueden desencadenar trastornos funcionales en los órganos correspondientes.

16.1.3 Resumen

Los principiantes aprenderán a encontrar mejor las zonas si se dedican en un principio a pacientes con síntomas muy específicos, como, por ejemplo, molestias en las muelas, problemas agudos en las articulaciones, dolores lumbares o menstruales.

En este tipo de zonas, es más fácil confirmar su clara deformación patológica.

16.2 Efectos recíprocos entre las alteraciones que sufren los pies y las que aparecen en el organismo

16.2.1 Efectos de las alteraciones en el pie

Existe toda una serie de causas tanto internas como externas que pueden producir alteraciones en el pie. Dependiendo de la duración e intensidad del estímulo y de la vitalidad de la propia persona afectada, éstas producirán una desviación permanente de las zonas reflejas del pie y determinarán el momento en que aparezcan.

Ejemplos:

○ Sobrecarga: caminatas excesivas, carreras enérgicas, práctica intensa de un deporte;

○ Agotamiento: trabajar de pie, suelo de cemento;

○ Traumatismos: heridas, cortes, penetración de objetos, fracturas, dislocaciones;

○ Predisposición heredada: tejido conjuntivo debilitado, pies planos, pie valgo o pie cavo;

○ Trastornos circulatorios en general: varices, paresia, *ulcus cruris*, arteriosclerosis;

○ Enfermedades reumático-gotosas en todo el organismo, que pueden llegar a manifestarse en los pies (dedo gotoso).

> Sea cual fuere la perspectiva desde la que se mire, es válido afirmar que cualquier tipo de perturbación que actúe de manera permanente sobre el pie, más allá del sistema o región en que aparezca, tendrá un efecto ya sea primario o bien secundario que alterará el estado de las zonas reflejas.

16.2.2 Efectos de las alteraciones en el organismo

De la misma manera que los trastornos locales en el pie pueden tener un efecto secundario sobre el organismo, las alteraciones que se gestan en éste pueden actuar como desencadenantes de ZR sensibles en el pie.

Ejemplos:

○ Agotamiento: produce dolores en las zonas de la región inferior de la columna vertebral, después de un largo viaje en coche o tras realizar ciertos trabajos de jardinería inusuales;

○ Esfuerzo excesivo: produce una alteración a corto plazo en la zona del corazón, tras practicar un deporte de alto rendimiento; y en la zona del estómago, después, por ejemplo, de un copioso banquete de cumpleaños;

○ Trastornos precursores: la ZR puede manifestarse dolorosa ya en la fase no sintomática de una enfermedad, durante la cual el paciente no percibe nada; por ejemplo, unos días antes de aparecer una sinusitis aguda o una limitación motriz de la articulación de la cadera;

○ Procesos patológicos agudos: las zonas de las vías respiratorias se ven afectadas en el caso de padecer una bronquitis aguda; las vértebras lumbares, por su parte, en una isquialgia aguda; o bien, la zona de la vejiga, en el caso de una cistitis aguda;

○ Hiperfuncionalidad de un órgano: las zonas del tiroides se ven afectadas en el caso de hipertiroidismo; mientras que las del intestino lo son en las colitis mucosas;

○ Hipofuncionalidad orgánica: las zonas del estómago se muestran sensibles en caso de sufrir de hipoacidez o anacidez; las zonas endocrinas, si se da una insuficiencia hormonal;

○ Relajación, atonía, atrofia, degeneración: se ven afectadas las zonas en las que se manifiesta la sintomatología, por ejemplo en el caso de prolapso del útero, riñones ectópicos, enteroptosis, prolapso rectal, artrosis;

○ Predisposición congénita a contraer una enfermedad: se manifiestan sensibles las zonas del medio causal (a menudo el intestino, el sistema linfático, los órganos endocrinos) en el caso de poseer una predisposición congénita a la debilidad tanto del tejido de sostén como del conjuntivo, a las alergias o a la diabetes;

○ Accidentes: están sensibilizadas las zonas correspondientes a los lugares en los que existen fracturas, heridas, contusiones y dislocaciones.

Para la ejecución práctica de la TZR es irrelevante si la alteración existía primero en el órgano o bien en los pies, ya que el objetivo del tratamiento es siempre alcanzar un equilibrio entre todas las funciones de la persona, independientemente de cuál sea el origen del trastorno.

16.2.3 Otras interpretaciones del estado del pie

Lo que nosotros llamamos zonas reflejas del pie alteradas puede tener otras interpretaciones, según los especialistas que lo aborden.

○ Así, el ortopeda otorgará el nombre de pie plano a una deformación estática del arco logitudinal; desde el punto de vista de la TZR dicha anomalía, situada en el borde medial, se corresponderá con la zona de la columna vertebral. Los pacientes que presentan este tipo de aplanamiento en el puente longitudinal del pie tienen generalmente, desde el punto de vista clínico, una columna vertebral excesivamente recta, lo que indica una debilidad constitucional del tejido conjuntivo.

○ El flebólogo hablará de congestiones venosas en torno a los maléolos; en la TZR, por su lado, el punto descrito nos indicará posibles trastornos en la cavidad abdominal/pelvis.

○ El cirujano opera un *hallux valgus;* la TZR, sin embargo, reconoce en el punto en torno a la articulación metatarsofalángica del dedo gordo las zonas correspondientes al tiroides, la nuca y el corazón.

○ Para el acupuntor, un punto de presión en el dedo 4 del pie es una perturbación en el flujo de energía del meridiano de la vesícula biliar; para nosotros, ese hecho significa que existe una posible alteración en la región de las muelas posteriores o bien de los oídos.

16.2.4 Resumen

Nuestra definición de las zonas reflejas alteradas no supone contradicción alguna frente a otras interpretaciones, antes bien las complementa y aporta un interesante espectro. Se trata tan sólo, a fin de cuentas, de decidirnos por un lenguaje terapéutico concreto y de respetar sus reglas a lo largo del tratamiento.

17. Tratamiento de las zonas sintomáticas en determinados procesos patológicos

Habida cuenta de que en la actualidad las personas se ven sometidas a una mayor variedad de cargas que en épocas anteriores, aconsejo a los principiantes que durante el tratamiento no dediquen una atención preferente a las zonas sintomáticas de algunos pacientes, sino que las manejen con particular cuidado.

> Si aplicamos a las zonas sintomáticas un estímulo tonificador demasiado intenso o prolongado, sin tener en cuenta las zonas reflejas originarias de los trastornos, puede desencadenarse un empeoramiento en el paciente.

Esto afecta a:

- Pacientes con hipertonía, traumatismos cerebrales y operaciones en la cabeza, tumores cerebrales —independientemente de que sean benignos o malignos, se hayan operado o no—, ataque apoplético, glaucoma, epilepsia:

  ¡No aplicar ningún estímulo demasiado intenso en las zonas de la cabeza (= zonas sintomáticas)!

- Pacientes con molestias pectoanginosas tras un infarto, operaciones de corazón, implantación de marcapasos, operaciones de *by-pass*, así como en otras enfermedades cardíacas de signo grave:

  ¡No aplicar ningún estímulo demasiado intenso en las zonas del corazón (= zonas sintomáticas)!

- Pacientes con insuficiencia hormonal o bien personas que están tomando una medicación hormonal, como preparados de hipófisis, tiroxina, cortisona, insulina, píldoras anticonceptivas o parches hormonales durante el climaterio:

  En este caso, las zonas de los órganos sobre los que el preparado hormonal tiene su efecto directo aparecen como zonas sintomáticas, por ejemplo el páncreas en el caso de los diabéticos, el útero y los ovarios en las mujeres que están ingiriendo píldoras anticonceptivas, etc. ¡No aplicar un estímulo demasiado intenso!

- Personas sometidas recientemente a una intervención quirúrgica. La zona sintomática se refiere al órgano operado, por ejemplo la zona del estómago tras una gastrectomía o la zona del apéndice después de una apendicectomía. ¡No aplicar ningún estímulo demasiado intenso!

  Incluyo en este apartado a los pacientes recién operados hasta que la herida no esté bien curada, lo cual requiere de ocho a doce días.

  Siempre y cuando estas zonas no se trabajen demasiado, la aplicación de un tratamiento suave directamente después de la operación y durante los días posteriores, produce un gran efecto regenerador. En combinación con otros métodos terapéuticos, contribuye a asimilar mejor los trastornos ocasionados por la anestesia y por la propia intervención. Posee especial importancia el tratamiento de las zonas del aparato respiratorio, corazón, tracto digestivo, así como también las del sistema linfático.

- Pacientes con graves afecciones renales crónicas de carácter degenerativo, por ejemplo nefritis glomerular.

  Cuando existen cálculos renales que no pueden ser expulsados por la vía normal debido a su tamaño:

  ¡No aplicar ningún estímulo demasiado fuerte en las zonas de los riñones (= zonas sintomáticas)!

- Pacientes con enfermedades intestinales crónicas de carácter infeccioso, colitis mucosa, colitis ulcerosa, enfermedad de Crohn:

  ¡No aplicar ningún estímulo demasiado intenso en las zonas del intestino (= zonas sintomáticas)!

- Pacientes con cálculos biliares grandes:

  Si se produce un estímulo terapéutico demasiado intenso en la zona sintomática de la vesícula biliar, puede desencadenarse un cólico hepático.

- Pacientes con esclerosis múltiple, síndrome de Parkinson y enfermedad de Bechterew, sobre todo en un ataque agudo:

En pacientes con enfermedades neurológicas, las zonas del cerebro y de la columna vertebral se consideran zonas sintomáticas.

¡Tampoco en este caso debe aplicarse un estímulo demasiado intenso!

- Pacientes con trasplantes e implantaciones:

  ¡No aplicar ningún estímulo demasiado intenso en las zonas asignadas a la articulación o al órgano en cuestión!

- Pacientes con asma en la fase libre de ataques:

  Con un tratamiento demasiado acentuado de las zonas de los bronquios y de los pulmones, existe el peligro de desencadenar un ataque agudo.

17.1 Resumen

Al advertir que hay que mantenerse particularmente alerta respecto a las zonas sintomáticas, no pretendemos dar a entender que en el caso de los grupos de pacientes antes mencionados deba evitarse el tratamiento de las TZR. Estas advertencias no son sino medidas de precaución para evitar reacciones desagradables, ya que:

> Los principiantes suelen conceder mayor importancia al síntoma que al propio paciente en sí, que es quien debe asimilar el estímulo en su totalidad.

Si el terapeuta se siente un tanto inseguro, durante las primeras sesiones podrá dejar de lado las zonas sintomáticas de dichos pacientes. Una buena observación de la capacidad de reacción del paciente, así como de las respuestas aparecidas entre sesión y sesión, ofrecerán puntos de referencia sólidos cara a las siguientes sesiones.

18. Tratamiento para estados agudos

18.1 Generalidades

Siempre te ves en la obligación de tratar a pacientes con estados agudos dolorosos o patológicos, como por ejemplo:

- dolores de muelas,
- cólicos hepáticos o nefríticos,
- neuralgias cervicales o intercostales,
- limitación dolorosa de la movilidad de las articulaciones,
- dolores antes o durante la menstruación,
- migraña,
- dolores producidos por hemorroides,
- isquialgia aguda,
- hemorragias inesperadamente intensas,
- cistitis aguda,
- fiebre del heno aguda,
- tortícolis, también en edades muy tempranas,
- dolores de oído,
- ataques de asma.

En tales estados agudos no realizaremos jamás una exploración exhaustiva para establecer un diagnóstico inicial, sino que aplicaremos de inmediato el movimiento sedante a las zonas sintomáticas (véase pág. 38). Con tal procedimiento se persigue tranquilizar las correspondientes zonas dolorosas en el cuerpo.

De modo adicional tonificaremos las zonas asignadas al círculo funcional más próximo, ya que están directamente relacionadas con la fase aguda.

18.2 Ejecución

18.2.1 Tratamiento de la zona sintomática mediante el movimiento sedante

Ejecutaremos este movimiento, en su fase activa, de modo parecido a como aplicamos el tratamiento básico, trabajando la zona en cuestión con intensidad y hondura. ¡Atención a las señales que indican el umbral personal de dosificación! (véanse págs. 42 y s.).

Se insistirá en este punto tanto como sea necesario, hasta que el paciente comunique que el dolor en esa zona ha remitido con claridad. Por lo general, ello tiene lugar al cabo de entre cinco a diez segundos, aunque algunas veces puede tardar algo más.

A continuación se reducirá la intensidad del movimiento y el pulgar o el índice oscilará con suavidad, hasta volver a su posición de partida.

Se seguirá tratando de manera puntual toda la zona sintomática mediante el movimiento sedante, avanzando milímetro a milímetro, en coordinación con la remisión de los dolores en la zona.

En el preciso momento en que el paciente manifieste estar sometido a un esfuerzo excesivo y aparezcan algunas irritaciones vegetativas, se pasará a las maniobras de regulación y se realizará una breve pausa.

Si el dolor persiste en su vehemencia durante más de 15 segundos o bien disminuye muy poco, se tratará brevemente la zona del plexo solar (¡movimiento sedante!), para volver a examinar después la zona dolorosa.

En todos los tratamientos intensos, se indagará asimismo el punto correspondiente en el otro pie para comprobar su reacción dolorosa, y llegado el caso se tratará igualmente mediante el movimiento sedante.

18.2.2 Tratamiento simultáneo de las zonas funcionales correspondientes

En algunos casos, bastará con tratar las zonas sintomáticas utilizando sólo el movimiento sedante. Sin embargo, la mayoría de las veces, el dolor agudo remite con mayor rapidez y el efecto sobre las molestias es más permanente si al mismo tiempo tratamos, tonificándolas, zonas adicionales que se corresponden, desde el punto de vista funcional, con el cuadro de los trastornos.

Ejemplos

● Paciente con dolor de muelas agudo: movimiento sedante en la zona dental afectada. A menudo se hace necesario tratar también las zonas dentales vecinas mediante el movimiento sedante.

Pases alternos de presión en las zonas de los vasos linfáticos laterales del cuello. Tonificar las zonas del intestino (relación entre los dientes y el tracto digestivo).

● Mujeres con fuertes dolores menstruales: aplicar el movimiento sedante en las zonas del útero y de los ovarios, tonificar las zonas de la región inferior de la columna vertebral, articulación iliosacral, intestino, glúteos, suelo pelviano y cavidad nasofaríngea (desarrollo a partir de la misma hoja blastodérmica).

Pases alternos de presión en las zonas linfáticas de los muslos (que corresponde a la zona de los genitales).

● Pacientes con cólico hepático: movimiento sedante en la zona de la vesícula biliar plantar y/o dorsal. Tonificar las zonas del intestino delgado, lado derecho de la nuca, cintura escapular y articulación del hombro (relaciones segmentales).

● Niño con dolores de oído: movimiento sedante en las zonas del oído y la apófisis mastoides, tonificar las zonas del intestino y/o de la pelvis menor y los riñones (relacionadas a través del desarrollo de las mucosas a partir de la misma hoja blastodérmica y a través de la energía de los meridianos).

Pases alternos de presión en los vasos linfáticos laterales del cuello para aliviar la sintomatología.

● Paciente con traumatismo centrífugo en la nuca: movimiento sedante en las zonas de la nuca, hueso occipital junto con la apófisis mastoides, la parte superior de la región dorsal de la columna vertebral, oído interno (equilibrio).

Tonificar las zonas del cóccix y del hueso sacro (relaciones cráneo-sacrales) y de las cápsulas suprarrenales (estado de shock). Si se produce un empeoramiento de la sintomatología, aplicar también el movimiento sedante en la región inferior de la columna vertebral. Pases alternos de presión en los vasos linfáticos laterales del cuello. No superar el límite de dosificación.

En la práctica, ha demostrado ser muy eficaz al principio de una serie de tratamientos, aplicar a diario, o incluso varias veces al día, durante tres o cuatro días sesiones de unos diez minutos.

● Paciente con ataque agudo de fiebre del heno: aplicar el movimiento sedante en las zonas de la cavidad nasofaríngea. Pases alternos de presión en las zonas de los vasos linfáticos laterales del cuello y/o tratamiento de las mucosas, para aliviar la sintomatología.

Tonificar las zonas de las cápsulas suprarrenales, hipófisis, intestino delgado, órganos de la pelvis menor (desarrollo de las mucosas a partir de la misma hoja blastodérmica), bazo, páncreas y estómago.

● Paciente con insuficiencia circulatoria: colocar las piernas en posición elevada. Prestando especial atención a la dosificación (no demasiado intensa), tonificar las zonas varias veces, durante algunos segundos, en el orden siguiente:

- hipófisis,
- base del cráneo y nuca,
- corazón, tiroides,
- cápsulas suprarrenales,
- bazo,
- genitales,
- plexo solar.

Mediante la tonificación adicional de las zonas de los órganos abdominales/pelvianos se consigue que los procesos metabólicos básicos se vean reforzados y que la persona vuelva a estar centrada.

Por supuesto, pueden utilizarse otros remedios para mejorar la circulación. Como gotas de primeros auxilios se utilizarán las esencias florales de Bach: número 39 - Rescue Remedy (7). Sin embargo, pocas veces es realmente necesario.

18.2.3 Resumen

La zona del plexo solar se tratará mediante el movimiento sedante en aquellos pacientes que presenten dolores agudos; en todos los demás casos se actuará tonificándola tanto como lo requiera la capacidad de reacción del paciente.

En todos los pacientes tienen particular importancia las maniobras de regulación, que se aplicarán intercalando pequeñas pausas durante las cuales las zonas alteradas permanecerán en reposo y cubiertas con las manos calientes.

Otras indicaciones prácticas

● A menudo, el tratamiento agudo contribuye de modo espontáneo a superar la fase dolorosa más agresiva; a veces, sirve de solución intermedia hasta aplicar otras medidas. Una vez hayan remitido las molestias agudas y tras examinar con cuidado el estado del paciente, habrá que decidir en cada caso si éste debe acudir de forma adicional al médico.

● Cuanto más fuertes sean los dolores con los que el paciente se presenta en la consulta y cuanto más sensibles sean las zonas sintomáticas, más aconsejo:

- empezar el tratamiento en las zonas reflejas originarias del trastorno, o bien
- ir aumentando la intensidad del contacto en los tejidos muy despacio, hasta alcanzar el máximo posible.

● En el supuesto de que en un punto doloroso en la zona sintomática, después de quince o veinte segundos y tras repetidos intentos, no se haya reducido la intensidad del dolor, elegiremos la zona simétrica en el otro pie para iniciar el tratamiento intenso volviendo más tarde al punto de origen.

● Cuando algunos puntos muy dolorosos no experimentan cambio alguno, podemos dejar de lado la zona sintomática y tratar tan sólo, tonificándolas, las zonas reflejas originarias del trastorno. Durante el intervalo de tiempo que transcurra hasta la siguiente sesión podrán producirse cambios, también en las zonas sintomáticas.

● De acuerdo con nuestra experiencia, cuando el estado doloroso de las zonas sintomáticas, durante la fase activa del movimiento sedante aumenta y disminuye de manera ondulada, puede existir un campo perturbador en el órgano, en los tejidos o en la trayectoria del meridiano, como por ejemplo cicatrices, órganos con inflamaciones crónicas, un foco dental. En dichos casos, será aconsejable elegir la terapia neural (8, 15) o un tratamiento dental integral. Para reforzar su efecto, no obstante, se seguirá aplicando la TZR.

● A veces, en pacientes con molestias agudas, en contra de lo que cabría esperar, la zona sintomática no se muestra dolorosa. A menudo, puede resultar esclarecedor examinar el mismo punto anatómico en el otro pie o averiguar las zonas reflejas originarias del trastorno.

● Al terminar la fase aguda conviene llevar a cabo un examen exhaustivo mediante palpación, para indagar, en la medida que sea posible, el medio alterado que provoca una sintomatología tan dolorosa, y poder tratarlo en las siguientes sesiones.

● Un caso concreto tratado en mi consulta

Durante los primeros meses en que empecé a dedicarme a la TZR tuve una experiencia que me hizo comprender ese tipo de relaciones de dependencia: una paciente se presentó en mi consulta con molestias agudas y una clara limitación del movimiento en el hombro izquierdo.

Ni la zona del hombro izquierdo ni la del hombro derecho respondieron a mi movimiento terapéutico. Desconcertada, palpé ambos pies en su totalidad y encontré un punto extremadamente doloroso en la zona del colon descendente y del sigmoideo, que tonifiqué intensamente. Después, la paciente efectuó una defecación muy voluminosa y maloliente, tras lo cual pudo mover el hombro en un amplio radio y sin que esto le produjera dolor alguno.

Cuando tiempo después me ocupé del tema de la acupuntura, descubrí que el meridiano del intestino, en su trayectoria desde el índice hasta el lóbulo nasal, también proporciona aporte energético al hombro. Merced a esta iluminadora experiencia surgió el concepto de zonas originarias de los trastornos, a las que en un principio llamé zonas reflejas causales.

19. Posibilidades y limitaciones del diagnóstico

19.1 Generalidades

Existen muy pocos métodos curativos en los que la terapia y los aspectos relacionados con el diagnóstico estén tan relacionados como en la TZR. Qué es lo que posee más importancia dentro de un tratamiento es en cada caso una cuestión que atañe a la formación profesional del terapeuta, a sus tendencias personales y a las prioridades establecidas.

Ya desde el inicio de mi actividad docente, decidí insistir en el nivel terapéutico (más que en el diagnóstico) por dos motivos: por un lado la gran mayoría de los participantes en los cursos procedían de profesiones médico-manuales, en las que el trabajo terapéutico se realiza por prescripción facultativa. Por otro lado, el empleo del diagnóstico no agota por sí solo las posibilidades que la TZR puede ofrecer, y forzosamente —a veces sin necesidad— conduce a la utilización de otros métodos (por ejemplo, la administración de medicamentos).

Sin embargo, en tanto que diagnóstico orientativo o diferencial, la TZR puede integrarse a la perfección con otro tipo de reconocimientos. No obstante, hay que tener en cuenta algunos aspectos:

- El diagnóstico y la terapia en la TZR se combinan formando un todo, una suerte de mónada diagnóstico-terapéutica (= unidad indivisible). Esto es lo que caracteriza el paso del diagnóstico al tratamiento: cada diagnóstico lleva implícito el inicio de la terapia, y en cada tratamiento se obtienen nuevas revelaciones que perfilan el diagnóstico.

- Además, no puede realizarse un diagnóstico que pretenda ser completo y fiable a partir de una serie de puntos alterados en el pie, ya que cada contacto, por muy bien que se realice, modifica de inmediato el estado del paciente. De ahí que los diagnósticos que se efectúan a largo plazo deben cuestionarse a cada paso.

- Finalmente, no es posible establecer un diagnóstico concluyente sobre el tipo y la duración de la alteración, ya que tanto los trastornos que se hallan en su fase preclínica como aquellos otros trastornos funcionales y orgánicos de enfermedades declaradas se ponen de manifiesto de la misma manera: como una irritación de las zonas reflejas.

19.2 Diagnóstico orientativo

Lo que se diga del diagnóstico orientativo puede ser válido tanto para las zonas sintomáticas como para las zonas reflejas originarias del trastorno.

Ejemplos

- Paciente con abdomen agudo:

  En este caso pueden diferenciarse con relativa facilidad las distintas zonas del pie susceptible de estar en el origen de una inflamación, ya que en su mayoría se encuentran claramente separadas entre sí:

  - vesícula biliar, sobre todo su localización dorsal en el pie,
  - riñón derecho,
  - píloro, junto con el duodeno,
  - apéndice,
  - ovario derecho.

  En el marco de una serie de sesiones de tratamiento de las zonas reflejas, pueden aparecer, de forma adicional, reacciones entre sesión y sesión, lo cual contribuirá a esclarecer las causas y sus relaciones con la enfermedad.

- Paciente con dolores agudos de espalda:

  Para obtener un diagnóstico orientativo deberemos examinar, además de la región inferior de la columna vertebral, en tanto que zona sintomática, las zonas de los riñones, la región genital y el intestino. Si ninguna de ellas responde al estímulo del tratamiento, deberán inspeccionarse aquellas partes que contengan cicatrices, sobre todo en el abdomen, y las zonas de los dientes (posible foco interferente).

  En el caso de que se trate de causas psicogénicas, es aconsejable recorrer, además de las zonas de la columna vertebral, las del sistema hormonal, plexo solar, diafragma (armonización de la actividad respiratoria) y tracto estomacal e intestinal («digerir» un problema).

- Pacientes con dolores de cabeza:

En este caso, la mayoría de las veces pueden delimitarse a la perfección las interrelaciones que producen el dolor de cabeza y que permiten establecer un diagnóstico diferencial: en las zonas reflejas originarias del trastorno pueden distinguirse alteraciones

- en el intestino,
- en los riñones,
- en el hígado y la vesícula biliar,
- en la región superior o inferior de la columna vertebral,
- en el estómago y el páncreas,
- en los genitales,
- en la región maxilar-dental,
- en el sistema vegetativo.

No obstante, suelen ser varios los grupos de zonas que reaccionan al mismo tiempo.

19.3 Otras indicaciones

Puesto que la TZR reúne en sí misma elementos terapéuticos y elementos para el diagnóstico, existe la tentación, fruto de la inseguridad del principiante, de asignar diagnósticos concluyentes a puntos alterados del pie, por ejemplo:

- ¿Qué es lo que le pasa a su estómago?
- ¿No tendrá usted piedras en la vesícula?
- ¿Seguramente suele tener fuertes dolores de espalda, verdad?

Manifestaciones de este tipo pondrían innecesariamente en entredicho la relación de confianza entre el médico, el terapeuta y el paciente.

> Por eso, desaconsejo otorgar prioridad a la enumeración de los distintos puntos dolorosos, a fin de no irritar al paciente. Además, a partir de una sumarización lineal de las zonas no se puede extraer diagnóstico alguno, ya que en su concepción global, éste siempre poseerá mayor peso que la suma de las partes.

Debido a la actual difusión alcanzada por los medios de comunicación social y a su expresión algunas veces un tanto superficial, los pacientes tienen hoy acceso a una gran cantidad de información, no siempre precisa, acerca de cuestiones referidas a temas médicos. Ello conduce a priorizar cuestiones secundarias relacionadas con las supuestas enfermedades:

- ¿Qué tengo?
- ¿Cómo se llama la zona?
- ¿Cuánto tiempo hará falta para que me libre de mis dolores?,

en detrimento de aquellas otras directamente ligadas a la realidad:

- ¿Cómo siento este punto en el pie?
- ¿Qué cambios experimento en mí y en los pies durante el tratamiento?
- ¿Qué provoca estas reacciones y cómo debo actuar ante ellas?

El siguiente ejemplo pretende aclarar un poco más lo que se ha dicho hasta el momento. Así, cuando la zona del estómago reacciona dolorosamente, no es posible diferenciar entre

- una úlcera de estómago,
- una ptosis (estómago caído),
- un trastorno funcional debido a la excitación o al estrés,
- una gastritis crónica o
- un estómago sobrecargado tras una comida de difícil digestión.

Puesto que el fenómeno de la solapación de órganos que se da en el cuerpo también lo encontramos en las zonas reflejas, en el caso concreto de la zona que asignamos al estómago sería posible hallar una alteración del páncreas.

Por todo ello, es aconsejable mantener una cierta reserva en a la hora de formular indicaciones acerca de la patología, ya que tales valoraciones pueden ser erróneas.

20 Tratamientos combinados

20.1 Generalidades

La combinación de tratamientos terapéuticos exige, además de una amplia experiencia práctica, una sólida formación teórica. Cuando, movidos por la inseguridad, combinamos varios métodos en un tratamiento sin poseer la experiencia suficiente, el resultado será la mayoría de las veces una mezcla confusa que no nos colmará ni a nosotros ni al paciente.

De ahí que deba darse a la TZR la oportunidad de demostrar su eficacia y aplicarla en el marco del programa terapéutico oportuno, sin combinarla con otros métodos de curación.

Lo más sensato sería aplicar una serie de sesiones a pacientes, y quizás también a familiares y amigos, que en esos momentos no estén sometidos a ningún tipo de medicación ni sigan otros procedimientos terapéuticos. Sin embargo, este tipo de pacientes probablemente sean poco frecuentes.

Cuanta más seguridad adquiramos en la observación de las modificaciones y reacciones que experimenten los pacientes, con mayor naturalidad iremos profundizando en los tratamientos combinados, en los que diferentes aspectos parciales de métodos distintos se unen para formar una oferta terapéutica óptima.

20.2 Posibilidades de combinación ya probadas

20.2.1 Terapias manuales

La TZR puede combinarse a la perfección con los siguientes métodos:

- gimnasia terapéutica
- masaje clásico
- drenaje linfático manual
- aplicaciones balneológicas
- inhalaciones
- terapia respiratoria
- método de Feldenkrais, técnica de Alexander (2, 10)
- quirogimnasia (18).

Los métodos mencionados pueden combinarse en el marco de una misma sesión, aplicarse en el mismo día, adecuadamente distribuidos en el tiempo.

Puesto que el masaje del tejido conjuntivo y las terapias de meridianos de diferentes escuelas actúan a través de circuitos reguladores específicos del cuerpo (segmental-nerval, meridianos de energía), aconsejo no combinar estos dos métodos con la TZR, ni en la misma sesión de tratamiento ni en el mismo día.

Por el contrario, los pases no específicos en las trayectorias de flujo de energía de los meridianos, según mi experiencia, no son en absoluto perturbadores.

20.2.2 En hospitales, clínicas y centros de rehabilitación

En el marco de la atención intensiva que se dispensa a los pacientes en hospitales, clínicas y centros de rehabilitación, pueden combinarse varias terapias, tal y como se ha descrito anteriormente. En esos centros, es frecuente que los enfermos reciban a diario, y siempre durante una fase estacionaria, una serie de tratamientos, al tiempo que se les administran medicamentos de forma intensiva.

Siempre que sea posible debemos procurar que entre dos tipos de tratamiento distintos se intercale un espacio de tiempo neutro de una hora y media o dos horas, por lo menos, durante el cual el estímulo terapéutico aplicado pueda ser asimilado por el paciente. Dada la gran variedad de posibilidades terapéuticas, la decisión acerca del número de tratamientos diarios a aplicar no deberá tomarse en función de criterios de consumo o bien económicos.

> Los tratamientos que se aplican en número excesivo, con demasiada frecuencia o rapidez, o sin la participación activa del paciente, a la larga son más perjudiciales que beneficiosos, ya que éste no puede asimilarlos.

20.2.3 En la consulta médica

La TZR ha demostrado de sobra ser eficaz en combinación con los siguientes métodos terapéuticos:

- terapia manual y quiropráctica (9), con el fin de reforzar y facilitar el desarrollo de series de movimientos funcionales;

- terapia neural, para el tratamiento posterior de heridas, grupos de músculos, articulaciones y órganos;

- homeopatía clásica para reforzar los tratamientos basados en la constitución homeopática individualizada de cada paciente;

- terapia fundamentada en las esencias florales de Bach (en su mayor parte, tinturas vegetales obtenidas siguiendo los procesos desarrollados por el médico inglés Edward Bach), o bien mediante remedios antroposóficos vegetales, al objeto de encauzar las fases de reacción;

- sistemas dietéticos y ayunos curativos, los cuales estimulan la disposición funcional de los órganos excretores;

- tratamientos ginecológicos que se emplean en muchos procesos patológicos, como, por ejemplo, problemas de pérdidas en la mujer, endometritis, leucorrea, enfermedades micóticas en la región vaginal, así como en el tratamiento posterior a pequeñas intervenciones quirúrgicas;

- actividad odontológica, tras operaciones quirúrgicas en la mandíbula y como refuerzo a la eliminación de toxinas y substancias perjudiciales durante y después de un saneamiento dental integral.

20.3 La TZR y la ingestión de medicamentos

Es habitual que acudan a la consulta pacientes a los que se han recetado distintos medicamentos cuyos efectos secundarios suelen ser dañinos.

Puesto que la capacidad de autorregulación de los pacientes puede verse claramente debilitada por una administración masiva y sin coordinación de medicamentos, la TZR, en su calidad de amplio estímulo terapéutico, deberá aplicarse otorgando una particular atención a la dosificación. El umbral de dosificación del paciente puede calcularse mejor si antes hemos ido observando con esmero su capacidad de reacción durante algunas sesiones de tratamiento.

En cuanto remitan las molestias, los pacientes deberán ponerse en contacto con el facultativo que les recetó el medicamento, para revisar la dosis a ingerir. A menudo, pueden reducirse los medicamentos cuantitativamente, o bien sustituirse por otros menos perjudiciales.

20.4 Tratamientos colaterales y contralaterales

20.4.1 Tratamientos no específicos de las zonas reflejas de las extremidades

Puesto que la representación del ser humano en el microsistema de los pies se limita en principio a la cabeza, el cuello y el tronco, las extremidades tanto superiores como inferiores, sobre todo en sus regiones distales, hasta el momento sólo podían ser tratadas de forma indirecta y no específica a través de las zonas reflejas relacionadas con su inervación.

Así pues, el tratamiento de las extremidades superiores tiene lugar a través de las zonas de la región cervical inferior de la columna vertebral y la parte superior de la región dorsal (plexo braquial), al tiempo que mediante movimientos del dedo gordo en su articulación metatarsofalángica. ¡Hay que tener mucho cuidado al efectuar estas manipulaciones, en especial en pacientes con traumatismos centrífugos, aunque haya transcurrido mucho tiempo desde entonces!

Las extremidades inferiores se tratarán a través de las zonas de la región inferior de la columna vertebral, de donde arranca la inervación de las piernas.

20.4.2 Tratamiento específico mediante una terapia consensuada

No obstante, las extremidades también pueden ser tratadas directamente mediante un tratamiento colateral (del mismo lado) o bien contralateral (del lado opuesto), lo cual se conoce también como terapia consensuada y que puede incorporarse sin problemas a la TZR.

Reglas prácticas

Cuando el tratamiento es colateral, se aplica en la otra extremidad.

Cuando el tratamiento es contralateral se aplica en la zona asignada, o correspondiente en cada caso, de la extremidad del mismo nombre.

Las correspondencias colaterales de efecto recíproco son las siguientes:

- la articulación de la cadera y del hombro,
- el muslo y el brazo,
- el hueco poplíteo y el codo,
- el peroné y el cúbito,
- la tibia y el radio,
- el maléolo, medial y lateral, y la muñeca, medial y lateral,
- el dedo gordo del pie y el pulgar de la mano,
- la planta del pie y la palma de la mano.

Las correspondencias contralaterales son evidentes.

También puede aplicarse esta regla a la cintura pelviana y a la cintura escapular:

El omóplato se corresponde con el hueso ilíaco (fosa ilíaca) y viceversa.

El borde superior del omóplato se corresponde con la cresta ilíaca del hueso ilíaco, y viceversa.

Tanto los tejidos colaterales correspondientes como los contralaterales se tratarán mediante movimientos de masaje, que provocan una buena hiperemia, y en función de la magnitud de la sección, se aplicarán, por ejemplo, masajes o fricciones, o, en el caso de superficies pequeñas, podrá emplearse también el tratamiento elemental de la TZR.

Ejemplos

● Las molestias en la pierna izquierda (por ejemplo, después de una fractura de peroné) se tratarán en el mismo punto anatómico en la pierna izquierda (contralateral).

Los dolores en la pierna izquierda se tratarán en el lugar correspondiente del antebrazo izquierdo (colateral).

Este tipo de tratamiento también ha demostrado su eficacia en los siguientes cuadros patológicos:

● Pacientes con un vendaje elástico o escayolados tras sufrir un accidente. Mediante un intenso estímulo de la irrigación sanguínea en los puntos correspondientes, colaterales o bien contralaterales, pueden evitarse con mayor facilidad atrofias en el tejido, al tiempo que se favorece una mejor curación de las fracturas.

● Pacientes con *ulcus cruris*. De forma adicional al tratamiento de las zonas reflejas que entren en consideración (exploración inicial), puede tratarse la superficie ulcerada de la pierna mediante el tratamiento del antebrazo del mismo lado.

La mayoría de las veces, la úlcera aparece sólo en una de las piernas; sin embargo, los tejidos se muestran igualmente sensibles en el lugar correspondiente en la otra pierna. Por tal motivo suele proponerse sólo la terapia colateral. En ese caso, durante la palpación se comprueba, cerca de la articulación de la mano, la existencia de un dolor circunscrito al mismo punto que correspondería a la úlcera de la pierna, y que, como reacción al tratamiento, presenta un enrojecimiento de los tejidos, claramente delimitado.

● Indicaciones para la terapia

Los pacientes de ***ulcus cruris*** suelen comentar que tras la sesión se produce una abundante secreción de líquido seroso en la llaga, señal incuestionable de limpieza y activación de los tejidos. Esto, unido al picor que aparece al mismo tiempo en los bordes de la úlcera, suele ser el anuncio de una mejora tendente a la curación. Aunque en algunos casos, al principio, la úlcera en la pierna aumente ligeramente de tamaño, ello no debe considerarse una reacción negativa, sino más bien una expresión de la autorregulación que realiza el cuerpo.

La tendencia comprobada de que la aparición del *ulcus cruris* se produce con mayor frecuencia en el lado medial de la pierna, cerca del maléolo interno, permite deducir que, en general, los pacientes afectados padecen una fuerte alteración metabólica, ya que en este punto anatómico se hallan localizados los meridianos del hígado, los riñones y del bazo/páncreas, según postulan los principios de la acupuntura.

Un examen y la posterior modificación de los hábitos alimentarios es inevitable, si lo que se pretende conseguir es la curación definitiva de la úlcera en la pierna.

● Pacientes con **amputaciones**. A veces se quejan durante meses, e incluso años, de intensos dolores neurálgicos en la línea de la amputación. Aparte de otras posibilidades terapéuticas (por ejemplo, terapia neural, visualización) la aplicación de tratamientos tanto contralaterales como colaterales ofrece también la posibilidad de aliviar los intensos dolores fantasmas y los dolores del muñón.

Indicaciones para la terapia

Cuando a los pacientes que han sufrido la amputación de un miembro, se les efectúa, con atención y suavidad, un pase a lo largo de la zona correspondiente en la otra extremidad del mismo lado y/o en la extremidad opuesta del mismo nombre, puede observarse que los tejidos, en ese punto, manifiestan una alteración en cuanto a la calidad del tono, la mayoría de las veces en forma de una menor tensión tisular.

Justo en dicho punto deberá aplicarse el estímulo terapéutico. En estos tratamientos puede animarse a los pacientes a que ellos mismos participen autoaplicándose un masaje intenso en el lugar correspondiente, una o dos veces al día, con el fin de estimular una buena irrigación sanguínea.

> Todos los ámbitos mencionados en el contexto de la terapia consensuada pueden tratarse con la misma efectividad como zonas reflejas del pie.

20.5 Medidas concomitantes

La TZR puede elegirse en muchos casos como posibilidad central de tratamiento. Para motivar al paciente, a fin de que refuerce el proceso de la terapia y la incorpore a su propia actividad, se ofrecen una serie de medidas concomitantes:

Respiración. Algunas de las indicaciones que proporcionan terapeutas expertos en este tema, con la finalidad de fomentar una respiración sana y adecuada a su función, no sólo son importantes para pacientes con problemas respiratorios, sino también para los que presentan trastornos y debilidades psicovegetativas.

Si se consigue que los pacientes lleguen a ser conscientes de que su forma de respirar es limitada o está entorpecida y que pongan los medios para corregirla, se crearán las condiciones óptimas para que sus dificultades tanto físicas como anímicas experimenten un reordenamiento, entendido como una clara mejoría (21, 22).

Postura y movimiento. Tanto mediante el conocimiento detallado y positivo de las deficiencias de la propia postura física como por la práctica de ciertos movimientos naturales, los pacientes pueden aprender a utilizar sus propias fuerzas de una manera más útil a como venían haciéndolo, a fin de cubrir mejor las exigencias su vida personal y profesional.

En las últimas décadas se han desarrollado una serie de métodos que ofrecen una ayuda muy positiva en esta dirección: eutonía (2, 14), Feldenkrais (10) y técnica de Alexander (29) son algunos de ellos.

Alimentación. Debido a que muchas enfermedades están condicionadas por la alimentación, resulta muy importante modificar algunos hábitos alimentarios (27, 34).

Dada la vehemencia con que suele ser abordada esta cuestión, a menudo suscita no pocas prevenciones y rechazo, en lugar de suponer una auténtica ayuda.

Por ello quisiera aconsejar la consulta de un «libro» un tanto singular, del que podemos fiarnos en todo momento: se trata del «libro de la propia experiencia», que siempre será mucho más realista que las sugerencias de otras personas, expuestas en una obra especializada. Esto no quiere decir que los libros dedicados a estos temas no puedan ofrecer un cierto apoyo a la hora de tomar una decisión, pero siempre deberá supeditarse a la comprobación personal y no fanatizarse jamás.

Un tema fundamental que aparece en todas las tendencias dietéticas y formas de alimentación es el problema de la **hiperacidez**. Seguramente ello se debe a que «la acidez» no sólo hace referencia a una disfunción de los órganos metabólicos o a la lluvia ácida, sino que puede estar profundamente arraigada en nuestra propia actitud ante la vida.

Equilibrio térmico. Algunas personas son propensas, también en verano, e incluso en zonas climáticas cálidas, a tener los pies fríos. Ello indica que la persona dispone de su fuerza vital de forma condicionada. Las posibles causas son muy variadas y abarcan desde un estreñimiento crónico, lesiones en la columna vertebral y alteraciones en el proceso respiratorio, hasta problemas en el entorno psicosocial.

Las aplicaciones más conocidas de la hidroterapia de Kneipp y los baños de Schiele (Fritz Schiele Arzneibäder-Fabrik GmbH, Hamburgo), esto es, los baños calientes de pies, que actúan como un adecuado entrenamiento circulatorio, han demostrado una eficacia total desde hace décadas, debido a su efecto estimulante sobre la circulación sanguínea.

Los ejercicios efectuados con los pies, el cepillado intenso de las plantas de los pies y, sobre todo, los estímulos naturales provenientes de la luz, el aire y el contacto con la tierra, al andar descalzos, pueden mejorar bastante el estado general.

Saneamiento dental integral. La principal función de nuestros dientes es la trituración mecánica de los alimentos. Sin embargo, el sistema dental representa asimismo un microsistema que guarda una relación recíproca con todo el organismo, al igual que los oídos, la cavidad nasofaríngea, los ojos, las manos y los pies.

El hecho de que también los dientes, como otras zonas del cuerpo, posean una clara función indicativa en relación con los sentimientos, a través del lenguaje corporal, nos induce a pensar lo estrechamente relacionados que están con los niveles más íntimos de la persona. Una prueba de ello la tenemos en el lenguaje hablado y en expresiones del tipo: «enseñar los dientes», «apretar los dientes» o «hincar el diente».

Debe mencionarse también, en este contexto, la denominación, igual en varias lenguas, de la muela número 8, como muela del juicio.

El médico Reinhard Voll demostró, ya hace décadas, por medio de mediciones realizadas con electroacupuntura, que todos y cada uno de los dientes guarda una relación recíproca con un gran número de órganos, tejidos y sistemas a través de la energía de los meridianos (31, 33).

Por ello, a aquellos pacientes cuyo estado no mejora, a pesar de que se haya elegido bien la terapia, se les deberá aconsejar un saneamiento dental integral, con el fin de determinar mediante métodos de medición adecuados, qué dientes pueden suponer un foco de inflamación (1), o descubrir si el organismo no tolera determinados metales o aleaciones. Las alergias a la amalgama de plata están más extendidas y son más frecuentes de lo que se presume y suelen manifestarse enmascaradas bajo una gran variedad de síntomas.

Tratamiento de cicatrices. Del mismo modo que los dientes y algunos órganos que están inflamados de forma crónica pueden comportarse como zonas interferentes, se sabe que también las cicatrices actúan de semejante forma. A este tema, por su importancia, le hemos dedicado todo un capítulo (págs. 193 y ss.).

Comprobación de cargas geopáticas y electromagnéticas. Sobre todo en enfermos crónicos es aconsejable examinar el lugar donde se duerme, donde se vive y donde se trabaja, a fin de localizar posibles zonas de irritación de la tierra y del entorno. Se ha de evitar el uso excesivo de aparatos eléctricos en la cocina, microondas, por ejemplo (4), y trabajar durante mucho tiempo frente al ordenador, con iluminación halógena y calefacción eléctrica en el suelo («electroestrés»).

Cuidado del orden interior. Una de las medidas concomitantes más valiosas que puede adoptar la persona para activar las fuerzas curativas es la conciencia de sí misma, cuando en su enfermedad debe enfrentarse a un grave proceso de sufrimiento.

Forman parte de dicha conciencia de sí mismo:

- la disposición a cambiar costumbres y maneras de pensar arraigados,
- el trato amigable y cariñoso con las propias debilidades y con las de los demás,
- preguntarse acerca del sentido y del contenido de la propia vida,
- las experiencias religiosas que allanan el camino hacia la renovación interior,
- perdonar, y pedir perdón,
- el respeto y la tolerancia frente a las decisiones y puntos de vista de los demás, particularmente cuando éstos no se corresponden con los nuestros.

20.6 Terapia de las zonas reflejas de la mano

20.6.1 Manos y pies, una comparación

Ambos, manos y pies, poseen una relación directa con toda la persona, si bien de una manera distinta.

A las manos se les han asignado tareas y facetas de la vida específicas. Por lo general, están abiertas al mundo y dispuestas al contacto, de ahí que tiendan, en el sentido estricto de la palabra, a actuar. Su capacidad de movimiento es amplia y muchas de sus funciones tienen que ver con las otras personas y con los sentimientos.

Por el contrario, el «interlocutor» de los pies es la tierra. Ella nos ayuda a mantenernos derechos y nos brinda la posibilidad tanto de «avanzar» hacia un objetivo como de mantenernos en movimiento.

Muchas personas experimentan a diario que los pies están más relacionados con nuestro bienestar físico que las manos: así, con los pies fríos es difícil dormir, por ejemplo. De otro lado, todas las madres saben que deben proteger a sus hijos de los pies mojados y fríos, ya que, a menudo, enfriamientos de este tipo contribuyen a la aparición de dolores de garganta, infecciones de la vejiga y de los riñones, dolores de oído, bronquitis y tos.

Andar descalzo por el bosque y el campo o junto al mar es una actividad muy recomendada por los especialistas. Debería llevarse a cabo con tanta frecuencia como fuera posible, ya que dicho estímulo natural actúa fortaleciendo el organismo, provoca un efecto reparador, aviva la circulación y nos une a nuestra «madre, la Tierra».

Con frecuencia, los pies se ven, asimismo, reprimidos y descuidados, por razones que se derivan de nuestra civilización y del clima. Por otra parte, puede comprobarse que los cambios patológicos la mayoría de las veces se manifiestan con mucha más rapidez justo en aquellos pies un tanto descuidados.

20.6.2 La terapia de las zonas de la mano

En comparación con la de los pies, la terapia de las zonas de la mano se ha difundido mucho menos, si bien ésta permitiría un acceso más libre al tratamiento, ya que, por lo general, está mejor cuidada y más acostumbrada también al contacto.

Sin embargo, las zonas reflejas de la mano han demostrado con creces su eficacia tanto como complemento, o bien como alternativa a las zonas del pie. De modo que, por ejemplo, en el caso de pacientes con una pierna amputada o a los que no pueda aplicárseles la terapia en los pies por otros motivos (accidentes, traumatismos, etc.), la TZR de la mano supone un medio alternativo.

Además, cabe la posibilidad de combinarla con el tratamiento de los pies cuando, por ejemplo, la zona sintomática de la mano se incluya en la TZR.

20.6.3 Ejecución de la terapia en la mano

Las diez zonas del cuerpo trazadas por Fitzgerald pueden trasladarse a las manos, tal y como se hace en los pies. La división de la mano en tres regiones es igualmente posible:

- los dedos corresponden a la cabeza,
- la parte distal de la palma de la mano corresponde al tórax y al epigastrio,
- la parte proximal, hasta los huesos de la muñeca inclusive, corresponde a la región abdominal y pelviana.

Las zonas de la mano se tratan mediante los movimientos de la TZR ya explicados, puesto que también en este caso el objetivo terapéutico no es otro que la buena irrigación sanguínea del tejido.

20.6.4 Ámbitos de aplicación especiales

Algunas zonas de la mano están particularmente indicadas en pacientes con molestias o dolores agudos, por ejemplo:

- Exprimir con fuerza la zona del estómago situada en el pliegue de la membrana interdigital, entre el pulgar y el índice, ha demostrado ser eficaz en el caso de sufrir ardor de estómago.

- En dolores de muelas, el tratamiento intenso de las zonas de los dientes en las falanges proximal y media del dedo posee un efecto tan positivo como el que se produce aplicando el tratamiento en los dedos de los pies, y puede suponer una ayuda eficaz para superar de forma relativamente tolerable los momentos en los que no se pueda acudir al dentista. Las zonas de los dientes están dispuestas en el mismo orden y en el mismo emplazamiento anatómico que en el pie.

- En el caso de sufrir dolores menstruales, se obtendrá un rápido alivio frotando intensamente las muñecas y la yema del pulgar (zonas correspondientes a los órganos de la pelvis menor), de tal modo que se logre estimular la irrigación sanguínea.

Casos concretos tratados en mi consulta

En el decurso de los años he podido comprobar en no pocas ocasiones que, en pacientes que han sufrido amputaciones de pies o de piernas, las zonas reflejas de la mano del mismo lado responden mejor a la terapia que las zonas de la otra mano. El estímulo aplicado desencadena una hiperemia en los tejidos, y el tono de las zonas dolorosas se modifica con mayor rapidez.

21. Autotratamiento, ayudas para los pies

21.1 Autotratamiento

21.1.1 Posibilidades

El autotratamiento ofrece al principiante la inmejorable oportunidad de poder adquirir experiencia en la aplicación de la TZR —antes incluso de empezar a tratar pacientes—, sin la preocupación y sin la presión externa producida por la necesidad de obtener un resultado.

> Con el autotratamiento también se obtienen buenos resultados terapéuticos, ya que ningún tratamiento manual pretende tan sólo transmitir energía, sino conseguir que la fuerza vital bloqueada en el propio organismo recobre de nuevo un flujo ordenado.

Las regiones en las que la fuerza vital se acumula, a menudo de forma poco armónica, y que la TZR puede contribuir a liberar son múltiples, como, por ejemplo:

- inflamaciones y espasmos en el tracto intestinal,
- miogelosis,
- trastornos en la postura,
- campos perturbadores, como la inflamación crónica de las amígdalas, dientes desvitalizados (= «sin vida») o cicatrices,
- inflamaciones tanto crónicas como agudas en el ámbito estático muscular y orgánico,
- congestiones en los sistemas de flujo de riñones, sangre y linfa.

Si se consigue normalizar las zonas reflejas dolorosas mediante el autotratamiento, los órganos, tejidos y sistemas correspondientes podrán reanudar mejor sus funciones específicas.

Sin embargo, el principal objetivo del autotratamiento debería ser, antes que nada, la prevención de la salud. En la actualidad, debido a la exagerada preferencia que se concede a la lucha frontal contra la enfermedad, ya no se otorga a la profilaxis la atención que merece.

21.1.2 Limitaciones

Las limitaciones se derivan del hecho de que el paciente y el terapeuta son la misma persona, de modo que no se establece el deseado equilibrio en el ámbito interpersonal. El entusiasmo del principio, por su lado, se debilita paulatinamente. Además, la puntualidad en las sesiones se respeta menos que si el tratamiento lo aplicara un terapeuta profesional.

Algunas personas poseen una merma en el movimiento de las articulaciones y músculos. Si a ello le añadimos la propia corpulencia, acceder a sus propios pies puede convertirse en una tarea bastante ardua.

21.1.3 Resumen

A pesar de que el autotratamiento puede resultar muy eficaz, la TZR adquiere su verdadera significación cuando se produce el encuentro entre:

- un paciente de mentalidad abierta que esté dispuesto a convertirse en un colaborador activo de la terapia,
- un médico que conozca el tema y esté interesado en él, y que no se ciña a recetar la terapia, sino también a dar instrucciones acerca de cómo desarrollarla,
- un terapeuta bien formado, que trate a los pacientes a lo largo de una serie de sesiones y que pueda valorar en su justa medida tanto las posibilidades como las limitaciones de la terapia,
- un podólogo competente, cuyos conocimientos le permiten intuir cuándo puede ser útil su intervención profesional como respaldo a la terapia.

21.2 Ayudas para los pies

En amplios círculos de personas preocupadas por el desarrollo de la salud, se ha ido gestando en los últimos años todo un vasto abanico de lo que ha dado en llamarse ayudas para los pies, las cuales han cosechado una notable aceptación. Las distintas esterillas, planchas, plantillas y cilindros de madera, plástico, arcilla o ebonita, poseen —siempre y cuando se utilicen de forma correcta— un efecto harto beneficioso, aparte de que el propio paciente puede utilizarlos para reforzar el tratamiento manual de los pies.

Dichas ayudas permiten mejorar la circulación sanguínea en los pies y las piernas y combaten las congestiones y los pies fríos. Pero, sobre todo, permiten —cuando se utilizan de forma regular— que la persona posea una percepción consciente de sus propios pies. Sin embargo, estas ayudas no pueden sustituir a ninguna terapia, sino tan sólo complementarla. Suelen utilizarse de diez a quince minutos tanto por la mañana como por la noche, o durante unas semanas después de haber terminado un tratamiento.

Cuando por desconocimiento de las interrelaciones existentes se tratan única y exclusivamente determinados puntos del pie con uno de estos aparatos, o bien se aplican estímulos muy intensos y demasiado prolongados, es harto probable que las molestias, lejos de mejorar, empeoren. Por eso, las experiencias positivas obtenidas con esta suerte de instrumentos de ayuda, que ya eran válidos hace décadas, deberían hoy relativizarse y reconsiderarse su importancia, si tenemos en cuenta la situación bastante más compleja del enfermo actual.

22. Grupos de pacientes especiales

22.1 Enfermos crónicos y enfermos que deben guardar cama

En estos casos, la TZR posee antes que nada una función paliativa, de asistencia adicional y prolongada, con el fin de mejorar la calidad de vida del enfermo y aliviar aquellos dolores particularmente molestos.

Dependiendo de la capacidad de regeneración del enfermo crónico o de aquellos que deben guardar cama, puede esperarse una notable mejoría en las funciones básicas del intestino, los riñones, la respiración y el corazón/sistema circulatorio.

Mediante el contacto físico a través del pie se estimulará la comunicación interpersonal, lo cual repercute en una mejor aceptación de las difíciles circunstancias que envuelven a la enfermedad.

En pacientes que padecen cualquier tipo de trastornos en su sensibilidad, puede desarrollarse la percepción del propio cuerpo gracias a la experiencia consciente de interiorizar las reacciones que se derivan del trabajo en los puntos del pie.

A menudo, muchos de estos enfermos suelen tener los pies fríos y desvitalizados, por lo que agradecen el contacto físico y el aumento de temperatura que experimentan.

22.1.1 Pacientes con esclerosis múltiple

En los pacientes que se encuentran inmersos en las primeras fases de la enfermedad, aún puede realizarse una exploración inicial, durante la cual se establecerán las zonas que requieran tratamiento.

Si, por el contrario, la enfermedad ya está avanzada, la exploración inicial proporcionará resultados menos útiles, ya que los trastornos en la sensibilidad, la paresia y las limitaciones o el retardo de todos los movimientos, no permiten obtener una respuesta fiable del estímulo aplicado.

◙ Indicaciones prácticas

○ Los síntomas que han surgido como consecuencia de un entorpecimiento cerebral y espinal, ocupan un lugar preferente en la terapia. Sin embargo, las primeras sesiones deberán abarcar los pies en su totalidad, aplicándoseles un estímulo no específico, junto con abundantes maniobras de regulación, con la finalidad de aprehender la capacidad de reacción del paciente.

○ Durante una fase aguda, se ejecutarán con preferencia maniobras de regulación y se evitarán los estímulos intensos. Las zonas sintomáticas del cerebro y de la columna vertebral deberán tratarse con delicadeza mediante el movimiento sedante, sin insistir en ellas.

○ Puede esperarse un alivio en la sintomatología en el caso de:

- Evacuación de la vejiga y del intestino: a veces tiene lugar una excreción espontánea justo a continuación de una sesión. En cualquier caso, la actividad de ambos sistemas mejora a largo plazo, fruto de la terapia.

  Entre las zonas de las vías urinarias y del tracto digestivo se tratan también los músculos de los esfínteres, mediante el movimiento sedante (equilibrio neurovegetativo).
- Paresia espástica: las reglas del tratamiento intenso son válidas para las zonas de los grupos de músculos espásticos que se hallen paralizados completa o parcialmente, siempre y cuando sean tratables como zonas reflejas. Con el tratamiento no tan intenso llevado a cabo mediante el movimiento sedante, a menudo y de modo pasajero, el espasmo aumenta ligeramente, para pasar después a una fase de claro relajamiento de músculos y articulaciones, que se mantiene durante algunas horas.
- Dificultades al deglutir: tonificar las zonas de la región del cuello, en el dorso y la planta, sobre todo en la zona de la laringe, así como el diafragma y el suelo pelviano (correspondencia con el suelo bucal), tracto digestivo y las zonas de los esfínteres, en especial la del ano.

  Pases alternos en los vasos linfáticos laterales del cuello.

En todos estos trastornos deberán aplicarse bastantes maniobras de regulación, así como habrá que intercalar la tonificación de la zona del plexo solar.

22.1.2 Pacientes con la enfermedad de Parkinson

Se recomienda, primero, tratar todas las zonas mediante estímulos no específicos. Las zonas del cerebro y de la columna vertebral (zonas sintomáticas) deberán tratarse con mucho cuidado. Si la capacidad de reacción fuese óptima, podrían tratarse mediante una tonificación e ir aumentando paulatinamente la intensidad.

Pueden aparecer mejoras parciales:

- La disminución motora en el caso de síntomas de hipocinesia, también en la musculatura mímica, recupera a menudo una mayor viveza y expresión.
- El rápido deterioro de la resistencia muscular, sobre todo en el caso de un movimiento pasivo conocido como fenómeno de la rueda dentada, puede manifestarse con menos frecuencia o de una manera no tan acentuada.
- El temblor postural puede reducirse tanto en su intensidad como en su frecuencia.
- Se producen cambios sobre todo en la fragilidad anímica —a menudo claramente presente—, en el sentido de que se recupera un mayor equilibrio.

22.1.3 Pacientes con la enfermedad de Bechterew (espondiloartritis anquilopoyética)

El tratamiento puede aplicarse en cualquier fase de la enfermedad; incluso en la fase terminal se ha comprobado un buen efecto paliativo.

Pueden intentarse y conseguirse las siguientes mejoras sintomáticas y funcionales: Existe, por ejemplo, la posibilidad de retardar el anquilosamiento óseo y capsular de las articulaciones y contrarrestar la amenazadora pérdida total de movimiento. Por eso se da preferencia al tratamiento de las zonas de la columna vertebral y de las articulaciones, y también de la sínfisis, la articulación iliosacral y el esternón, junto con sus articulaciones con el tórax, utilizando, al principio, el movimiento sedante. Más adelante, si fuera necesario, se podrían tonificar ligeramente.

Puesto que, debido a la cifosis toracicolumbar incipiente o ya claramente manifiesta, la función y el movimiento normal de la caja torácica y los órganos abdominales se ven muy limitados, se recomienda en estos casos, como tratamiento de apoyo, tonificar sobre todo las zonas del corazón, respiración y tracto digestivo, lo que puede proporcionar un claro alivio.

22.1.4 Hemipléjicos, parapléjicos, tetrapléjicos

Todos estos cuadros patológicos corresponden a parálisis de regiones orgánicas o partes del cuerpo, fruto de una falta completa (plejía) o parcial (paresia) de las enervaciones motoras y sensibles de la médula espinal, o de una lesión del sistema nervioso central. La mayoría de las veces los desencadenantes de estos cuadros son accidentes o enfermedades del sistema nervioso central.

> Puesto que en estos casos la percepción sensitiva normal a través de la red nerviosa está dañada total o parcialmente, además de los pies deberán tocarse, con tanta frecuencia como sea posible, las partes del cuerpo paralizadas para estimular y entrenar otros niveles de percepción más sutiles (12), a fin de que el paciente no mantenga una actitud de aislamiento, indiferencia o rechazo frente a las regiones dañadas.

■ Indicaciones prácticas

○ En las parálisis de corte transversal incompleta deberán tratarse, mediante tonificación, sobre todo las molestas manifestaciones concomitantes a la falta de control sobre la función de la vejiga y del intestino.

Es frecuente que los pacientes, durante la TZR, oigan ruidos intestinales y perciban movimientos peristálticos. Aunque con resultados diferentes, y siempre dependiendo de la persona, también puede reforzarse el control voluntario de la micción. Pero, sobre todo, remiten las infecciones crónicas de las vías urinarias, que suelen ser cada vez más frecuentes.

○ La región de la columna vertebral en la que se ha producido la lesión deberá tratarse con cuidado, mediante el movimiento sedante. El tratamiento empieza en la parte distal de la zona dañada e incluye asimismo la parte proximal de la columna vertebral. De esta manera, es frecuente experimentar un alivio en los intensos dolores.

○ El tratamiento del corazón y de los órganos respiratorios mejora el sistema circulatorio, incluso en sus ramificaciones más periféricas, y puede, al mismo tiempo, prevenir infecciones de los bronquios y de los pulmones.

○ En pacientes que hayan sufrido una apoplejía, al principio del tratamiento habrá que conceder preferencia al pie que no esté afectado por la parálisis. Los estímulos podrán aplicarse también en el pie afectado, aunque con mucha precaución, para evitar espasmos adicionales. Las zonas de la cabeza, en su condición de zonas sintomáticas, se abordarán con particular atención para evitar así cualquier reacción desagradable.

La mayoría de las veces, los apopléticos, tras una o dos series de TZR, experimentan notables mejoras en las funciones básicas de sus órganos de metabolismo y excreción, en el habla y en la movilidad del lado paralizado del cuerpo. Pero, sobre todo, lo que adquieren es una mayor estabilidad anímica. El tratamiento es recomendable asimismo aunque haya transcurrido mucho tiempo desde el ataque.

○ En el tratamiento de paresias o plejías deberán observarse muy bien las señales vegetativas que vayan apareciendo, ya que los pacientes, como consecuencia de su enfermedad, no perciben el estímulo terapéutico y creen que se podría trabajar con mayor intensidad. Se intercalará con frecuencia el tratamiento ligeramente tonificante del plexo solar.

Durante el tratamiento de aquellas partes del cuerpo que permanezcan paralizadas, deberemos transmitir a través de nuestras manos, sin necesidad de expresarlo con palabras, el convencimiento de que los pacientes con graves traumatismos en la columna vertebral se ven afectados también en lo más profundo de ellos mismos, con independencia de que sean conscientes o no de ello.

El contacto en aquellas partes del cuerpo carentes de percepción sensitiva, efectuado con este pensamiento de fondo, transmite una sensación harto especial, que puede ayudar a la persona a aceptar mejor su grave situación.

22.1.5 Pacientes con cáncer

Por lo general, la TZR es muy apreciada como terapia asistencial por aquellos pacientes que se ven afectados por un cáncer.

◼ Indicaciones prácticas

○ Nuestra experiencia nos aconseja tratar a los pacientes que estén siendo sometidos a radioterapia o quimioterapia, sin aplicar ningún estímulo específico, es decir, utilizando abundantes maniobras de regulación y movimientos suaves en las zonas del corazón, la columna vertebral, el sistema linfático, el tracto digestivo y el sistema hormonal.

Unas dos o tres semanas después de que haya finalizado la radio o la quimioterapia y dependiendo de la capacidad de reacción, pueden aplicarse de nuevo estímulos en las zonas reflejas, insistiendo en determinados órganos y aumentando la intensidad del movimiento. Esto afecta principalmente a las zonas sintomáticas, también en el caso de que los órganos hayan sido extirpados.

○ Los pacientes con cáncer que debido a la gravedad de su enfermedad padezcan dolores extremadamente fuertes, reaccionan ante un tratamiento intenso en las zonas sintomáticas (véanse págs. 171 y ss.) con una reducción de los dolores, lo cual se mantiene durante unas horas.

22.1.6 Resumen

Tratar tanto a enfermos crónicos como a enfermos graves puede significar un notable esfuerzo, en parte debido a la enorme dedicación física requerida, y en parte, asimismo, por el hecho de asumir irritaciones y cargas adicionales, ya que el destino de dichos pacientes también nos afecta y nos conmueve interiormente.

Por todo ello debemos permanecer atentos para saber administrar nuestras propias fuerzas en todo momento. Concedernos el tiempo suficiente de recuperación es imprescindible.

Haber asumido los dolores y síntomas de los pacientes durante una sesión de tratamiento, es decir, llegar a sentirlos en el propio cuerpo, demuestra que poseemos gran sensibilidad, pero también revela que no estamos regulando del todo nuestro potencial energético.

Al atender a los pacientes, a pesar de las buenas intenciones que se atesoren, se debe asumir que la enfermedad pertenece única y exclusivamente al paciente y que nosotros sólo podemos tratarlo y acompañarlo.

22.2 Asistencia a pacientes en estado terminal

Puesto que el paso de la vida a la muerte suele ser para algunas personas un tema tabú, mucha gente siente una enorme inseguridad y un temeroso rechazo ante la experiencia terminal de una persona próxima (17).

Quisiera animar a todos aquellos que se hallen cerca de un paciente en sus últimas semanas, días u horas de vida, a que le manipulen los pies con tanta frecuencia como el enfermo lo desee y sea posible.

22.2.1 Asistencia por mediación de personas próximas al paciente

Estas personas no sólo se ven afectadas directamente por el sufrimiento del miembro de su familia o del amigo, sino que son conscientes además de que tal situación remueve muchas cosas en su interior. No se requiere ningún tipo de conocimiento profesional específico, sino tan sólo un poco de valor para tomar los pies de un enfermo grave y hacerlo de forma tal que podamos descubrir cómo, a través del contacto físico, es posible establecer una comunicación fluida, sin necesidad de decir nada, lo que repercute de forma positiva en ambas partes.

El hecho de acariciar los pies con cariño y entrega (puede utilizarse una crema de olor agradable) elimina, al mismo tiempo, la sensación de indefensión y crea, a pesar de la proximidad interior, una distancia muy beneficiosa.

Normalmente bastará con dedicar a esta actividad de diez a quince minutos durante cada visita, a veces incluso menos, en los cuales se sostendrán y tocarán los pies del enfermo. Si se mantiene una actitud despierta, podrá percibirse de inmediato cuándo es suficiente, además de reaccionar ante las más pequeñas señales.

La atención y la proximidad durante esas horas tan importantes podrían reconciliar algunas cosas que de otro modo supondrían un lastre en el momento de la gran despedida. El paciente no tiene otra elección, debe seguir su camino hasta el final, pero le resultará más fácil en la medida que sienta cerca de sí mismo las personas queridas, quienes, a pesar de toda su tristeza y de su propio dolor, lo sostienen sin pretender retenerlo.

Los pacientes comatosos no experimentan físicamente el tránsito hacia la muerte, aunque perciben con toda certeza, en lo más profundo de su ser, la dedicación que el contacto físico les transmite.

22.2.2 Asistencia llevada a cabo por personal sanitario

No hemos de olvidar que el cuidado y la atención de enfermos graves y en fase terminal es muy agotador, ya que nos enfrentamos de forma constante con una realidad de carácter irrevocable.

● Indicaciones prácticas

Durante el cuidado diario, a menudo bastan tres o cuatro minutos para proporcionar una pizca de alivio a los pacientes un tanto intranquilos, a base de aplicar algunas de las maniobras de regulación propias de la TZR:

- Los pacientes que sufren dolores muy fuertes pueden ser tratados en las zonas sintomáticas mediante el movimiento sedante.

- Los pacientes en fase terminal experimentan mejoría en la respiración cuando se tonifican con suavidad durante algunos minutos las zonas del diafragma y del corazón.

- En el caso de padecer edemas en los tejidos, por ejemplo en las piernas y en los pies, la aplicación de pases alternos en las zonas de las regiones linfáticas y una tonificación cuidadosa de los riñones y del corazón supone un notable alivio, al menos durante unas horas, lo cual se manifestará en una mejora de la diuresis.

○ A menudo se incluye en el tratamiento la zona del plexo solar, a base de aplicar el movimiento sedante.

La TZR, en tanto que terapia de orden, en modo alguno prolongará artificialmente la vida del paciente, antes bien ofrece una asistencia adecuada para el último trayecto de la vida. Hay que pensar que los pies han sostenido y permitido el movimiento de esa persona a lo largo de su vida.

22.3 Pacientes con trastornos del sueño

El sano intercambio entre el sueño y la vigilia puede verse perjudicado a causa de todo un amplio abanico de trastornos. Ya al establecer el diagnóstico inicial se manifiestan, a través de las correspondientes zonas reflejas originarias del trastorno, las más diversas relaciones de dependencia.

A menudo, suelen responder las zonas del tracto digestivo, síntoma inequívoco de un exceso de fermentación en el intestino, lo cual sobrecarga la actividad de los órganos metabólicos durante la noche.

Indicaciones prácticas

○ Las zonas de la cabeza reaccionan con muchos puntos dolorosos (zonas interferentes originadas por dientes afectados o desvitalizados, por la presencia de varios metales en la boca, por una acumulación excesiva de preocupaciones o por congestiones linfáticas en la cabeza y el cuello).

○ Cuando existen bloqueos estático-musculares, a muchas personas no les es posible conciliar el sueño. Con frecuencia creen que la causa de su falta de relajación es el hecho de dormir en una cama demasiado dura o demasiado blanda. Sin embargo, son antes que nada sus propias tensiones las que entorpecen el descanso nocturno. Además de una TZR orientada a este objetivo, son muy efectivos todos aquellos ejercicios encaminados a la compensación de tensiones, tales como la eutonía, Feldenkrais, la técnica de Alexander o el entrenamiento autógeno, entre otros.

○ También las disfunciones hormonales pueden mermar la calidad del sueño. Además de las zonas de las glándulas de secreción interna, deben tenerse presentes las zonas linfáticas. Puesto que una cierta hiperacidez del medio intestinal puede también influir en la regulación hormonal, a menudo será necesario aplicar un tratamiento adicional intenso de los órganos digestivos.

○ Las molestias durante la menopausia, incluidos los sofocos y los impulsos tanto depresivos como agresivos, constituyen una de las mejores indicaciones para la TZR. La zona del plexo solar deberá tratarse mediante el movimiento sedante, varias veces en cada sesión.

○ En los pacientes con dificultades en el sueño, también hay que tener en cuenta, entre otros, aquellos factores que pueden medirse mediante la radioestesia, como perturbaciones en el lugar donde se duerme.

> Debe prestarse atención al electroestrés producido por aparatos de radio y despertadores situados cerca de la cabeza, así como por televisores situados en el dormitorio y mantas eléctricas utilizadas para dormir. Si se posee evidencia de que existen trastornos de este tipo, los pacientes indicarán indefectiblemente que las molestias aparecen sobre todo por las mañanas y que no se sienten descansados después del sueño nocturno. El resultado que se obtiene al desconectar y alejar estos aparatos del dormitorio durante diez o quince noches es más convincente que cualquier discusión teórica.

○ A veces, el mero hecho de pensar en las dificultades para dormir añade una tensión perturbadora adicional que por sí misma impedirá conciliar el sueño. Así pues, un cambio de actitud proporcionará no pocos beneficios a la hora de intentar sumergirnos en el descanso reparador.

○ Teniendo en cuenta el habitual bombardeo de estímulos a que estamos sometidos y la excesiva importancia que hoy se concede a la vida social, cobra especial importancia saber poner punto final al día de una manera consciente y agradecida, a fin de abandonarse durante la noche a las fuerzas curativas y regenerativas que atesoramos en nuestro interior y más allá de él.

22.4 Pacientes con anorexia nerviosa y bulimia nerviosa

Estas enfermedades la padecen casi de forma exclusiva las mujeres jóvenes. El comportamiento alimentario alterado tiene sus causas en el desarrollo un tanto perturbado de la propia personalidad, maltratada a menudo por experiencias difíciles de encajar.

La TZR supone un complemento eficaz al resto de acciones terapéuticas (psicológicas y respiratorias). Es, incluso, un importante fundamento, ya que es una realidad anatómico-funcional que estas jóvenes necesitan realmente de sus pies para intentar dar nuevos pasos en su atribulada vida y encontrar su camino personal.

Mi propia experiencia en la consulta me ha confirmado que el apoyo que proporcionan los pies supone una ayuda fundamental para conseguir una mayor confianza en la vida y valor para enfrentarse con una actitud distinta al proceso que las llevará a convertirse en personas adultas y en mujeres.

El lenguaje ofrece un buen número de ejemplos que permiten deducir el valor que poseen los pies, independientemente de que determinados grupos de órganos y sistemas puedan tratarse mediante la TZR. Estos son algunos ejemplos de lo dicho:

- con pie firme,
- a pies juntillas,
- sacar el pie del lodo,
- entrar con buen pie,
- nacer de pie.

Las chicas que padecen anorexia pueden experimentar, mediante el contacto en los pies, la dedicación y la fuerza vital que les transmitimos, sin que sea preciso además hablar demasiado de ello. Por otro lado, los pies se encuentran a una distancia prudente del resto de la persona, lo que hace que habitualmente pueda aceptarse el tratamiento sin más problema.

Indicaciones prácticas

○ Al principio resulta más adecuado aplicar un tratamiento de carácter neutro que puede consistir en pases, maniobras de regulación y estímulos delicados, con la finalidad de ir ejercitando de nuevo, paso a paso, la conciencia un tanto fragmentada del propio cuerpo. A veces, al iniciar el tratamiento tal como lo hemos expuesto, puede significar una ayuda adicional mantener cubiertos los pies de la paciente.

○ La ley de Arndt-Schulz, como regla básica biológica, es válida aquí también: los estímulos débiles aumentan la actividad fisiológica, y los muy fuertes inhiben o suprimen dicha actividad.

Observando con suma atención el umbral de dosificación, también puede tratarse a estas jóvenes a diario durante una semana, en sesiones de unos veinte a treinta minutos, sobre todo si puede garantizarse un período de reposo posterior lo bastante prolongado como para que la paciente asimile la terapia.

○ Tras algunas sesiones, podrán aplicarse estímulos más específicos en las zonas del tracto estomacal-intestinal, del sistema hormonal y de la columna vertebral, siempre y cuando se adecue su intensidad al grado de energía vital de la paciente. Tan pronto como pueda trabajarse con mayor firmeza, se hará necesario dejar transcurrir de uno a dos días entre las sesiones.

○ Los encuentros en la consulta con jóvenes anoréxicas me han demostrado que la mayoría de las veces, para que se produzca un cambio real no basta con mantener conversaciones sobre los problemas que se han ido aplazando, sino que además debe añadirse la percepción del propio cuerpo en su globalidad.

Sólo la experiencia viva que proporciona el contacto físico puede descubrirnos una nueva calidad de vida, más sana, que no se reduce a pesadas elucubraciones, sino que abarca la percepción sensorial y también las vivencias.

22.5 Pacientes con alergias

Las alergias son síntomas de energía vital debilitada o acumulada. Detrás de muchas de las habituales descripciones que nuestros pacientes hacen de sus enfermedades, puede ocultarse un componente alérgico, por ejemplo, en el caso de aquellos que sufren

- migrañas,
- reuma,
- hipotonía e hipertonía,
- depresiones,
- problemas digestivos de toda índole,
- propensión a las infecciones, entre otros trastornos.

La pregunta: «¿Quién o qué le produce una reacción alérgica?» goza de no poco sentido, ya que más allá de los desencadenantes alérgicos contenidos en la alimentación, el medio ambiente y los medicamentos, algunos pacientes son alérgicos asimismo a otras personas y a sus comportamientos. También esto lo recoge el lenguaje, en tanto que expresión de la experiencia humana. Así, por ejemplo,

- «A esa persona no puedo ni olerla» es una expresión común a algunos pacientes que sufren la fiebre del heno, además de otros componentes.
- «Me ahogo», dicen los asmáticos que tienen grandes dificultades en su entorno personal.
- «Este tema levanta ampollas» manifiestan muchas personas hipersensibles que no pueden superar el estrés profesional o familiar y que acuden a la consulta como consecuencia de diversos trastornos en la piel.
- «No puedo hablar de este tema» expresan aquellos pacientes que padecen ronquera crónica o los que tienen la voz velada.
- «Esto o aquello no me escuece» afirman algunos como de pasada, para añadir poco después: «el detonante fue ...».

A menudo, no es posible influir desde fuera en las situaciones difíciles de la vida de nuestros pacientes, ya que, por lo general, van ligadas a temas de naturaleza exclusivamente personal y es el propio paciente quien tiene que superarlas. La alergia es sólo el molesto agente que señala, de una manera llamativa e insistente, tanto la oportunidad como la necesidad de operar un cambio.

Sin embargo, podemos ofrecer a los pacientes una ayuda terapéutica que les permita estabilizarse y convertir su hipersensibilidad en una sana sensibilidad.

Como método acorde a las orientaciones de la medicina de carácter integral, la TZR ofrece la oportunidad de activar la fuerza autocurativa de la persona y reducir su susceptibilidad frente a aquellos factores desencadenantes de la enfermedad. Ha demostrado ser harto eficaz como terapia asistencial en diferentes procesos curativos de tipo natural.

Los pacientes alérgicos exigen por parte del terapeuta una gran estabilidad interna y una no menor capacidad de comprensión. Optar por la paciencia y avanzar paso a paso es, a menudo, una buena manera de enfocar la terapia.

Indicaciones prácticas

○ A la hora de tratar personas alérgicas, al igual que en otros grupos de pacientes, al principio se elaborará un diagnóstico inicial.

La experiencia ha demostrado que suelen estar alteradas las ZR correspondientes a los siguientes órganos y sistemas:

○ **Tracto intestinal**, sobre todo el estómago, el páncreas, el hígado, la vesícula biliar, el intestino delgado, el recto y el ano:

Al emprender una serie de sesiones, tendremos que tonificar con suavidad. La intensidad del movimiento puede irse incrementando a medida que aumente la estabilización.

Los pacientes con enfermedades intestinales infecciosas de carácter crónico constituyen una excepción; en este caso sólo se trabajará mediante el movimiento sedante y en la zona sintomática.

Una de las formulaciones de Pischinger alude a la importancia manifiesta del tracto digestivo al calificarlo como «el campo perturbador más extendido» (25).

○ **Sistema vegetativo**: se tratarán mediante el movimiento sedante las zonas del plexo solar y de los esfínteres, sobre todo el cardias, el píloro y el ano. No se ha de olvidar que la musculatura de los esfínteres está en relación directa con el sistema vegetativo, y en el caso de personas alérgicas se encuentra a menudo bajo una fuerte tensión negativa. También las maniobras de regulación actúan en este punto estimulando la armonía vegetativa.

○ **Sistema linfático**: las zonas de las amígdalas, junto con los vasos linfáticos laterales del cuello, y las de la pelvis, junto con el pliegue inguinal, se tratarán mediante pases alternos de presión. Se tonificarán el timo, el apéndice y el bazo.

El tratamiento del sistema linfático ha demostrado ser muy eficaz en todas las personas alérgicas, dada su naturaleza como sistema asimilador de sustancias y excretor de tóxicos.

○ **El sistema hormonal**: preferentemente las zonas de las cápsulas suprarrenales y del tiroides, aunque también las de la hipófisis y de los genitales:

Las cápsulas suprarrenales acostumbran a tolerar una tonificación intensa; en otras zonas, por el contrario, hay que tener muy en cuenta la capacidad de reacción vegetativa.

○ Cuando los pacientes afectados por procesos alérgicos acuden a la consulta con un ataque agudo, se recomienda aplicar el tratamiento intenso (véase pág. 171). En tal circunstancia, además de las zonas sintomáticas, deberán tratarse, mediante una tonificación, las zonas reflejas originarias del trastorno, las cápsulas suprarrenales y el intestino delgado; también utilizaremos maniobras de regulación. Las zonas reflejas originarias del trastorno suelen ser más importantes que las sintomáticas, ya que a través de ellas puede mejorarse el medio alterado y de esta manera ejercer una influencia reguladora sobre las molestias agudas.

El reposo posterior deberá ser particularmente prolongado.

23. Tratamiento de cicatrices

23.1 Generalidades (fig. 79)

Casi todo el mundo posee un número mayor o menor de cicatrices. Sin embargo, muchas heridas y llagas se cierran siguiendo un proceso de curación natural y no dejan, ni física ni anímicamente, un rastro importante. Pero, como hemos comprobado con frecuencia, las cicatrices, tarde o temprano, pueden llegar a convertirse en zonas interferentes y en campos perturbadores de las demás funciones. En dichos casos, suelen estar tan adheridas a los tejidos que las rodean que originan congestiones en ellos, además de provocar trastornos locales en la irrigación sanguínea, así como una limitación del movimiento.

También en el ámbito de la acupuntura se sabe que ciertas cicatrices entorpecen el flujo de energía de los meridianos. Teniendo en cuenta que en la actualidad es mayor el número de personas que mantienen una actitud abierta respecto a este tipo de interrelaciones negativas para la salud, se ha ido desarrollando toda una serie de métodos terapéuticos muy efectivos, como por ejemplo:

- masaje del tejido conjuntivo y masaje clásico aplicado a cicatrices,
- terapia neural,
- drenaje linfático manual,
- acupuntura y otras terapias que trabajan sobre los meridianos (24),
- iontoforesis,
- fototerapia y cromoterapia.

El método que se emplee en cada caso dependerá de la formación del terapeuta y de la disposición del paciente. Sin embargo, ya desde el diagnóstico inicial debemos pensar en la cicatriz como posible campo perturbador y comentárselo a nuestros pacientes.

Éstos no siempre recuerdan, cuando se les pregunta, las cicatrices que tienen. Por ese motivo es aconsejable repasar brevemente aquellos acontecimientos que con mayor frecuencia pueden producir la aparición de cicatrices:

Operaciones, mordeduras de perro, caídas de bicicleta, rozaduras con alambres espinosos, cortes con cuchillos de cocina o fragmentos de cristales, heridas de guerra, pedradas, sutura del perineo en un parto, cicatrices de la vacuna de la viruela, accidentes laborales o deportivos, extirpación de furúnculos, quemaduras, accidentes de tráfico, etc.

> Cualquier cicatriz puede convertirse, tarde o temprano, en un campo perturbador, independientemente de que sea reciente o antigua, grande o pequeña, dolorosa o, por el contrario, imperceptible.

La **zona de interferencia** producida por una cicatriz se reconoce:

○ por la aparición de molestias que nunca se habían experimentado antes y que se manifiestan poco después de la formación de una cicatriz; molestias, por otro lado, que pueden manifestarse tanto en un punto del organismo alejado de ella o en su proximidad,

○ efectuando mediciones, mediante diferentes aparatos de la tensión tisular de la cicatriz,

○ por la descripción que hace el paciente de sensaciones desagradables o dolorosas en la región de la cicatriz,

○ por las reacciones anímicas un tanto sorprendentes que los pacientes experimentan cuando se les habla de la cicatriz o cuando la tocamos,

○ por la reacción que se produce en las zonas reflejas correspondientes a la cicatriz. Esto puede manifestarse a través de

- dolores en la zona,
- señales de irritación vegetativa durante el tratamiento de la zona, o
- emociones anímicas desencadenadas por el tratamiento de la zona que corresponde a la cicatriz.

Cuando el tratamiento de la zona de la cicatriz no desencadena ningún tipo de reacción física

Ejemplos de zonas reflejas de cicatrices

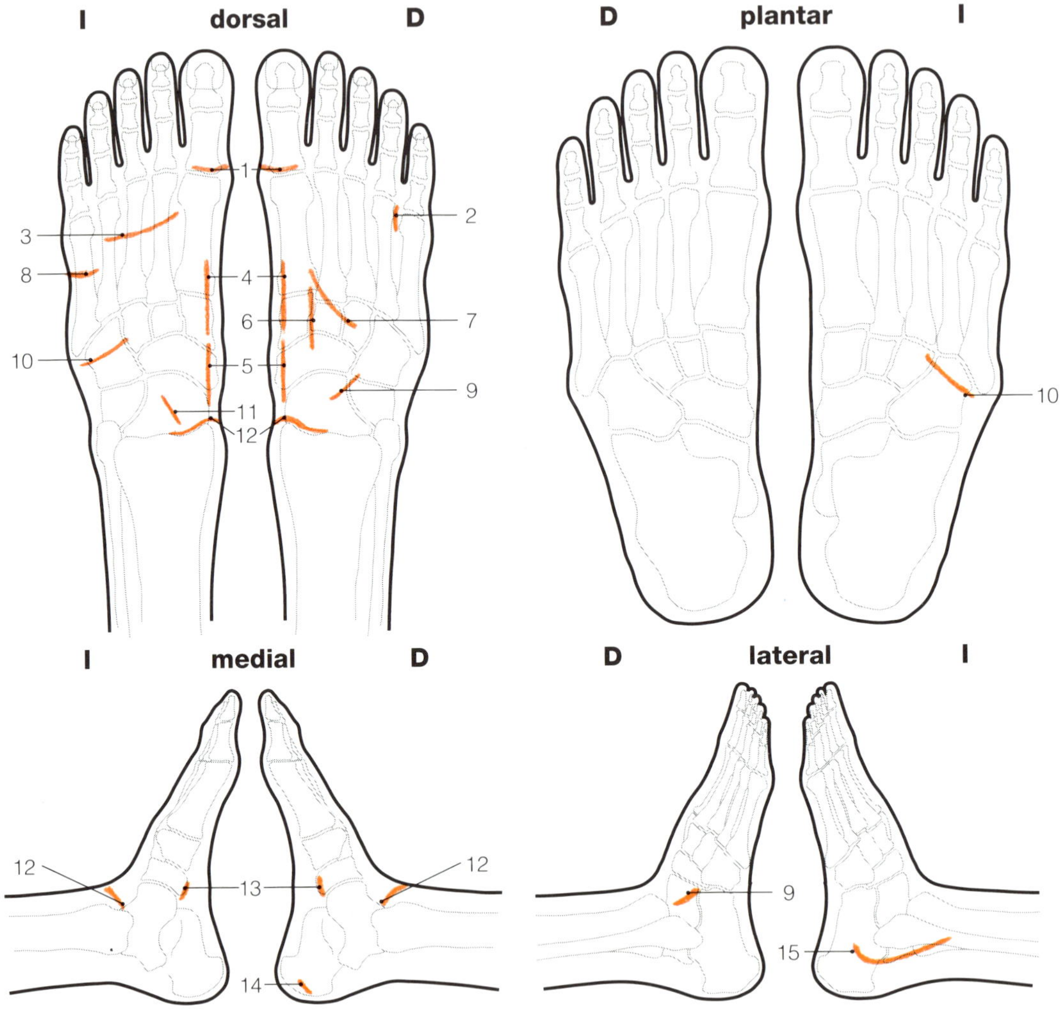

1 Cuello (tiroidectomía)
2 Hombro (luxación del hombro)
3 Tórax (mastectomía)
4 Ángulo epigástrico (gastrectomía)
5 Centro de la pared abdominal (operación de intestino o de próstata)
6 Centro-derecha del abdomen (colecistectomía)
7 Borde inferior derecho de las costillas (colecistectomía, localización habitual de la cicatriz)
8 Antebrazo (línea de amputación)
9 Flanco derecho (apendicectomía)
10 Borde inferior izquierdo de las costillas (esplenectomía)
11 Pliegue inguinal izquierdo (herniotomía inguinal)
12 Límite del vello púbico (cesárea)
13 Región lumbar de la columna vertebral 4 y 5 (herniotomía lumbar)
14 Suelo pelviano (sutura del perineo)
15 Glúteos, muslo lateral (endoprótesis de la cadera izquierda)

Figura **79**

o emocional —o no la ha desencadenado hasta la siguiente sesión—, por lo general puede extraerse la conclusión de que no representa ninguna zona interferente.

23.2 Ejecución

23.2.1 Visión general

El tratamiento de las zonas correspondientes a cicatrices se incluye habitualmente en una serie de sesiones de TZR. Puesto que tras las cicatrices se esconden experiencias bastante dolorosas, se atenderá al paciente a una hora en que las posibles reacciones que lleguen a producirse puedan remitir sin que exista limitación alguna de tiempo.

A los pacientes se les advertirá que durante dicha sesión es posible que se liberen bloqueos existentes, tanto físicos como anímicos, y que pueden y deben también manifestar todos aquellos sentimientos que salgan a la luz en esos momentos.

En personas que estén recién operadas habrá que esperar el tiempo que sea necesario antes de tratar las cicatrices, hasta que la herida de la operación se haya curado del todo y el paciente haya superado, lo mejor posible, el shock de la operación y las secuelas de la anestesia. Esto puede suceder al cabo de diez días, pero también pueden transcurrir de tres a cuatro semanas. No obstante, una palpación suave y moderada de la zona de la cicatriz puede llevarse a cabo justo después de la operación.

23.2.2 Elección de las cicatrices para la TZR

Sobre todo son adecuadas para la TZR las cicatrices grandes situadas en la cabeza, el cuello y el tronco.

Las cicatrices de las extremidades, incluyendo el codo y la rodilla, aún pueden tratarse como ZR. Sin embargo, en las extremidades se aconseja asimismo la terapia colateral o bien la contralateral (véanse págs. 177 y ss.), en especial en las piernas y los pies, y en los brazos y las manos, ya que por el momento no es ni posible ni aconsejable utilizar en ellas la TZR.

Las cicatrices pequeñas se tratarán de un modo más efectivo mediante otros métodos terapéuticos, por ejemplo, la terapia neural.

En pacientes que muestran una aversión visceral a las inyecciones y también en los niños, las cicatrices pueden tratarse —siempre y cuando éstas sean lo suficientemente grandes como para ser abordadas como ZR en las zonas correspondientes del pie— mediante una ligera escarificación con la uña, para conseguir una mejor irrigación sanguínea del tejido.

23.2.3 Localización de la zona refleja de la cicatriz

En las cicatrices aún recientes, suelen verse afectados la piel, el tejido subcutáneo y el tejido conjuntivo, la red de ramificaciones nerviosas y de vasos sanguíneos, los músculos y, por último, los huesos. A medida que el tiempo pasa por las cicatrices, más se modifica el tejido granulado del principio, el cual va convirtiéndose paso a paso en un tejido conjuntivo pobre en vasos sanguíneos, con abundantes fibras y en forma de madeja.

La experiencia demuestra que las zonas reflejas de las cicatrices se encuentran en su mayoría en la superficie dorsal del pie, ya que un buen número de las intervenciones quirúrgicas se producen en la superficie ventral de la región de la caja torácica y del abdomen, y, por lo general, el tejido del pie reacciona al estímulo terapéutico con mayor rapidez en la superficie dorsal que en la plantar, más basta esta última.

Al intentar localizar las zonas reflejas de las cicatrices se sigue el mismo principio de la terapia en general: la semejanza de formas entre la persona sentada y sus pies.

Las zonas de cicatrices se encuentran:

- en la región de los dedos, las de la cabeza y el cuello;
- en el metatarso, las de la caja torácica y del epigastrio;
- en la región del tarso, las del abdomen y la pelvis;
- en la parte distal de la pierna, las de los muslos y las rodillas.

Las cicatrices que se hallan en el centro del cuerpo, en su superficie ventral, como, por ejemplo, cortes verticales desde el esternón hasta el

Técnica para el tratamiento de las zonas reflejas de cicatrices

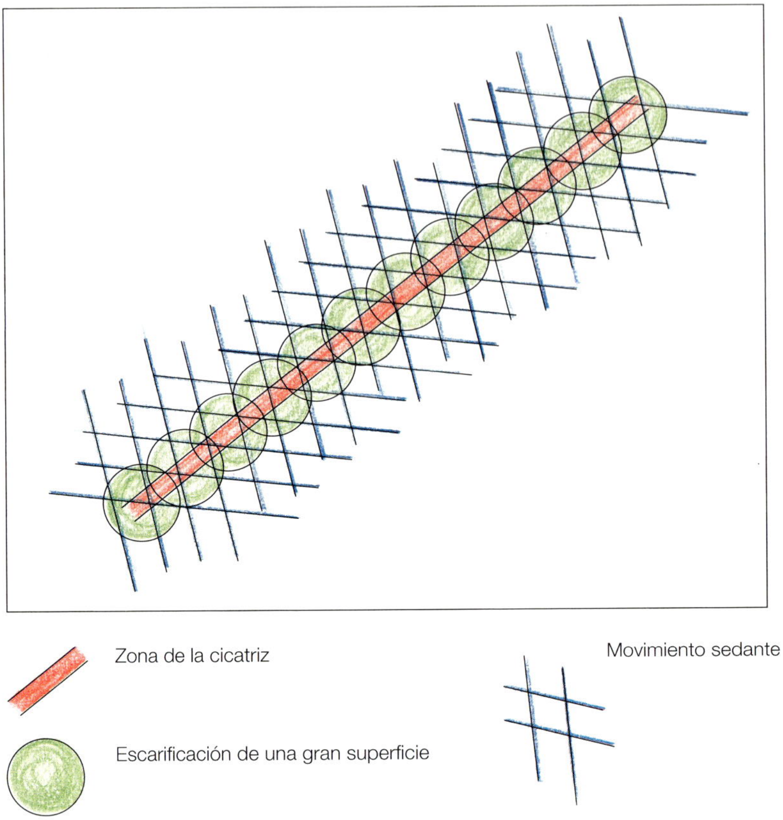

Figura **80**

ombligo o desde allí hasta el límite del vello púbico, se proyectan en el centro dorsal de ambos pies, es decir, se localizan al mismo tiempo en el pie derecho y en el izquierdo.

Las cicatrices que se encuentran en el centro del cuerpo, en su superficie dorsal, como, por ejemplo, en las apófisis espinosas de la región lumbar de la columna vertebral, se proyectan en la parte medial del periostio del arco transversal, en ambos lados.

Aquellas otras cicatrices, por último, que se encuentran en el lado derecho del cuerpo, tienen su ZR, por lo general, en el dorso del pie derecho, y las del lado izquierdo del cuerpo, en el dorso del pie izquierdo.

● Indicaciones prácticas

En todas las zonas de cicatrices, siempre habrá que explorar, además, el lugar correspondiente en el otro pie, a fin de buscar puntos alterados, ya que precisamente en el tratamiento de cicatrices se observa muy a menudo la interrelación y equivalencia derecha-izquierda (véanse págs. 32 y s.).

La mayoría de las veces sólo se muestran sensibles algunas partes dentro de la zona de la cicatriz, y es poco frecuente que requieran un tratamiento en toda su longitud y anchura.

La enumeración de las posibles zonas de cicatrices que se recoge en la figura 79 no es exhaustiva, antes bien pretende indicar las claves que rigen el principio de transferencia de la cicatriz a sus zonas reflejas.

Saber dónde puede encontrarse la zona es a la postre más importante que el nombre de la operación; algunas cicatrices, además, aparecen sin que haya habido una operación quirúrgica, por ejemplo como consecuencia de accidentes. A menudo, la zona de la cicatriz se encuentra algo alejada de la zona del órgano, de la misma manera que la cicatriz no suele coincidir en el cuerpo con la localización del órgano operado.

23.2.4 Técnica del tratamiento de las zonas de cicatrices (fig. 80)

1. La zona de la cicatriz se trata de forma puntual, avanzando milímetro a milímetro, mediante el movimiento sedante:

Tratar el tejido en profundidad y con firmeza, evitando el movimiento de oscilación del pulgar o del índice, propio del tratamiento básico, al tiempo que permanecemos en ese punto hasta que el paciente anuncie una clara remisión del dolor local desencadenado. Este movimiento puntual se ejecutará a lo largo de toda la zona de la cicatriz, para comprobar qué partes están más alteradas.

2. Puesto que mediante el movimiento sedante confrontamos al paciente tanto con su dolor físico como, posiblemente, también con su dolor anímico, deben observarse con atención las reacciones espontáneas que puedan producirse, para introducir maniobras de regulación tan pronto como sea necesario y se considere oportuno.

3. La piel de la zona de la cicatriz se escarificará con la uña, a fin de alcanzar en ese punto una buena hiperemia de los tejidos. El modo más efectivo de escarificar la piel con la uña es hacerlo en forma de reja, siguiendo el principio de la empalizada del cazador o de la espina de pescado (véase fig. 80).

4. En los puntos de la zona de la cicatriz particularmente sensibles al dolor, se repetirá el movimiento sedante. A menudo, el dolor que se desencadena durante la segunda pasada es sensiblemente inferior, puesto que el tejido, gracias al estímulo terapéutico que se ha aplicado antes sobre dicho punto, ya tiene una mejor irrigación sanguínea.

5. En el caso de cicatrices que han aparecido como consecuencia de la extirpación quirúrgica de un órgano, se tratará igualmente la zona de dicho órgano en la planta del pie, a base de tonificarla mediante el tratamiento básico.

Excepciones: En pacientes con esplenectomía y nefrectomía en el lado izquierdo (extirpación quirúrgica del bazo o del riñón) (véanse figs. 37, 48, 49), no se tonificará la zona del órgano extirpado, ya que la distancia entre la superficie parcial de la zona plantar de la cicatriz y la zona del órgano en cuestión es muy pequeña.

Tampoco se tonificará, después de tratar la cicatriz, la zona de las glándulas mamarias (véanse figs. 48, 49) en mujeres a las que se ha practicado una mastectomía. De modo parecido a como les sucede a los pacientes que sienten dolores fantasmas en la línea de amputación, estos puntos pueden manifestarse muy sensibles, incluso después de haber sido operados.

6. Tanto en la zona del pie como en la cicatriz misma se recomienda, para terminar la sesión, la utilización de una pomada para cicatrices (por ejemplo, la crema APM de W. Penzel, la pomada de iones del doctor Helmboldt, la pomada para queloides de la empresa Wala, etc.). Los pacientes deberán aplicarse la pomada una o dos veces al día, durante algunas semanas, por dos motivos:

– por los efectos fisiológicos de la conciliación de trayectorias de energía separadas (la mayoría de las veces segmentos, meridianos o zonas reflejas de distinto tipo),
– y por el efecto psicológico, ya que un contacto físico cordial comporta efectos curativos.

Un número sorprendentemente elevado de pacientes mantiene una relación un tanto opaca con sus cicatrices. Mediante el contacto delicado que puede establecerse al aplicar la pomada, las heridas tanto internas como externas relacionadas con la aparición de la cicatriz pueden suavizarse primero y asimilarse después.

Tras aplicar los movimientos indicados para el tratamiento de la cicatriz, dejaremos que nuestras manos descansen unos instantes sobre los pies del paciente. Es entonces, al iniciarse el reposo posterior, cuando puede ponerse de manifiesto si el efecto del tratamiento aplicado alcanza también niveles más sensitivos.

Esto sucede a veces a los pocos minutos de haber comenzado la sesión, de modo que, en esos casos, no se dará preferencia al tratamiento técnico de la cicatriz, sino que cobrará mayor relieve la asistencia humana al paciente. El «médico interior» (Paracelso) tomará entonces las riendas de la situación y decidirá si las tensiones se disolverán hablando, llorando, riendo, o de cualquier otra forma. El cambio que se opera en la respiración supone, asimismo, una manifestación del profundo proceso de regeneración experimentado.

> Este tipo de experiencias nos permite darnos cuenta de que las cicatrices son siempre vivencias «incisivas» que suelen actuar a diferentes niveles al mismo tiempo. Dejan señales, tanto externas como internas, y aunque no modifiquen a la persona en su totalidad, en muchos casos provocan cambios en su relación consigo misma y con su entorno.

En las cicatrices puede estar retenido todo el potencial de los acontecimientos que produjeron su aparición. A veces, en esos puntos se ocultan dramáticos detonantes emocionales, cuya asimilación requerirá tanto de nuestra asistencia comprensiva como de nuestra presencia serena.

Pueden haberse acumulado principalmente sentimientos agobiantes como, por ejemplo, el dolor, la ira, el horror, la indefensión, la decepción, el aislamiento, la impotencia, el miedo ante la mutilación o la pérdida de la simetría del cuerpo, la preocupación por una relación de pareja que no funciona y los nuevos cambios sociales o profesionales.

23.3 Indicaciones para la asistencia personal

Al asistir al paciente durante las reacciones de carácter anímico, existen distintos aspectos importantes a tener en cuenta:

○ Debemos rechazar la sospecha de haber hecho algo mal cuando nuestro paciente reacciona de una forma intensa. Si no hubiera habido tensiones, tampoco se habría hecho patente la necesidad de aliviarlas. Cuanto más y durante más tiempo se ha estado reprimiendo algo —consciente o inconscientemente—, más fuerte puede ser el deseo de librarse de esa carga.

Sólo puede «salir a flote» lo que se ha mantenido «hundido» por la fuerza.

○ A muchas personas les resulta penoso caer en este tipo de fases de reacción inesperadas, y se disculpan: «Le estoy robando su tiempo», «Enseguida se me pasará», «¡Cómo puede pasarme esto precisamente a mí!» o «Enseguida recuperaré el control». A estos pacientes habremos de concienciarles de que les están sucediendo cosas nada desdeñables y que requieren su atención.

○ Los acontecimientos no deben forzarse a nuestro antojo, antes bien podremos guiarnos por la espontaneidad del propio paciente. Él/ella quizás desee hablar, moverse, llorar, reír, adoptar otra posición sobre la camilla; sea el que sea debe hacerlo. ¡Cuidado con intervenir de manera arbitraria o incidiendo de forma negativa en el proceso interno de una persona! La mayoría de las veces, la «sabiduría interna» de cada uno regula la cantidad de lo que se puede «digerir» de su temática personal en un momento determinado.

○ Es importante que nosotros, en tanto que personas acompañantes, conservemos un cierto equilibrio interno y externo y mantengamos en orden nuestra respiración y nuestra postura.

○ El paciente debe ser observado con comprensión, pero, no obstante, debemos evitar mezclar nuestros sentimientos en su experiencia.

○ Las afirmaciones de consuelo, fruto de una compasión mal entendida, como: «Pronto se encontrará mejor», «Piense usted en otra cosa» o «Mañana lo habrá olvidado todo», no constituyen una verdadera ayuda. Cuando se produce este tipo de reacciones, no es conveniente que los sentimientos que han salido a flote sean reprimidos de nuevo, sino de que por fin se acepten y puedan expresarse.

○ Debemos tener precaución para no desviar la atención del paciente del proceso desencadenado, de ahí que debamos evitar en todo momento hablar demasiado.

El paciente se sentirá agradecido si sencillamente estamos con él, sin molestarlo.

○ Cuando nos sintamos inseguros, no hallaremos mejor guía sino en el propio paciente, ya que podremos preguntarle si necesita, por ejemplo, que coloquemos nuestra mano en un determinado punto del cuerpo, más calor o algo para beber. También las maniobras de regulación son acogidas por el paciente como una ayuda y un alivio.

○ Podemos hablar con el paciente sobre dicha experiencia cuando nos dé pie para hacerlo, pero sobre todo le dejaremos hablar a él. Al mismo tiempo, podemos orientarle en el sentido de que no necesita analizar lo sucedido desde una perspectiva intelectual, sino abandonarse totalmente a sus sensaciones e intuiciones. Habrá que sortear con mucha delicadeza la pregunta del paciente acerca de «por qué» se ha llegado a este estado.

○ Nuestros pacientes deben sentir a nuestro lado confianza y distensión, y en todo momento han de notar que asistirlos durante un acontecimiento conmovedor también supone para nosotros una experiencia singular y por ende valiosa. Ante todo, el paciente, que de un modo inesperado se ha desahogado ante nosotros, deberá tener la certeza de que no hablaremos con nadie de sus vivencias, a no ser que él mismo lo desee.

23.4 Frecuencia del tratamiento de las zonas de cicatrices

El que las zonas de cicatrices deban tratarse o no, cuándo debe hacerse y con qué frecuencia dependerá:

○ del estado tanto de la cicatriz como de su zona refleja,

○ de la mejora que el paciente experimente en las molestias, después de la sesión,

○ de la duración de la mejoría,

Los intervalos entre las sesiones de tratamiento de las cicatrices abarcan espacios de tiempo diferentes, que pueden oscilar entre unos días, unas semanas e incluso meses. Normalmente, después de dos o tres TZR normales, se examinará de nuevo el estado de la zona de la cicatriz, para decidir entonces si el tratamiento debe repetirse o no. A veces, una sola sesión desencadena de tal modo las tensiones y cargas emotivas reprimidas que una segunda sesión se hace del todo innecesaria e incluso contraproducente.

Los tratamientos de este tipo requieren tranquilidad y tiempo. Dado que sólo durante el transcurso de la sesión se verá si el paciente necesita nuestra compañía durante más rato del habitual, es mejor reservarles de antemano más tiempo, o bien atenderlos como última visita de la tarde.

Una buena observación de las reacciones que se producen durante el tratamiento de las zonas de cicatrices y la conversación con el paciente, nos indicarán si debemos aconsejarle que posteriormente siga revisando aquellos momentos de su vida relacionados con las cicatrices, por ejemplo mediante ejercicios respiratorios, la psicoterapia u ocupaciones de índole más creativa, como la pintura.

La experiencia de años asistiendo a pacientes durante estos procesos de liberación me ha demostrado que dicha revisión no siempre es necesaria, ya que mediante el tratamiento de las zonas reflejas de cicatrices puede liberarse un enorme potencial de energía y alegría de vivir, tanto en el aspecto físico como en el anímico.

Las reacciones anímicas, como las que se han descrito con anterioridad, pueden manifestarse asimismo durante la TZR habitual y requieren la misma asistencia.

● Un caso concreto tratado en mi consulta

Al principio de mi actividad docente en el campo de la TZR, ignoraba, probablemente por falta de experiencia, que las cicatrices, incluso después de muchos años, pueden convertirse en una zona interferente. El desarrollo de un tratamiento me sirvió de aprendizaje.

Una mujer, de unos 45 años de edad, había resbalado en el bosque y la trajeron a mi consulta con un fuerte dolor en la parte inferior derecha de la espalda, el cual le impedía moverse. El tratamiento intenso de la zona sintomática de la parte inferior de la columna vertebral no produjo cambio alguno en su maltrecha situación, y además la zona refleja apenas se mostraba sensible, lo que me sorprendió.

Al palpar las zonas correspondientes a la musculatura responsable de la estática corporal, los músculos abdominales laterales de la derecha se revelaron especialmente dolorosos. Tal circunstancia me llevó a interrogar a la paciente —sin ni siquiera saber con exactitud por qué— si todavía conservaba el apéndice. Ella me contestó, muy convencida, que los dolores que sentía no podían tener ninguna relación con el apéndice, ya que le había sido extirpado hacía unos cuarenta años.

Después de haber examinado la cicatriz, alargada y algo abultada, de la apendicectomía, traté su zona refleja, aunque de un modo mucho menos pormenorizado de lo que es posible hacerlo hoy en día. Transcurridos unos diez minutos, se había normalizado el tono de la zona de la cicatriz, estaba ligeramente enrojecida y apenas era ya sensible al contacto físico. Observé, también cómo se soltaban los bloqueos musculares de la mujer y cómo su respiración se hacía profunda, hasta llegar al abdomen. Para el reposo posterior pudo tumbarse de espaldas casi sin sentir dolor, y cuando intentó levantarse, con cierta prevención, la espalda había recuperado su anterior movilidad. Aparte de la alegría que me produjo este inesperado resultado, la experiencia me ayudó a entender que las cicatrices, en condiciones desfavorables e incluso después de muchos años, pueden convertirse de pronto en una zona aguda de interferencia.

24. Acerca del embarazo y el parto

Las comadronas pueden incorporar a su trabajo no poca información de la práctica y de los fundamentos de la TZR: en la asistencia a las mujeres ya desde el primer momento de la gestación, después durante la concepción, hasta el puerperio. Aunque el embarazo es un proceso biológico del todo normal, cada vez hay más mujeres que durante este período, en que se encuentran en «estado interesante», experimentan bastantes molestias.

En principio, para el cuidado de la mujer a lo largo del embarazo y la asistencia durante y después del parto, el criterio a seguir es sencillo: este proceso fisiológico sólo tendrá que respaldarse terapéuticamente cuando exista una indicación para ello.

Sin embargo, es frecuente que los procesos vitales naturales se vean entorpecidos por toda clase de irritaciones y por las cargas que la vida de hoy lleva implícitas. Es por todo ello por lo que la futura madre necesita ayuda.

Como es habitual en la asistencia normal, a las mujeres embarazadas se les elaborará un diagnóstico inicial, sobre todo en aquellos casos en los que el contacto con la comadrona se establezca en una fase del embarazo que todavía permita la aplicación de una serie de tratamientos.

Pero si el tiempo que queda hasta el parto no es excesivo, es más habitual que se produzcan situaciones que requieren un tratamiento breve e intenso.

> Durante el parto, en circunstancias normales, la madre y el niño llevan a cabo un trabajo en equipo, sutilmente coordinado, que sin duda debe asistirse con atención y de manera profesional, pero en el que no hay que inmiscuirse perturbando el proceso con nuestra actividad.

24.1 Tratamiento durante el embarazo

24.1.1 Tratamiento básico

Para hacerles más llevadero a las mujeres el período del embarazo, sobre todo del sexto al séptimo mes, cuando el peso creciente del niño ocasiona cambios estático-musculares, se ha comprobado la eficacia de la siguiente «receta básica»:

○ Maniobras de regulación antes, durante y después de la sesión, adaptadas al estado general de la mujer.

○ Tonificación suave de las zonas de la región inferior de la columna vertebral, de los glúteos y los abdominales, del intestino, los riñones y la vejiga, del sistema linfático (pases alternos) y del diafragma. En las primeras sesiones, la zona del útero puede dejarse de lado hasta que pueda valorarse mejor la capacidad general de reacción de la mujer.

La reacción espontánea del niño, en forma, por ejemplo, de un marcado aumento de los movimientos, y el comportamiento de la futura madre, proporcionan indicaciones muy útiles para saber si se ha calculado correctamente el umbral de dosificación. (¡Si se produce una hiperdosificación, utilizar las maniobras de regulación!)

Este tratamiento facilitará la dilatación y el ensanchamiento paulatino y regular de la región óseo-muscular de la pelvis, y el niño disfrutará del espacio natural que necesita para su desarrollo. El diafragma puede oscilar con entera libertad, y de esta manera tanto el corazón y el sistema circulatorio como la respiración gozarán de una descarga notable.

Las zonas reflejas propuestas pueden o bien incluirse en el transcurso normal de la sesión, o bien proponerse como una sesión aislada, de menor duración.

El reposo posterior es particularmente importante en todas las embarazadas y deberá respetarse al menos durante 20 minutos, pudiendo prolongarse siempre que sea necesario y conveniente.

● Indicaciones prácticas

Las mujeres muy irritables y temerosas suelen mostrar, como señal de una cierta distonía neurovegetativa, sudoración en la cara interior de ambos calcáneos, donde se encuentran las zonas correspondientes a los órganos de la pelvis menor. En dichos casos deberán incluirse, durante las primeras sesiones, abundantes maniobras de regulación. El tratamiento directo de las zonas se irá incluyendo poco a poco, a lo largo de la serie de sesiones, en función siempre de la creciente estabilización vegetativa de la paciente.

En cada sesión se intercalarán movimientos sedantes en la zona del plexo solar, que se irán repitiendo con una cierta regularidad.

En el caso de estas mujeres tan poco resistentes, al principio prefiero trabajar a través de un paño con el que les cubro los pies, para que no se sientan directamente «agredidas».

24.1.2 Molestias frecuentes

La asistencia a mujeres embarazadas mediante la TZR es apreciada por la mayoría de ellas, ya que notan el efecto positivo que produce el «tratamiento de las raíces» en los pies, tanto en sus molestias físicas como también en su estado anímico.

Las zonas que se mencionarán a continuación pueden ampliarse o reducirse en función de la carga personal a que esté sometida cada mujer.

● Indicaciones para la terapia

En la mayoría de las llamadas «indicaciones» deberá tratarse de manera puntual, mediante el movimiento sedante, el borde inferior proximal del talón medial y lateral, así como el maléolo externo, ya que en tales puntos pueden abarcarse, al mismo tiempo, las zonas de los ligamentos de la pelvis (11). También en este caso el dolor experimentado en las distintas zonas indicará el camino a seguir en la aplicación de la terapia.

Casi todas las mujeres perciben los pases alternos suaves, sobre todo los aplicados en las zonas de los muslos, como una ayuda general que «descongestiona» no sólo las piernas, sino todo el aparato digestivo y las caderas.

Vómitos y mareos durante el embarazo

En primer término están las maniobras de regulación. Movimiento sedante en la zona del estómago, junto con el cardias y el píloro, válvula ileocecal o de Bauhin, plexo solar, región central del tramo dorsal de la columna vertebral y diafragma.

La tonificación de las zonas del intestino delgado y de la región rectal/anal, junto con el suelo pelviano, suele producir un notable alivio.

Dolores de espalda

A medida que avanza el embarazo, es más frecuente que las mujeres sufran dolores de espalda. En el caso de sufrir molestias agudas son válidas las reglas del tratamiento intenso tal y como se han indicado para aquellos pacientes con trastornos lumbares (véanse págs. 130 y ss., 171).

Las mujeres embarazadas que padecen dolores de espalda pueden elegir la postura que les resulte más cómoda sobre la camilla, en función de su estado, por ejemplo tumbadas de lado o bien casi sentadas. En los casos en que pueda presentarse un posible inicio del síndrome de la vena cava (síndrome de shock al yacer de espaldas, por la compresión de la vena cava inferior causada por el niño, que es cada vez más grande) la mujer se echará sobre su lado izquierdo. Se seguirá actuando en esta posición en cuanto hayan tenido efecto las maniobras de regulación.

Las zonas de los músculos abdominales laterales (antagonistas con respecto a la región lumbar de la columna vertebral) son particularmente importantes, ya que debido a la dilatación del perímetro del abdomen, pueden aparecer múltiples tensiones. Dichas zonas se tratarán mediante el movimiento sedante, tal y como se hacía en el caso de las zonas de la parte baja de la columna vertebral y de la articulación sacroilíaca.

Las mujeres embarazadas deberán revisar, y, llegado el caso, introducir cambios en su postura, cuando están sentadas o de pie, e incluso al andar, de tal forma que puedan adaptarla al creciente cambio de peso ventral originado por el crecimiento del niño (16). Debido al cambio de posición que experimentan los órganos y al aumento de tamaño del útero, suele producirse una elevación del diafragma. Habida cuenta de que el diafragma, en su fracción caudal-dorsal, está ligado a la región lumbar superior de la columna vertebral, se tratarán también estos puntos mediante el movimiento sedante, mientras que los glúteos y el intestino se tonificarán ligeramente.

Un leve masaje local tanto de la región occipital como de la nuca ejerce un efecto muy relajante en los órganos de la espalda y de la pelvis (semejanza de formas entre la cavidad occipital y la pelvis).

Congestiones venosas y linfáticas de la pelvis y de las piernas

Puesto que en este caso no se trata de ningún estado agudo, lo más indicado es realizar la exploración inicial como es habitual. A menudo nos facilitará la elección de las zonas: Tratar mediante el movimiento sedante la región inferior de la columna vertebral y los músculos abdominales (suelen presentar numerosas tensiones); tonificar, empleando una buena dosificación, los riñones, el hígado, el bazo y el tracto digestivo; aplicar pases alternos en las regiones linfáticas de la cabeza/cuello, el pliegue inguinal y los muslos.

Las mujeres suelen observar, incluso tras la primera sesión, un aumento en la diuresis, así como una mejoría en las piernas y en la pelvis.

Aparición prematura de las contracciones

En tal circunstancia deben utilizarse un buen número de maniobras de regulación. Así, se aplicará el movimiento sedante en las zonas de la hipófisis, útero, ovarios, plexo solar, tiroides, cápsulas suprarrenales, región inferior de la columna vertebral, articulación sacroilíaca, sínfisis y en la de los ligamentos de la pelvis.

El tratamiento puede aplicarse durante unos 10 a 15 minutos diarios, hasta que las contracciones prematuras hayan remitido.

Cistitis

Mientras la fiebre no se deje ver, lo cual indica la ausencia de una infección en las vías urinarias, la TZR puede utilizarse como sigue:

Aplicar pases alternos livianos en las zonas de los vasos linfáticos laterales del cuello, de los muslos y de la pelvis, concediendo preferencia al sistema de flujo de la linfa frente a las vías de secreción urinaria.

Tonificar las zonas de la cavidad nasofaríngea, dada su condición de región polar de la mucosa asignada, así como las del bazo (estabilización de la irritación vegetativa y estimulación de la función linfática).

Emplear el movimiento sedante en las zonas de la vejiga y de la parte inferior del hueso sacro (relación segmental con la vejiga) y de la articulación sacrilíaca. Opcionalmente también puede tratarse la zona de la vejiga en primer lugar.

¡Emplear abundantes maniobras de regulación!

24.2 Molestias antes, durante y después del parto

Falta de vigor en las contracciones, dilatación insuficiente del cuello de la matriz

Tonificar las zonas del útero en dirección a la vagina, sínfisis, hipófisis, cápsulas suprarrenales, tiroides, región inferior de la columna vertebral y articulación iliosacral.

Cuello de la matriz: movimiento sedante.

Contracciones de dilatación demasiado fuertes o contracciones abortivas

Las mismas zonas que se han mencionado en el caso de sufrir falta de vigor en las contracciones, se tratarán mediante el movimiento sedante, cuando las contracciones sean demasiado intensas.

Las maniobras de regulación se aplicarán preferentemente al inicio de una pausa entre las contracciones. El movimiento sedante es adecuado, por su parte, al final de la pausa entre las contracciones, justo cuando empieza la siguiente fase dolorosa.

Desprendimiento incompleto de la placenta

Tonificar con intensidad las zonas del útero, ovarios, hipófisis, hueso sacro, articulación iliosacral, vejiga y suelo pelviano.

Al cabo de pocos minutos se expulsará, por medio de algunas contracciones débiles, el resto de la placenta. Sin embargo, el tratamiento deberá seguir aplicándose hasta que se hayan normalizado el color, el olor y la consistencia de la secreción uterina, lo que sucederá al cabo de seis a diez días, aunque ya no habrá que tonificar las zonas con la misma intensidad y podrán irse incluyendo otras.

Intercalar con tanta frecuencia como sea necesaria las maniobras de regulación.

Contracciones demasiado intensas en el postparto

Tras varios partos, los dolores que las mujeres experimentan durante el postparto, debidos a la involución de la matriz y los tejidos, a menudo son tan intensos como las contracciones del parto. La TZR suele actuar al cabo de 10 o 15 minutos, de modo que los dolores de postparto son bastante menos agresivos, sin perjudicar la contracción del útero, muy importante desde el punto de vista fisiológico.

El movimiento sedante se aplicará en las zonas del útero, de los ovarios y de la hipófisis, y a veces también en la región inferior de la columna vertebral, articulación iliosacral y sínfisis púbica... ¡Es muy importante intercalar maniobras de regulación!

Espasmos de la vejiga tras el parto

Antes, durante y después del tratamiento se recomienda aplicar maniobras de regulación.

El movimiento sedante se aplicará en las zonas de la vejiga, el hueso sacro, el ano, el suelo pelviano, la articulación iliosacral y el plexo solar.

Se emplearán pases alternos en la región linfática del pliegue inguinal, la pelvis y el muslo.

Es importante tonificar las zonas de la cavidad nasofaríngea, en su calidad de región interrelacionada con la zona urogenital. La experiencia práctica de muchas comadronas confirma la relación recíproca existente entre las mucosas de la cabeza/cuello y de la pelvis.

De esta manera se les puede ahorrar a las mujeres sondar la vejiga.

Incontinencia de la vejiga

Tonificar todas las zonas de la pelvis: esfínter de la vejiga, útero, región inferior de la columna vertebral, ano, articulación iliosacral, sínfisis, glúteos.

Al principio se aplicará un tratamiento estimulante (= tonificante), siguiendo la regla de Arndt-Schulz: los estímulos débiles aumentan la actividad fisiológica, los muy fuertes inhiben o suprimen dicha actividad.

¡Indicar ejercicios activos para la estabilización de la musculatura del suelo pelviano!

Intercalar maniobras de regulación con tanta frecuencia como sea necesario. El plexo solar, a su vez, se tratará mediante el movimiento sedante.

Mujeres que presentan dificultades con la lactancia

Cuando la leche es **demasiado escasa**:

Trabajar bastante mediante maniobras de regulación, ya que los sistemas de flujo, también el de la leche materna, pueden llevar a cabo mucho mejor su función en el marco de un sistema vegetativo equilibrado. Tonificar las zonas de la hipófisis, la nuca, la parte superior y central de la región dorsal de la columna vertebral, así como todas las demás zonas con secreción interna.

En la zona de las glándulas mamarias se ha de tonificar ligeramente de medial a lateral mediante el movimiento que hemos llamado de «patita de terciopelo» (trabajar de medial a lateral con las yemas de dos dedos, colocadas una frente a la otra).

Las zonas de los vasos linfáticos laterales del cuello, de las axilas y de los muslos se tratarán mediante pases alternos.

En el caso de sufrir un **exceso de producción** de leche o de mastitis, aplicar el movimiento sedante sobre la zona del pecho, y también en las zonas de la hipófisis, los genitales, el esternón y el plexo solar.

Tonificar las zonas del bazo y del intestino (clarificación del medio intestinal, lo cual influye en la calidad de la leche materna).

Tras la fase aguda se tratarán con suavidad las zonas de las glándulas mamarias, de los vasos linfáticos laterales del cuello y de la axila, mediante pases alternos, para eliminar la congestión.

Las cataplasmas de hojas de col, o bien de requesón, producen un alivio adicional de las molestias.

Ayuda para la involución de la matriz y los tejidos durante el puerperio

Tonificar con suavidad o con firmeza, según sea la capacidad de reacción de la mujer, las zonas del útero, la hipófisis, la vejiga, el intestino, la articulación iliosacral, la región inferior de la columna vertebral, la pared abdominal, y los ligamentos de la pelvis.

Recomendaremos como refuerzo del tratamiento la realización de ejercicios activos para fortalecer los músculos abdominales y los del suelo pelviano.

Sutura dolorosa en el perineo (episiotomía)

Para empezar, aplicar el movimiento sedante sobre las zonas del suelo pelviano y del ano, en el pie derecho o en el izquierdo, o bien en ambos; la elección dependerá de la longitud del corte del perineo. Más adelante se podrán tonificar suavemente dichas zonas.

Tonificar con delicadeza las zonas del útero y de la vejiga. Pases alternos en la región linfática de la pelvis y los muslos.

Además del suelo pelviano, se tratarán asimismo el diafragma y el suelo bucal, a base de tonificar todas estas zonas.

24.3 Tratamiento de recién nacidos

Probablemente, cualquier madre considerará un gesto natural tocar y sostener los pies del recién nacido, cuando yace con ella tras el parto. Los trastornos existentes o que aparezcan en el recién nacido pueden tratarse, mediante la TZR, justo después del parto, ya que esta terapia estimula la capacidad de autorregulación del niño y refuerza, de forma natural, los órganos y sistemas debilitados.

Ictericia en el recién nacido

Los recién nacidos que presenten una ictericia, comprobada a simple vista por la intensa tonalidad amarillenta de la piel, o bien mediante un análisis de sangre, deberán ser tratados a diario, y en algunos casos incluso dos veces al día: la mayoría de las veces bastará con tonificar con suavidad las zonas del hígado, el intestino delgado, el bazo, el páncreas y el corazón.

Para compensar los estímulos tonificantes, al niño le es óptimo que el terapeuta le sostenga los pies en fases intercaladas durante el tratamiento. Hay que poner una particular atención en el hecho de que los pies mantengan una buena irrigación sanguínea y que permanezcan calientes.

«Bebés aletargados»

Debido a distintas circunstancias agravantes, algunos recién nacidos no pueden realizar el paso del espacio intrauterino, acuoso y protegido, al elemento gaseoso, sin mostrar claras dificultades para adaptarse. Mediante una TZR de pocos minutos puede conseguirse un notable aumento de la vitalidad, lo cual se manifiesta en una mejora de la respiración, en la frecuencia del pulso y en los movimientos activos:

Tonificar con suavidad las zonas del diafragma y del plexo solar. Pueden incluirse también las zonas de los pulmones, del aparato digestivo y de la cabeza.

El objetivo de este tratamiento es mejorar la irrigación sanguínea de ambos pies. De esta manera se proporciona al recién nacido una valiosa ayuda para que tome posesión de su cuerpo un tanto debilitado.

Este tratamiento puede aplicarse varias veces durante las primeras horas y los primeros días de vida del niño. Entre sesión y sesión también en este caso es particularmente importante que el niño conserve los pies calientes, o bien que llegue a tenerlos calientes tras la aplicación de la terapia. El calor natural de la mano humana transmite, además del calor físico, seguridad y protección.

Vías respiratorias alteradas

Muchas veces, después del parto, las vías respiratorias del recién nacido deben ser aspiradas mediante un tubo, para evitar que llegue demasiado líquido amniótico a los pulmones o que se quede allí. Este estímulo de las vías respiratorias (para el niño, un inesperado y brutal cambio) puede compensarse mediante el tratamiento en los pies:

Pases delicados, de distal a proximal, en las zonas de la planta y del dorso del pie correspondientes a la tráquea y a los bronquios; breve y suave tonificación de las zonas de los pulmones y del diafragma.

Movimiento sedante en la zona del plexo solar.

El hecho de sostener los pies con las manos (naturalmente calientes) regula además el tono general del niño.

Algunos casos concretos tratados en mi consulta

La posibilidad de emplear la TZR en los recién nacidos que presentan trastornos como los ya mencionados, se ha visto confirmada por la experiencia de madres, comadronas y terapeutas:

Se ha observado que muchos recién nacidos y lactantes reaccionan al contacto en torno a la articulación metatarsofalángica del dedo gordo del pie, es decir, alrededor de las zonas del cuello y de las vías respiratorias superiores que han resultado agredidas por el tubo, reaccionan, decimos, con estremecimiento y una marcada restricción de la respiración. Las pruebas que se han hecho tocando y tratando estos puntos con suavidad han tenido como resultado una rápida reducción de los síntomas. En aquellos recién nacidos cuyo cordón umbilical se les había enroscado en torno al cuello, el presente tratamiento presenta el mismo efecto positivo.

Se han comprobado reacciones igualmente positivas en aquellos partos en los que se había utilizado fórceps o vacuextractor. Los recién nacidos, tras un contacto delicado y un tratamiento muy suave de los dedos gordos, en la parte lateral o distal (zonas de los parietales y de la bóveda craneana), reaccionaron sin tanto espanto y con una respiración más regular.

Traumas de este y otro tipo que se producen durante el parto, acompañan a muchas personas hasta su madurez, sin ser reconocidos. Pueden aparecer, a cualquier edad, como reacción a un tratamiento de las zonas reflejas; emergen del subconsciente hasta el nivel perceptible de los sentimientos y del conocimiento. Es entonces cuando existe la posibilidad de asimilarlos.

24.3.1 Resumen

Todas las madres y padres deberían ser informados acerca de la importancia que tiene —aparte de las posibilidades terapéuticas— el contacto natural con los pies del niño. Algunos pequeños se ven obligados a asimilar situaciones traumáticas extremas durante el embarazo y el parto, con lo que interiormente ya han «perdido pie», antes incluso de poder asentarlos firmemente en el suelo. Trabajar con recién nacidos y con las cargas que sobrellevan es, en tal sentido, una de las experiencias más conmovedoras y más gratificantes que nos ofrece nuestra profesión.

Al igual que el niño, también la madre ha debido pasar por esfuerzos extraordinarios. A las comadronas que han asistido a nuestros cursos les parece de lo más natural, tras el parto, sentarse unos minutos a los pies de la madre y, cuando es posible, indicarle a su pareja cómo realizar la terapia.

En el tratamiento de embarazadas, madres jóvenes y recién nacidos deberá trabajarse con calma y serenidad.

25. Tratamiento de lactantes y de niños

25.1 Generalidades

El dolor desencadenado en una zona alterada es una clara característica de la TZR. De ello podría deducirse que la TZR no es adecuada para el tratamiento de lactantes y niños pequeños. Sin embargo, la mayoría de las veces la experiencia confirma lo contrario.

Los niños poseen por lo general una relación mucho más natural con el dolor que los adultos, y pueden soportarlo mejor de lo que sus padres, preocupados en exceso, creen a veces. Quizás su interior intuye que un dolor de este tipo entraña un sentido y que no representa nada negativo. En los niños, la capacidad de regeneración puede estimularse de manera espontánea, ya que todavía no está tan bloqueada y debilitada como en edades posteriores.

En el tratamiento de lactantes y niños, la relación interpersonal desempeña un papel importante. Por eso es tan decisivo en el buen desarrollo del tratamiento el contacto personal. Si el niño se siente cómodo con el terapeuta, asistirá a cada nueva sesión con ganas, incluso aunque a veces el dolor sea claramente perceptible.

Al aplicar el tratamiento en los pies de los niños, éstos nos dedicarán a menudo su total atención, confianza y simpatía, lo cual contribuirá a reafirmarnos en la creencia de que vale la pena fomentar, ya desde niño, una actitud desprejuiciada ante el tratamiento de los pies, a fin de que esta naturalidad se mantenga para siempre.

Con frecuencia, no puede elaborarse un diagnóstico inicial completo en lactantes y niños pequeños, ya que acostumbran a intranquilizarse al poco rato. Dependiendo de la edad preferirán «colaborar», o bien tumbarse boca abajo; en cualquier caso se les debe permitir toda libertad de movimiento.

Los lactantes se sienten mucho mejor cuando son llevados en brazos o sostenidos por la madre o por una persona conocida. Cuando se trate de niños un poco mayores, quizás sea mejor que los familiares esperen en la habitación contigua, a fin de preservar tanto la neutralidad como la seriedad del desarrollo de la sesión.

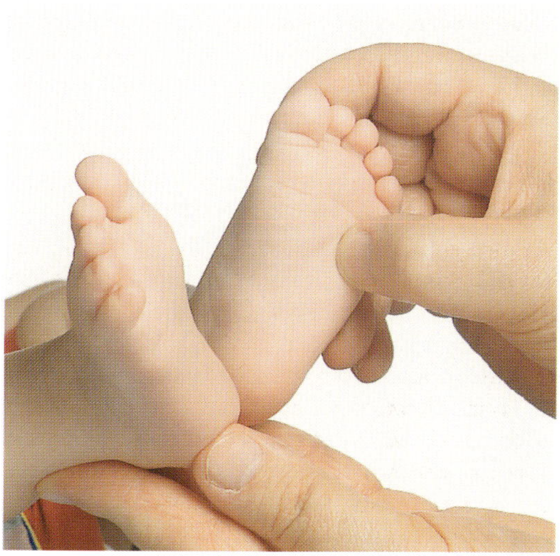

Figura **81**

Puesto que el tratamiento de niños pequeños y de lactantes sólo dura de unos minutos a un cuarto de hora, en la mayoría de los casos puede efectuarse diariamente, o incluso varias veces al día, cuando la situación patológica así lo precise.

25.2 Indicaciones para la dosificación

En el tratamiento de niños deben alternarse las fases un tanto dolorosas con otras más lúdicas y de compensación. Las maniobras de regulación pueden intercalarse con una frecuencia mayor de lo habitual.

Tan pronto como el niño pueda expresarse verbalmente, hacia los dos o tres años, tiene «derecho a hablar» cuando se trate de establecer el umbral de dosificación.

En los lactantes, los indicadores que nos marcarán los límites de la intensidad del movimiento serán, sobre todo, las señales vegetativas (manos húmedas, clara intranquilidad interior, incomodidad). Aun en el supuesto de que el lactante grite, tras una breve maniobra de regulación normalmente permitirá que lo sigamos tratando, sin enfadarse por las molestias.

25.3 Indicaciones probadas

De acuerdo con nuestra experiencia, las enfermedades en el lactante y el niño que se describen a continuación pueden tratarse adecuadamente mediante la TZR, que se empleará unas veces en exclusiva, y otras como terapia concomitante.

Espasmo del píloro, «cólico de los tres meses» o cólico umbilical

Los niños que presentan una fuerte irritación vegetativa, reaccionan particularmente bien al contacto tranquilo y suave.

Movimiento sedante en las zonas del plexo solar, del estómago, de la región inferior de la columna vertebral y de la válvula iliocecal o de Bauhin. También se tratará en un principio, mediante el movimiento sedante, la zona del ano, en su calidad de esfínter final del tracto digestivo.

Tonificar con suavidad las zonas del diafragma, del intestino delgado y del hígado.

Estreñimiento, meteorismo

Tonificación liviana de las zonas del estómago, del intestino, en particular del recto/ano, y del páncreas. Movimiento sedante en el plexo solar.

Puesto que la cavidad bucal representa el inicio del tracto digestivo, también deberá incluirse esta zona en el tratamiento, tonificándola, al igual que las zonas de los dientes que se hallan localizadas en cada uno de los dedos del pie. En los pies de lactantes y niños bastará con efectuar pases y con frotar intensamente los dedos en toda su superficie.

Dificultades en la dentición

La mayoría de las veces esto va unido a ciertas dificultades digestivas, dolores, fiebre y alteraciones del sueño. Debido al pequeño tamaño de los dedos de los pies, es difícil diferenciar entre sí las distintas zonas de los dientes, por lo que se tonificará cada uno de los dedos en su totalidad, tal y como se ha descrito más arriba. Poco después, se percibirá un suave y uniforme enrojecimiento de los dedos de los pies, lo cual indicará una mejora en la irrigación sanguínea.

Para descargar el sistema linfático de la cabeza y del cuello se exprimirán las membranas interdigitales.

Movimiento sedante en las zonas del tracto digestivo hasta el recto y el ano.

No es extraño que el enrojecimiento intenso de la mejilla (conocido en la homeopatía como «mejilla manzanilla», para indicar de este modo el remedio adecuado) recupere su color normal durante los 5 a 8 minutos siguientes al tratamiento en los pies, y que el niño duerma profundamente unas horas y se despierte sin dolores.

Niños con alteraciones linfáticas

Por lo general, en estos niños, el sistema linfático se regenera bastante bien. Las zonas sintomáticas de la cabeza y del cuello se tonificarán cuando haya alteraciones crónicas, adecuando siempre la intensidad a la propia resistencia del niño. En la fase aguda se aplicará el movimiento sedante sobre la cavidad nasofaríngea.

Tanto en la ya mencionada fase aguda como en la crónica, se aplicarán pases alternos en los vasos linfáticos laterales del cuello.

Una de las zonas reflejas más importantes originarias del trastorno es el tracto digestivo y, a menudo, también otras zonas linfáticas como el apéndice y el bazo, e igualmente el plexo solar y los órganos de la pelvis menor. Todas ellas pueden tonificarse.

La mejoría en el sistema linfático de los niños es reconocible:

- por la desinflamación de las amígdalas y de los vasos linfáticos laterales,
- por la involución de pólipos y la respiración nasal libre de trabas, sobre todo durante la noche,
- por el brillo claro de los ojos y la remisión de la conjuntivitis,
- por la disminución de infecciones en el oído medio y el oído externo, acompañada de una normalización de los tejidos de la laringe y una mejor audición.

A menudo el estado anímico del niño mejora de un modo llamativo, ya que el sistema de flujo de la linfa forma, junto con el sistema vegetativo y el hormonal, un trío interdependiente que conduce a la armonización del nivel anímico.

A veces la mejoría se iniciará con una reactivación pasajera de las molestias (secreción nasal de mucosidades más intensa, ojos llorosos y mayor descontento), pero ello no debe entenderse como un empeoramiento.

Pseudocrup

Siempre que sea posible, los niños que padezcan esta inflamación de las vías respiratorias y de la tráquea —que la mayoría de las veces suele ser de carácter alérgico— deberán acudir al tratamiento cuando hayan superado el ataque. Utilizar abundantes maniobras de regulación. Tonificar con intensidad las zonas de las cápsulas suprarrenales, así como las del estómago y el intestino, a fin de mejorar el medio mucoso central de los órganos metabólicos.

Además, tonificar las zonas del bazo y del diafragma, hasta la unión tendinosa de éste con la región lumbar de la columna vertebral.

Tratar las zonas de la cavidad nasofaríngea mediante el movimiento sedante, al igual que las de la tráquea, la laringe y la superficie dorsal y plantar de los bronquios y del plexo solar.

Realizar pases alternos en la zona de los vasos linfáticos laterales del cuello y exprimir las membranas interdigitales, para estimular el flujo de la linfa en la cabeza y el cuello.

Puede ser muy tranquilizador para los padres de los niños que padecen pseudocrup, que se les vayan indicando, durante el tratamiento, las zonas más importantes, de manera que cuando se produzca un ataque por la noche, puedan asistir al niño hasta que reciba ayuda médica.

A las sugerencias indicadas para el tratamiento de lactantes y niños pueden añadirse otras medidas concomitantes que pueden enriquecer el tratamiento, por ejemplo, modificaciones en los hábitos alimentarios y algunos aspectos radiestésicos (véanse págs. 179 y ss.).

Indicaciones prácticas

Considero muy aconsejable que los padres, u otras personas cercanas al niño, tomen cada noche sus pies con las manos, ya que el contacto afectuoso actúa relajando y equilibrando. De esta manera los niños se sienten acompañados y seguros antes de abandonarse al sueño.

Cualquier niño que manifieste cierta vergüenza o miedo frente al contacto físico en general, y en especial en los pies, ha debido de pasar por algunas experiencias que han alterado sobremanera su confianza (traumas en el parto, extracciones de sangre en la primera infancia, operaciones, ausencia de contacto con la madre, shocks durante el embarazo).

En los niños que manifiesten un claro rechazo al contacto físico, la persona de referencia, que suele ser la madre, deberá tocar los pies del niño mientras éste duerme, y quizás incluso a través de una manta. En estado de vigilia, unos leotardos o unos simples calcetines le proporcionarán la protección necesaria que precisa para soportar mejor la proximidad humana, durante el contacto con este «sistema íntimo» que constituyen los pies. Mientras se bañan, también es más fácil que los niños permitan que les toquen los pies bajo el agua.

Algunos casos concretos tratados en mi consulta

Ya al principio de mi trabajo con la TZR pude hacer interesantes observaciones, aunque de un modo más casual que premeditado:

También en niños relativamente sanos y que no presentaban molestias, encontré zonas del pie alteradas. Sólo cuando establecí una comparación con el estado de los pies de la madre y del padre obtuve más información: las zonas dolorosas de padres e hijos muestran una sorprendente coincidencia, con la única diferencia de que, en el caso de los niños, el estado de las zonas se normaliza al cabo de tres o cuatro sesiones, mientras que en los padres, las zonas sólo se muestran libres de molestias tras un período mucho más largo. La conclusión es fácil: en los pies de los niños puede leerse una *predisposición constitucional latente*, a la que hay que añadir, en los padres, la aparición de síntomas y enfermedades bien perceptibles.

(Por *constitución* entendemos la suma de todas las características físicas y psíquicas que hemos heredado; el concepto de *predisposición* hace referencia a la receptividad para las enfermedades que se producen a partir de factores internos ya existentes y factores externos adquiridos.)

26. Otros desarrollos y novedades

Este libro se limita a ofrecer a los principiantes una detallada información tanto teórica como práctica. En los cursos posteriores de formación se profundiza en las experiencias prácticas acumuladas por los y las participantes, al tiempo que se trabaja con nuevos principios terapéuticos. Por la propia naturaleza del tema, se hace evidente que otros aspectos derivados de él tan sólo pueden describirse en este libro de forma muy general. Aludo aquí a la información acerca de los cursos posteriores de formación y a aquellos otros dedicados al tratamiento de las zonas reflejas del sistema linfático.

26.1 Información acerca de los cursos posteriores de formación

Tal y como su nombre indica, los cursos posteriores de formación se basan en la experiencia práctica cosechada a lo largo de los meses transcurridos tras haber asistido al curso básico. En tales cursos avanzados se abordan los siguientes aspectos:

- nuevas combinaciones de movimientos de tratamiento que permiten una aplicación más justa y eficaz de la terapia,
- profundización en las interrelaciones funcionales, dentro de determinados grupos de pacientes y sistemas orgánicos,
- zonas detalladas de la cara, útiles desde el punto de vista terapéutico, y su gran variedad de relaciones con el cuerpo.
- ZR de los dientes y su relación con los meridianos, así como la asignación a órganos y sistemas (20, 25),
- visión general de las ZR de la mano, las cuales pueden utilizarse como terapia adicional, sobre todo cuando no es posible el tratamiento en los pies,
- relajación de tensiones mediante algunos movimientos y posiciones procedentes de la eutonía (5, 22). Los movimientos eutónicos son adecuados sobre todo cuando se trata de pacientes muy poco resistentes, psíquica y físicamente,
- puntos de acupuntura en el pie y su importancia dentro de la TZR,
- resumen de todos los temas tratados, a partir de los cuadros clínicos más corrientes,
- intercambio de experiencias dentro del grupo y comentario de todas aquellas situaciones problemáticas derivadas de la práctica,
- trabajos en grupo, con demostraciones prácticas, a partir de un ejemplo concreto.

26.2 Tratamiento de las zonas reflejas del sistema linfático

Cuanto más me convencía —a partir siempre de las observaciones prácticas y de mis propias experiencias personales— de que a través de los pies es posible acceder a la persona de una manera más global desde el punto de vista terapéutico, más empeño ponía, con el transcurso de los años, en descubrir qué sistemas podrían adecuarse mejor a la transmisión en las zonas reflejas de los pies.

Habida cuenta de que desde algunos años ya se conocían una serie de zonas del sistema linfático en la TZR habitual, era fácil ocuparse con mayor profundidad de este aspecto. De ahí surgió, tras un profundo examen, una nueva «especialidad terapéutica»: el tratamiento de las zonas reflejas del sistema linfático.

En la actualidad, tales zonas adquieren una mayor importancia de la que tenían hace pocas décadas, ya que en su calidad de sistema encargado de la eliminación de deshechos, el linfático se encuentra entre los ámbitos más sobrecargados de la persona. Dados los resultados tan convincentes obtenidos mediante este tratamiento, hace algunos años adjudiqué a las zonas reflejas del sistema linfático el carácter de curso independiente, dentro de nuestro programa de formación.

Para la aplicación del tratamiento se desarrolló un movimiento especial y adecuado que responde a las cualidades de las zonas reflejas del sistema linfático.

Indicaciones probadas:

- alteraciones linfáticas, también postoperatorias,
- alergias,
- infecciones crónicas en los senos nasales accesorios, sobre todo en niños,

- hipercinesia (aumento patológico de la motricidad, con movimientos un tanto arbitrarios),
- debilidad del sistema inmunitario,
- trastornos circulatorios,
- enfermedades reumáticas crónicas, excepto en estado agudo,
- trastornos psicovegetativos,
- hipersensibilidad exagerada al dolor,
- insuficiencias en el transporte de los distintos líquidos corporales, por ejemplo, congestiones venosas, micción escasa, congestiones anteriores a la menstruación.

Empleo del tratamiento linfático:

Puede aplicarse bien como una tanda de sesiones independiente, bien en combinación con la TZR, pudiéndose optar por alternar ambos dentro de una misma sesión o dentro de una serie de sesiones. Se ha demostrado también su eficacia como tratamiento a largo plazo en enfermos crónicos. Asimismo, puede combinarse a la perfección con otros métodos.

Este tipo de tratamiento bastante delicado está particularmente indicado también en aquellos pacientes que prefieren este tipo de contacto más ligero a la confrontación con los estímulos puntuales, a menudo dolorosos, de la TZR. De ahí que el tratamiento linfático sea muy adecuado a nuestros tiempos.

Resumen del método

1. La aplicación práctica de la TZR, así como sus principios teóricos básicos, son, merced a la semejanza de formas «persona-pie», comprensibles y fáciles de aprender.

2. La TZR es algo más que un simple masaje localizado en los pies, ya que estos últimos, en cuanto microsistema, mantienen una constante relación recíproca con el resto de la persona.

3. Permite un acceso personal al paciente a través de las manos del terapeuta y transmite de esta manera el importante «medicamento» del contacto físico.

4. Puede combinarse con todos y cada uno del resto de métodos médico-terapéuticos, al tiempo que presta especial atención a la efectividad de lo sencillo.

5. Sus resultados son harto convincentes, ya que los efectos y cambios que se producen pueden percibirse de manera espontánea tanto durante una sesión de tratamiento como al final de una tanda de sesiones.

6. La TZR se dirige a la capacidad de regeneración y a la fuerza vital que el paciente posee, ya que evita recursos técnicos y otros paliativos.

7. Ahorra esfuerzos y resulta económica en su aplicación, ya que no reprime los síntomas sino que abarca también las causas que han provocado su aparición.

8. Transmite la experiencia real de que el dolor no debe ser combatido como un enemigo, sino más bien como la oportunidad que nos brinda de cambiar ciertos aspectos negativos de la salud de la persona.

9. Según el tipo de formación que se posea, es posible emplearla como terapia y/o como diagnóstico adicional.

10. Puede ofrecerse a todos los grupos de edad, ya sea como terapia única o como concomitante, y a un número sinfín de enfermedades tanto agudas como crónicas.

11. Está subordinada a importantes leyes vitales, ya que al aplicar el movimiento de tratamiento se tienen en cuenta los principios del ritmo y la dinámica.

12. Satisface al terapeuta y también al enfermo, puesto que la experiencia común durante el tratamiento nos permite entender sin rodeos el sentido y la función de la vida.

Bibliografía

1 Adler, E., *Allgemein-Erkrankungen durch Störfelder (Trigeminusbereich)*, E. Fischer, Heidelberg, 3.ª ed., 1983.

2 Alexander, Gerda, *Eutonie*, Kösel, Múnich, 6.ª ed., 1986. [Hay trad. al castellano: *La eutonía: camino hacia la experiencia total del cuerpo*, Paidós, Barcelona, 2.ª ed., 1992.]

3 Bossy, J.; D. Prat-Pradal; J. Taillandier, *Les microsystèmes de l'acupuncture*, Masson, París, 1984.

4 Brodeur, P., *Mikrowellen, die verheimlichte Gefahr*, Augustus, Augsburgo, s.a.

5 Brügger, A., *Das sternale Syndrom*, Huber, Berna, 1971.

6 Calatin, A., *Die Rotationsdiät*, Heyne, Múnich, 1987.

7 Chancellor, P. M., *Handbook of the Bach-Flower Remedies*, C. W. Daniel, Ashingdon, Rochford, Essex, s.a. [Sobre las flores de Bach, Ediciones Urano ha publicado varios títulos: *La terapia floral de Bach*, *Experiencias con la terapia floral de Bach*, *Flores que curan el alma*, y *Las flores de Bach: Preguntas y respuestas*, todos de Mechthild Scheffer, y *La medicina floral de Edward Bach*, de María Luisa Pastorino.]

8 Dosch, J. P., *Lehrbuch der Neuraltherapie nach Huneke*, Haug, Heidelberg, 12.ª ed., 1986.

9 Eder, Manfred; Hans Tilscher, *Chirotherapie*, Hippokrates, Stuttgart, 2.ª ed., 1990. [Hay trad. al castellano: *Quiroterapia: del hallazgo al tratamiento*, Scriba, Barcelona, 1993.]

10 Feldenkrais, Moshe, *Bewußtheit durch Bewegung*, Suhrkamp, Frankfurt, 1978. [Hay trad. al castellano: *Autoconciencia por el movimiento*, Paidós, 3.ª ed., 1992.]

11 Froneberg, W., *Schautafeln*, editor de obra propia, s.a.

12 Glaser, V., *Eutonie*, Haug, Heidelberg, 2.ª ed., 1981.

13 Gleditsch, J., «Reflexzonen und Somatotopien», *WBV Biol. Med. V.-G.*, Schorndorf, 1983.

14 Haase, H.; H. Ehrenberg; M. Schweizer, *Die Lösungtherapie in der Krankengymnastik*, Pflaum, Múnich, 1985.

15 Huneke, F., *Das Sekundenphänomen*, Haug, Heidelberg, 5.ª ed., 1983.

16 Klein-Vogelbach, S., *Funktionelle Bewegungslehre. Rehabilitation und Prävention*, tomo 1, Springer, Berlín - Heidelberg, 3.ª ed., 1984.

17 Kübler-Ross, Elisabeth, *Verstehen, was Sterbende sagen wollen*, Kreuz, Stuttgart, 1982. [De esta autora puede verse en castellano: *Sobre la muerte y los moribundos*, Grijalbo, Barcelona, 1993; *La muerte, un amanecer*, y *Vivir hasta despedirnos*, Edic. Luciérnaga, Barcelona, 1993.]

18 Laabs, W. A., *Atlas der Bewegungstherapie, Chirogymnastik - CGI*, Haug, Heidelberg, 5.ª ed., 1991.

19 Lange, G., «Akupunktur der Ohrmuschel», *WBV Biol. Med. V.-G.*, Schorndorf, 1985.

20 Mees, L. F., *Das menschliche Skelett. Form und Metamorphose*, Urachhaus, Stuttgart, 1981.

21 Middendorf, I., *Der erfahrbare Atem*, Junfermann, Paderborn, 2.ª ed., 1985.

22 Mozer, H., *Brennpunkte der Krankheiten*, Haug, Heidelberg, 6.ª ed., 1980.

23 Nogier, P., *Praktische Einführung in die Aurikolotherapie*, Maisonneuve, s.a.

24 Penzel, W., *Energielehre*, editor de obra propia, s.a.

25 Pischinger, A., *Das System der Grundregulation*, Haug, Heidelberg, 7.ª ed., 1989.

26 Rauch, E., *Natur-Heilbehandlung der Erkältungs- und Infektionskrankheiten*, Haug, Heidelberg, 15.ª ed., 1991.

27 Rauch, E. (Dr. F. X. Mayr, ed.), *Die Darm-Reinigung*, Haug, Heidelberg, 37.ª ed., 1989.

28 Reckeweg, H. H., *Homotoxinlehre*, Aurelia, Baden-Baden, s.a.

29 Riemkasten, F., *Die Alexander-Methode. Bedeutung, Folgen und Abstellung der Haltungsschäden*, Haug, Heidelberg, 8.ª ed., 1987.

30 Schaub, M., *Fundamente des Gesundbleibens*, Pro Salute, Zúrich, s.a.

31 Schöttl, W., *Die cranio-mandibuläre Regulation*, Hüthig, Heidelberg, 1991.

32 Stiefvater, E., *Die Organuhr*, Haug, Heidelberg, 9.ª ed., 1988.

33 Voll, R., *Topografische Lage der Meßpunkte der Elektroakupunktur*, 3 tomos, ML-Verlag, Ülzen, 1976-1989.

34 Walb, L.; I. Walb, *Die Haysche Trennkost*, Haug, Heidelberg, 40.ª ed., 1988.

Abreviaturas y términos técnicos

Analogía	-	Semejanza
Articulación iliosacral (ISG)	-	Articulación sacroilíaca
Articulación sacroilíaca	-	Unión del sacro con el ilion (parte superior de la pelvis)
Bilateral	-	En ambos lados
BWS	-	Región dorsal de la columna vertebral
Caudal	-	En dirección a las nalgas
Cifosis	-	Curvatura anormal de la columna vertebral hacia delante
Craneal	-	En dirección a la cabeza
Distal	-	Remoto, alejado del cuerpo, del centro o de la cabeza
Dorsal	-	Relativo al dorso o espalda, en la cara posterior
Esfínter	-	Anillo muscular que cierra un orificio
Falange	-	Cada uno de los huesos que componen los dedos de las manos o de los pies
Flexión dorsal	-	Inclinación hacia atrás
Flexión plantar	-	Inclinación hacia la planta del pie
Foco	-	Campo perturbador
Hiperemia	-	Aumento de la irrigación sanguínea
HWS	-	Región cervical de la columna vertebral
In situ	-	Localización natural en el cuerpo
Lateral	-	Hacia los lados, desde el centro hacia fuera
LWS	-	Región lumbar de la columna vertebral
Maléolo	-	Tobillo
Medial	-	Asignado al centro
Membrana interdigital	-	Espacio entre los dedos
Paliativo	-	Que alivia los síntomas
Palpar	-	Tocar con las manos
Plantar	-	En la planta del pie
Posición vuelta hacia fuera	-	Giro hacia fuera
Pronación	-	Rotación hacia arriba
Proximal	-	Cercano al cuerpo
Rotación	-	Giro
Rotación interna	-	Giro hacia dentro
Supinación	-	Rotación hacia abajo
TZR	-	Terapia de las zonas reflejas del pie
ZR	-	Zonas reflejas

Índice temático